イラストでわかる
中枢神経障害理学療法

上杉 雅之 監修
伊藤 克浩・髙村 浩司 編集

医歯薬出版株式会社

執筆者一覧

監修者
上杉　雅之　神戸国際大学リハビリテーション学部理学療法学科

編集者
伊藤　克浩　山梨リハビリテーション病院リハビリテーション部
髙村　浩司　健康科学大学健康科学部理学療法学科

執筆者（執筆順）
佐藤　剛介　奈良県総合医療センターリハビリテーション部
森岡　周　畿央大学健康科学部理学療法学科
成瀬　進　神戸国際大学リハビリテーション学部理学療法学科
玉利　誠　令和健康科学大学リハビリテーション学部理学療法学科
萱沼　達弥　山梨赤十字病院リハビリテーション部
髙村　浩司　編集に同じ
玉木　徹　名古屋女子大学医療科学部理学療法学科
松田　淳子　大阪行岡医療大学医療学部理学療法学科
伊藤　克浩　編集に同じ
福富　利之　脳と身体のリハビリテーション ふくりは
阿部　浩明　福島県立医科大学保健科学部理学療法学科
下瀬　良太　岡山医療専門職大学健康科学部理学療法学科
大槻　暁　Rehabilitation S. Studio
諸橋　勇　青森県立保健大学健康科学部理学療法学科
松田　雅弘　順天堂大学保健医療学部理学療法学科
寄本　恵輔　国立精神・神経医療研究センター病院身体リハビリテーション部

シリーズの序

　本シリーズは当初，単独で出版された『イラストでわかる小児理学療法』『イラストでわかる人間発達学』，さらに『イラストでわかる発達障害の作業療法』が多くの方から支持されたことによりシリーズ化されることになりました．すなわち本シリーズは，多くの養成校の教科書として採用された実績によって作られた企画です．きっと，キャンパスでたくさんの学生が本書を抱えて歩いていることでしょう．

　本書は，編集の先生方に，「イラストでわかるシリーズ」の共通した内容である，理学療法士・作業療法士養成校の学生に合った内容で，「わかりやすい」・「興味がもてる」・「ポイントを絞った」を目標に，平易な文章でイラストを多用しコンパクトにまとめていただきました．加えて，具体的な内容については編集者の「伝えたい思い入れ」に従って構成していただきました．そのため，テキストによっては，若干，構成が異なる内容になっていると思います．

　監修にあたり，できるだけ読みやすくすることを心がけました．また，不適切な用語がありましたらご教授いただければうれしく思います．最後に，ご多忙のところ監修者のお願いをこころやすく聞き入れてくださいました編集者・著者の先生方，および出版に労をいとわずにご尽力をくださった医歯薬出版株式会社編集部担当者に深くお礼申し上げます．

2019 年 5 月

監修者　上杉　雅之

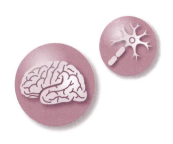

編集の序

　中枢神経疾患に対する理学療法は脳科学の進歩とともに日進月歩で発展し続けています．一方でエビデンスやアウトカムを示すことが難しく，学生や新社会人の理学療法士にとってつまずきやすい分野でもあります．そこで本書は養成校の学生のみならず若手の理学療法士が手にとっても参考になるような教科書を目指し，神経理学療法学のトップランナーの先生方に分担執筆をお願いしました．

　1章では，脳血管障害を理解するための基礎知識として解剖学，生理学的な内容から始まり，2～4章では，中枢神経障害を学ぶうえで土台となる脳血管障害の定義や脳画像のみかた，回復メカニズムについて述べています．5～9章では，臨床場面で理学療法士に求められる評価，介入について述べました．実習や臨床場面でもすぐに実践できるように，詳細な解説，イラストを多用して解説しました．10～11章では，脳卒中で起こり得る高次脳機能障害や合併症について，理学療法士に求められる介入方法を含めて解説しています．12～15章では，国家試験でも問われやすい神経筋疾患や頭部外傷および脳腫瘍にも触れ，幅広く学ぶことができるよう工夫をしました．

　また，文中に「トピックス」「先輩からのアドバイス」を掲載しています．「トピックス」では，読者のみなさまに研究的な内容にも興味を持ってもらえるように，国内外の最新の論文の話題を簡単に解説しています．「先輩からのアドバイス」では，実習や新人理学療法士が選択に迷いやすいポイントに対して，臨床のヒントや工夫を掲載しています．

　再生医療による脳細胞や神経再生に関する研究が進む昨今ではありますが，まだまだ現場では理学療法士の知識と技術が必要とされています．イラストを多用して読みやすい内容に仕上げましたので，養成校の学生の方のみならず若手の理学療法士の方にも手に取って頂ければ幸いです．最後に，著者の先生方の専門領域における最新の知識や，本書のために作成された概念図，実践場面のイラストや写真を掲載したことで，より充実した教科書となったことを心から感謝申し上げます．

　各章をご執筆頂いた著者の先生方にお礼を申し上げ編集の序としたいと思います．

2024年9月
編集者　伊藤　克浩

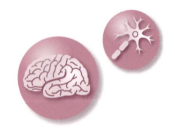

目次

イラストでわかる 中枢神経障害理学療法

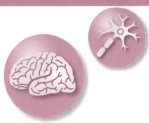

執筆者一覧 ……………………………… ii
シリーズの序 …………………………… iii
編集の序 ………………………………… iv

第1章 中枢神経系の構造と機能　佐藤剛介・森岡 周 …… 1

エッセンス ……………………………… 1	脊髄の構造 ………………………………… 6
総論 ……………………………………… 1	脊髄の機能 ………………………………… 6
脳血管障害の理解のための基礎知識 … 1	脳の構造と機能局在 ……………………… 6
脳血管障害とは ………………………… 2	脳幹の構造と機能 ……………………… 6
脳血管障害と理学療法 …………………… 2	小脳 ……………………………………… 8
臨床意思決定 …………………………… 2	間脳 ……………………………………… 9
EBMとSDM …………………………… 2	大脳 …………………………………… 10
脳血管障害患者に対する理学療法の目標 … 3	運動性伝導路と感覚性伝導路 ………… 16
脳血管障害と身体性 ……………………… 3	運動性伝導路 ………………………… 16
中枢神経の構造と機能 …………………… 4	感覚性伝導路 ………………………… 17
神経系の種類と機能 …………………… 5	確認してみよう！・解答 ……………… 20
脊髄 ……………………………………… 6	●先輩からのアドバイス／3, 12　トピックス／18

第2章 中枢神経疾患の定義と臨床的病型　成瀬 進 …… 23

エッセンス ……………………………… 23	びまん性脳損傷 ………………………… 35
脳血管障害とは ………………………… 24	外傷性脳損傷の症状 …………………… 35
脳卒中の病型 …………………………… 25	脳腫瘍 …………………………………… 35
出血性脳血管障害 …………………… 25	原発性脳腫瘍 ………………………… 36
虚血性脳血管障害 …………………… 29	転移性脳腫瘍 ………………………… 36
頭部外傷 ………………………………… 31	おもな脳腫瘍 ………………………… 36
頭蓋骨骨折 …………………………… 32	確認してみよう！・解答 ……………… 39
局所性脳損傷 ………………………… 33	●トピックス／32, 37, 38

第3章 脳画像のみかた　玉利 誠 …… 41

エッセンス ……………………………… 41	脳血管の走行と支配領域 ……………… 45
脳画像を把握する意義 ………………… 41	脳動脈の分布 ………………………… 46
脳画像の種類と基本知識 ……………… 42	各動脈の支配領域 …………………… 47
CT画像の仕組みと特長 ……………… 42	脳画像における各種経路とその役割 … 47
MRIの仕組みと特長 ………………… 44	投射線維群 …………………………… 47

| 連合線維群 | 50 | 確認してみよう！・解答 | 53 |

●先輩からのアドバイス／**46, 52**
　トピックス／**42, 43**

| 交連線維群 | 51 |
| 小脳系 | 51 |

第4章　脳卒中の回復メカニズム ●萱沼達弥 ………… 55

エッセンス	55	神経細胞の構造と役割	60
脳の可塑性	55	脳卒中後の機能回復のメカニズム	62
脳卒中後の機能回復の特徴	56	使用依存的可塑性と運動学習	64
局所的プロセス	56	課題指向型アプローチ	65
中枢神経系の再組織化	57	運動学習とは	65
運動麻痺回復のステージ理論	57	運動学習の3つの段階	65
半球間抑制	57	運動学習の神経機構	66
脳の可塑性と機能回復	59	運動学習を促す要素	67
可塑性とは	59	学習の転移	70
脳の可塑性を示す代表的な動物実験	59	確認してみよう！・解答	71
脳損傷後の機能回復	60
機能回復のメカニズム	60

●先輩からのアドバイス／**57, 66, 68**
　トピックス／**58**

第5章　脳卒中の評価① —運動機能，筋緊張，反射，疼痛など— ●髙村浩司・成瀬　進 ………… 73

エッセンス	73	総合評価	76
総論	73	運動機能の評価	78
脳卒中に対する理学療法評価の必要性	73	筋緊張の評価	80
脳卒中の障害構造と評価	73	感覚障害の評価	82
脳卒中の理学療法評価の目的	75	反射の評価	84
脳卒中の理学療法評価の実際	75	疼痛の評価	84
意識障害の評価	75	上肢機能障害の評価	85
コミュニケーション能力の評価	76	確認してみよう！・解答	86
認知・精神機能障害の評価	76

●先輩からのアドバイス／**85**

第6章　脳卒中の評価② —姿勢，動作分析，ADL，バランスなど— ●玉木　徹 ………… 89

エッセンス	89	寝返り	90
姿勢・動作分析	89	起き上がり動作	90
姿勢・動作分析の目的	89	座位	91
姿勢・動作分析の実際	89	立ち上がり動作	92
動作分析の方法	90	立位	92
基本動作の分析	90	ADL評価	93

ADLとは ……………………… 93
ADL評価の目的 …………………… 94
「できるADL」と「している」ADL ……… 94
ADL評価の実際 …………………… 95
代表的なADL評価 ………………… 95
代表的な手段的ADL評価 ………… 95
そのほかのADLに関する評価 …… 97
バランス評価 ……………………… 97
バランスとは ……………………… 97
身体重心・支持基底面 …………… 98
静的バランス・動的バランス ……… 98

バランス評価の実際 ……………… 98
静的バランス評価 ………………… 98
動的バランス評価 ………………… 99
複合的なバランス評価 …………… 100
バランス評価を実施する際の注意点 …… 100
歩行評価 ……………………… 100
代表的な歩行評価 ………………… 101
確認してみよう！・解答 ……… 103
●先輩からのアドバイス／**92, 95, 100, 102**
トピックス／**102**

第7章 各期における理学療法介入 ―概論編― 松田淳子 …… 105

エッセンス ……………………… 105
急性期の理学療法 ………………… 106
急性期の理学療法の目的 ………… 106
開始基準，リスク管理 …………… 106
急性期の理学療法の内容 ………… 107
回復期の理学療法 ………………… 111
回復期の理学療法の目的 ………… 111
回復期の理学療法の内容 ………… 111

生活期の理学療法 ………………… 114
生活期の理学療法の目的 ………… 114
生活期の理学療法の内容 ………… 114
生活期に起こりやすい問題点と理学療法士の
かかわり ………………………… 115
確認してみよう！・解答 ……… 117
●先輩からのアドバイス／**116** トピックス／**110**

第8章 各期における理学療法介入 ―臨床編― 伊藤克浩 …… 119

エッセンス ……………………… 119
急性期の理学療法 ………………… 119
急性期の理学療法の進め方 ……… 119
急性期の背臥位の特徴と介入方法 …… 119
急性期の寝返り・起き上がり動作の特徴と
介入方法 ………………………… 121
急性期の端座位の特徴と介入方法 … 122
急性期の立位・立ち上がり動作の特徴と
介入方法 ………………………… 123
回復期の理学療法 ………………… 124
回復期の理学療法の進め方 ……… 124
回復期の臥位・起居動作の特徴と介入方法
………………………………… 125

回復期の端座位の特徴と介入方法 … 126
回復期の立ち上がり動作の特徴と介入方法
………………………………… 126
回復期の立位の特徴と介入方法 … 127
座位や立位での麻痺側上肢への介入方法 … 128
階段昇降・床へ座る・床からの立ち上がり
動作の特徴と介入方法 …………… 130
生活期の理学療法 ………………… 130
生活期の理学療法の進め方 ……… 130
生活期の理学療法の介入方法 …… 131
確認してみよう！・解答 ……… 133
●先輩からのアドバイス／**120, 127**
トピックス／**132**

vii

第9章　脳卒中患者の歩行機能再建　●福富利之 …… 135

エッセンス …… 135
歩行のメカニズム …… 135
　歩行における基礎知識 …… 135
　歩行開始の一歩 …… 136
　歩行を構成する要素 …… 136
　歩行の基礎知識のまとめ …… 138
歩行の神経機構 …… 139
　「予測的姿勢調節」と「代償性姿勢調整」 … 139
　歩行を制御する3つのプロセス …… 139
脳卒中患者の臨床的問題 …… 141
　脳卒中患者の歩行の特徴 …… 141
　脳卒中患者の歩行の問題 …… 142

　歩行障害の原因 …… 142
　小脳性歩行失調について …… 143
脳卒中患者における歩行改善に向けた
　理学療法介入 …… 144
　歩行障害へのアプローチ …… 144
　実際の治療場面の紹介 …… 145
　下肢装具の使用と目的 …… 148
　近年の脳卒中患者への歩行改善を目的とした
　　リハビリテーション …… 150
まとめ …… 151
確認してみよう！・解答 …… 152
●先輩からのアドバイス／**138, 142, 145**

第10章　脳卒中と高次脳機能障害　●阿部浩明 …… 155

エッセンス …… 155
高次脳機能障害とは …… 156
　ヒトの高次脳機能とその障害とは …… 156
　高次脳機能障害の評価における注意点 … 156
　高次脳機能障害と脳画像所見との関連 …… 156
失語症 …… 157
　失語症の分類 …… 157
　失語症の病巣 …… 157
　失語症の評価 …… 157
　理学療法における注意点 …… 158
注意障害 …… 158
　注意障害の分類 …… 158
　注意障害の病巣 …… 159
　注意障害の評価 …… 159
　理学療法における注意点 …… 159
　注意障害に対する治療 …… 159
半側空間無視 …… 159
　半側空間無視の病巣 …… 159
　半側空間無視の評価 …… 160
　理学療法における注意点 …… 160
　半側空間無視に対する治療 …… 160

身体失認 …… 161
　半側身体失認とは …… 161
　半側身体失認の病巣 …… 161
　半側身体失認の評価 …… 161
　病態失認とは …… 161
　病態失認の病巣 …… 162
　病態失認の評価 …… 162
失行 …… 162
　失行の分類 …… 163
　失行の病巣 …… 164
　失行の評価 …… 165
Pusher現象 …… 165
　Pusher現象とは …… 165
　鑑別すべきほかの姿勢定位障害 …… 166
　Pusher現象の評価 …… 166
　Pusher現象の病巣 …… 167
　Pusher現象に対する理学療法 …… 168
確認してみよう！・解答 …… 170
●先輩からのアドバイス／**163, 167, 169,**
　トピックス／**162, 165**

第11章 脳血管障害における合併症 ●下瀬良太 ────── 173

エッセンス	173	摂食嚥下について	179
疼痛	173	摂食嚥下の段階	179
疼痛とは	173	脳血管障害による摂食嚥下障害	180
疼痛の分類	173	摂食嚥下障害の評価	182
中枢性疼痛	175	摂食嚥下障害への介入	183
中枢性疼痛とは	175	排尿障害	185
視床痛	175	排尿にかかわる器官	185
肩の疼痛	175	排尿のメカニズム	185
肩関節の構造	176	脳血管障害による排尿障害	186
亜脱臼	176	排尿障害の評価	186
痙性	177	排尿障害への介入	186
肩手症候群	177	確認してみよう！・解答	188
摂食嚥下障害	178	●先輩からのアドバイス／ 174, 178, 179, 182,	
頭頸部の構造	179	184, 186, 187　トピックス／175, 187	

第12章 パーキンソン病の理学療法 ●大槻 暁 ────── 189

エッセンス	189	リハビリテーション	194
パーキンソン病とは	189	理学療法評価	194
パーキンソン病の運動症状	189	理学療法介入	197
パーキンソン病の非運動症状	190	Hoehn-YahrⅠ～Ⅱ	198
パーキンソン病における姿勢制御の問題	191	Hoehn-YahrⅡ～Ⅳ	198
パーキンソン病における歩行の問題	193	Hoehn-YahrⅣ～Ⅴ	202
パーキンソン病の治療	193	確認してみよう！・解答	204
薬剤治療	193	●先輩からのアドバイス／ 195, 196, 198	
外科的手術	193	トピックス／194, 203	

第13章 脊髄小脳変性症の理学療法 ●諸橋 勇 ────── 207

エッセンス	207	バランスの評価	212
脊髄小脳変性症とは	207	動作分析	213
脊髄小脳変性症の分類	208	包括的評価	213
脊髄小脳変性症の原因	209	活動制限．参加制約レベルの評価	214
脊髄小脳変性症の予後	209	理学療法介入	214
小脳機能の特徴	209	動作を獲得するための留意点	214
小脳各部位の機能	209	運動学習	214
脊髄小脳変性症の臨床症状	210	情動．認知機能に対する介入	215
理学療法評価	211	具体的な運動療法の実際	215
運動失調の評価	211	退院に向けた指導	219

ix

確認してみよう！・解答 ……………… 221　　●先輩からのアドバイス／218　　トピックス／220

第14章　多発性硬化症，筋萎縮性側索硬化症，ギラン・バレー症候群の理学療法 ●松田雅弘 …………… 223

多発性硬化症	223	治療	231
エッセンス	223	理学療法評価	231
多発性硬化症とは	223	理学療法介入	232
病態	223	病期別理学療法	233
診断	223	障害別理学療法	233
症状	224	ギラン・バレー症候群	236
疫学	225	エッセンス	236
障害度分類	225	ギラン・バレー症候群とは	236
治療	225	病態	236
理学療法評価	226	診断	236
理学療法介入	227	症状	236
病期別理学療法	227	疫学	237
筋萎縮性側索硬化症	229	治療	237
エッセンス	229	理学療法評価	237
筋萎縮性側索硬化症とは	229	理学療法介入	238
病態	229	病期別理学療法	239
診断	229	確認してみよう！・解答	240
症状	229	●先輩からのアドバイス／225, 235, 238	
疫学	231	トピックス／228	

第15章　脳腫瘍および頭部外傷（脳挫傷）の理学療法
●寄本恵輔 ……………………………………………………………… 243

エッセンス	243	理学療法評価	250
脳腫瘍とは	243	意識評価	250
頭部外傷（脳挫傷）とは	243	神経学的検査	250
脳腫瘍・脳挫傷の症状	245	ADL評価	250
頭蓋内圧亢進症状	245	能力・機能評価	251
局所症状	245	そのほかの評価	251
びまん性軸索損傷	246	理学療法介入	251
脳腫瘍・脳挫傷の治療	246	予後予測をする	251
腫瘍・血腫除去術	246	二次的合併症（肺炎，褥瘡，せん妄）と廃用症	
減圧開頭術	246	候群予防	252
ドレナージ	248	確認してみよう！・解答	254
集学的治療	249	●先輩からのアドバイス／245, 246, 248	
		トピックス／245, 246, 247	

索引 …………………… 257

カバー・表紙・本扉・目次デザイン／三宅正登
イラスト／（株）真興社

第1章 中枢神経系の構造と機能

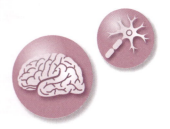

エッセンス

- 脳は**意識**，**認知**，**行動・運動**を司っています．脳血管障害ではこれらの機能が破綻することにより，身体機能，日常生活動作，社会活動に問題が生じます．
- 脳血管障害を理解するためには，**解剖学**，**生理学**といった基礎医学や**脳科学**ならびに**運動学**の学習が重要です．また，最適な臨床意思決定のためには，新たな科学的知見を入手できる能力が求められます．
- 理学療法を行ううえで，臨床意思決定は重要であり，**根拠に基づいた医療（Evidence based Medicine：EBM）**や**共同意思決定（Shared decision making：SDM）**といった考え方が望まれます．
- 脳血管障害後の病態把握においては，目に見える運動だけでなく，**身体所有感**や**行為主体感**といった身体性に関する知識をもつことが重要です．
- 中枢神経は，**脊髄・脳幹・小脳・間脳・大脳皮質**で構成され，末梢器官からの情報を統合し，運動出力への変換や記憶・学習といった高次脳機能，生体内部環境を制御する役割を担っています．
- 脳は**運動**，**高次脳機能**，**運動学習**に関して重要な役割を担っており，脳内での複雑な機能的連結によって裏づけられています．
- 大脳皮質はさまざまな認知機能の中枢であり，情報の処理や解釈の過程には階層性があります．大脳皮質の低次領域で処理されたものは，続いて高次領域である連合野で処理されます．
- 運動性伝導路・感覚性伝導路は複数存在しており，経路ごとに役割が異なります．

総論

●脳血管障害の理解のための基礎知識

脳は**意識**，**認知**，**行動・運動**を司っており，脳血管障害によってこれらの機能に問題が生じます．その結果として，日常生活動作や社会活動が障害されます．脳血管障害を理解するためには，脳の機能解剖について知らなければなりません．脳は複数の領域から構成されており，それぞれの領域が特異的な機能をもつとともに，領域同士が協働することによって果たされる機能もあります．脳の構造を理解するための**解剖学的知識**，脳の機能を理解するための**生理学的知識**，なかでも**脳科学の知識**が重要です．なお，脳機能の詳細については本章「中枢神経の機能と構造」の項を参照してください．

一方，脳血管障害後には多くの患者で運動麻痺

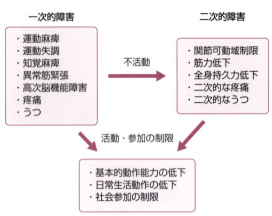

図1 脳血管障害後の主症状と二次的障害
一次的障害により不活動となり二次的障害が引き起こされ，活動や参加の制限に至ります．

が出現し，運動麻痺によって動作障害を引き起こすことがあります．問題となっている動作を観察し，原因を考えていく過程において運動学的知識は欠かせません．また，患者の障害によっては，装具や車椅子を使用することもあり，これらを有効活用するためには支援工学的知識が必要です．さらに，脳血管障害は高齢者の罹患割合が高く，合併症や併存疾患に関する幅広い知識も重要です．

●脳血管障害とは

脳血管障害は，脳の血管が何らかの原因により損傷し，それによって障害をきたす疾患の総称であり，一般的には脳卒中として知られています．

脳血管障害は，脳出血，脳梗塞，くも膜下出血に大別することができ，脳梗塞はアテローム血栓性脳梗塞，心原性脳塞栓症，ラクナ梗塞に分類できます[1]（詳細は第2章参照）．

脳血管障害後には，意識障害，運動麻痺，知覚麻痺，高次脳機能障害，嚥下障害，疼痛，動作能力障害が生じ，さらに運動能力が乏しい場合には関節拘縮をはじめとする二次的障害が生じ，多くの問題を抱えることになります（図1）．

脳血管障害と理学療法

●臨床意思決定

理学療法士は，評価・治療を進めていくなかで

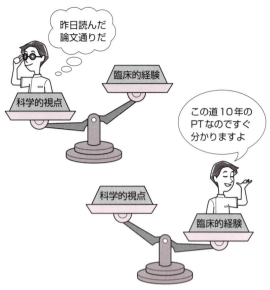

図2 科学的視点と臨床的経験
科学的視点に重きを置きすぎると，患者の現象を一般的な病態に当てはめてしまう可能性があります．
臨床的経験に重きを置きすぎると，個人の経験（理学療法士の主観）に大きく左右され，客観性が保てなくなります．

臨床推論を立て，臨床意思決定を行います．臨床推論とは，対象者の訴えや症状から病態を推測し，仮説に基づき適切な検査法を選択して，対象者に最も適した介入を決定していく一連の心理的過程[2]を指しています．言い換えると，理学療法士が適切な治療を行うために，検査結果に基づいて病態の解釈（問題点）を明瞭化していく過程を表しています．この推論を立てるには，研究論文や書籍から知識を得て解釈しようとする科学的視点と，経験から知り得た情報を参考にする臨床的経験の両方を兼ね備える必要があります．患者が示す現象を科学的視点・臨床的経験をバランスよく保ちながら意思決定をしていくことが理想的です（図2）．

●EBMとSDM

1）EBM

最近では根拠に基づいた医療（Evidence Based Medicine：EBM）が，一般的に知られるようになりました．EBMは，「個々の患者のケアに関わる意思を決定するために，最新かつ最良の根拠（エビデンス）を，一貫性を持って，明示的な態度で，思慮深く用いること」と定義されていま

す[3]．つまり，理学療法士が，患者の治療を決定していく際に科学的な根拠をもとに最善の方法を選択していくことを指します．また，インターネットの普及により，患者も医療に関する情報を簡単に入手できるようになり，医療の質・内容に関する意識が高まってきています．こうした社会背景もふまえて，科学的根拠に基づき新しい技術や理論を取り入れ，第三者が納得できるような意思決定が求められてきています．

2) SDM

従来のように治療内容を医療者主導で決定するのではなく，治療内容を決定していくプロセスに患者の意見を取り入れていく 共同意思決定（Shared Decision Making：SDM）という考え方が注目されています．SDMとは，医療者と患者が科学的な根拠を共有しながら，ともに治療内容を決定していくことを指し，患者自身の好みや文化的，個人的な信念をふまえ，その患者に最も合った治療を選択することができます[4]．前述の科学的根拠だけでは解決できない，患者のナラティブな部分に対してアプローチできる意思決定プロセスになります（図3）[4]．

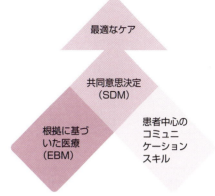

図3 EBMとSDM[4]より改変
患者にとって最適なケアは共同意思決定のうえに成り立ちます．

●脳血管障害患者に対する理学療法の目標

脳血管障害患者に対する急性期の医学的治療・管理が進歩し，死亡率は減少してきましたが，後遺症を抱えることも少なくありません．理学療法では，生活の再建に必要な機能・動作能力の回復に向けて取り組むことが求められており，**神経可塑性を促して脳の再組織化を図ることは重要な要素**です．

図4には運動麻痺の回復に必要な3つの概念[5]を提示しています．1つ目は，運動に先行した処理，2つ目に運動発現での皮質脊髄路の活性化，3つ目は感覚フィードバックを挙げています．これらの3つを臨床で用いられている理学療法における代表的な介入を照らし合わせると，1つ目の運動に先行した処理は，運動イメージや運動観察が該当します．2つ目の運動発現での皮質脊髄路の活性化は，課題指向型アプローチやCI療法（Constraint-induced movement therapy），3つ目の感覚フィードは体性感覚フィードバック訓練が相当します．臨床では，機能回復に効果的と思われる介入を選択し，意思決定していくことが理学療法士には求められます（詳細は第4章参照）．

脳血管障害と身体性

脳血管障害後の患者では，麻痺した自分の手に対して「自分の手じゃない気がする」や「これはお父さんの手」と解釈したり，麻痺した全く動かない手を「この手は動きますから」と現実とは乖離した発言がみられたりすることがあります．身体性には，「自分の身体が自分のものであるという所有の意識（身体所有感；sense of ownership）」と「自分のこの運動を実現させているのは自分自身であるという主体の意識（行為主体感；sense

---

先輩からのアドバイス

患者さんは困っていること（本音）を教えてくれないことが多々あります．患者さんとコミュニケーションを図り，本音・実際の生活を想像して理学療法の方針・内容を考えていきましょう．

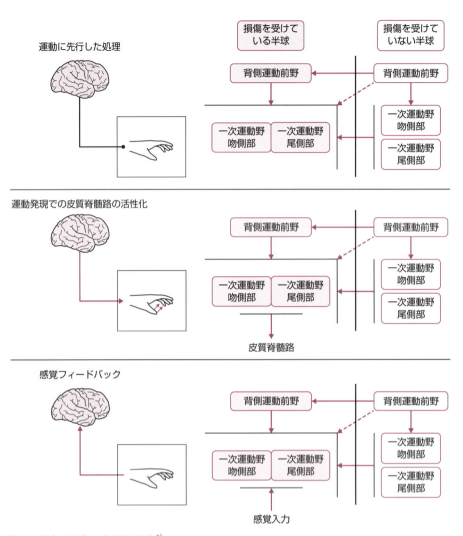

図4 麻痺の回復に必要な要素[5]
運動には段階があり，3つの広範な皮質ネットワークに分かれています．脳血管障害後には，それぞれのネットワークが障害されている可能性が高く，ネットワーク間・ネットワーク内の相互作用を理解することで運動機能回復に向けた介入に役立ちます．
上段：運動計画など運動に先立って生じる脳内処理にかかわるネットワーク
中段：皮質脊髄路を介して実際の運動を発現させるネットワーク
下段：感覚フィードバック，感覚入力にかかわるネットワーク

of self-agency)」の2つに区別されます[6]．運動麻痺によって身体の使用頻度が減少することで，身体性が変容することがあります．また，高次脳機能障害に分類される自分の身体を忘れる半側身体失認や，自分の身体を物や他人に帰属化する身体パラフレニアが出現することもあります．

　身体性の変容は，自分の身体あるいは運動が自分のものとして感じられなくなることを意味しており，運動制御に対して影響を及ぼす可能性があります．そのため，脳血管障害後の運動麻痺や高次脳機能障害からの回復には，身体性を取り戻す過程も重要な視点の一つです．

中枢神経の構造と機能

　脳梗塞あるいは脳出血によって中枢神経が損傷されることで，運動麻痺，感覚障害，高次脳機能障害など，さまざまな症状が出現します．ここでは，

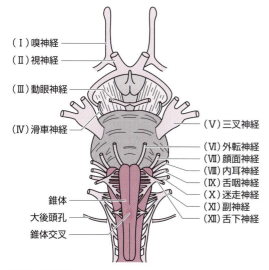

図5 脳神経

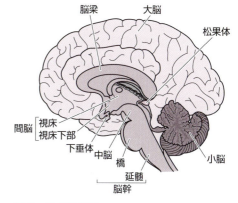

図6 脳の縦断面

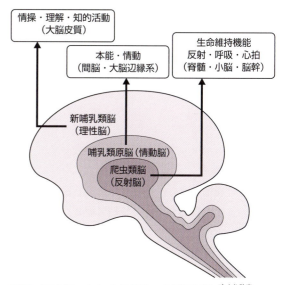

図7 マクリーンによる三位一体脳モデル[7]より改変

脳血管障害を理解するための第一歩として，基本的な中枢神経系の構造と機能について解説します．

●神経系の種類と構造

ヒトの神経系は，末梢神経系と中枢神経系に大別できます．末梢神経系は，中枢神経系と末梢器官（皮膚，筋など）の情報の入力・出力を担っています．中枢神経系は，脳と脊髄で構成されており，末梢器官からの情報の処理および統合，ならびに運動，記憶，学習，情動を司っています．

1) 末梢神経系

末梢神経は，脳・脊髄から出る神経の総称になります．脳神経は12対（図5），脊髄神経は31対あります．

2) 中枢神経系

中枢神経系は，脳・脊髄から構成され，脊髄・脳幹（延髄・橋・中脳）・小脳・間脳・大脳皮質に区分できます（図6）．おもな役割は，末梢（感覚）器官からの情報を統合，運動出力への変換，記憶・学習といった高次機能を司り，生体内部環境を制御します．中枢神経の役割を理解するのには，神経系の進化の視点から爬虫類脳（反射脳），哺乳類原脳（情動脳），新哺乳類脳（理性脳）の3つに区分した，マクリーンによる三位一体脳モデルが役立ちます（図7）[7]．

①反射脳

反射脳は生命維持機能（反射・呼吸・心拍）に関わり，脊髄・脳幹（延髄・橋・中脳）・小脳が相当します．

②情動脳

反射脳の上位に位置する情動脳は，本能・情動を司り間脳および大脳辺縁系とよばれる部位がかかわっています．

③理性脳

反射脳・情動脳の上位には，理性脳が位置し，情操や理解といった知的活動を担っており，大脳皮質が相当します．これらの3部位は，相互に情報をやりとりしながら機能的役割を果たしています．

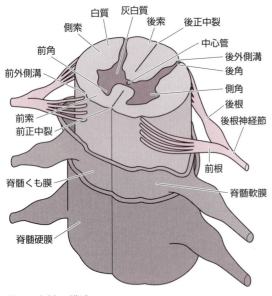

図8　脊髄の構造

脊髄

●脊髄の構造

中枢神経系のうち，脊柱管内にある部分を脊髄といいます．脊髄の頭側は延髄に続き，尾側は脊髄円錐とよばれています．脊髄円錐は，成人であれば第1腰椎下縁の高さにあります．

脊髄は分節の高さに対応して頸髄・胸髄・腰髄・仙髄および尾髄に区分されています．頸髄は8分節，胸髄は12分節，腰髄は5分節，仙髄は5分節，尾髄は1分節に分けられています．頸髄と腰髄では大きな膨らみを形成し，それぞれ頸膨大，腰膨大といわれています．頸膨大には上肢，腰膨大には下肢への脊髄神経が入出力しています．脊髄円錐の尾側には馬尾神経があります．

脊髄（横断面）には，白質とよばれる有髄神経と灰白質という神経細胞体の集まりがあります（図8）．前根からは脊髄神経の運動線維（遠心性），後根には感覚線維（求心性）が出入りしています．

●脊髄の機能

脊髄は脳と末梢器官をつなぐ伝導路でもあり，反射中枢でもあります．脊髄反射は，伸張反射と逃避反射（屈曲反射）に大別されます．脊髄反射は，筋を効果器とする反射の基本であり，運動に必要な調和のとれた筋収縮を調整する運動制御機構の一部を成しています．

脳の構造と機能局在

脳は脳幹（延髄・橋・中脳）（図9）・小脳・間脳・大脳皮質より構成されています．脳は脊髄から連続する形で延髄，橋，中脳が順に並び，これらを総称して脳幹とよびます．脳幹の後方には小脳があり，上方では間脳（視床・視床下部）へとつながっていきます．そして，それらを覆うように大脳が存在しています．

●脳幹の構造と機能

1）延髄

延髄は脳幹の最尾側にあり（図9-a），錐体交差付近を境界にして脊髄に移行し，頭蓋骨の大後頭孔の高さに一致します．延髄は脊髄と類似した構造で，内側に灰白質，外側には白質があります．延髄の下部（図9-b）には，錐体（錐体交叉）とよばれる部分があります．錐体は外側皮質脊髄路（錐体路）が下行する部分になり，錐体交叉では皮質脊髄路の3/4の神経線維が反対側へ交差します．錐体交叉の上方では，深部感覚からの中継核である薄束核と楔状束核からの線維束が交差して内側毛帯を形成します．延髄の背側では複数の神経線維を介して運動の調節にかかわる小脳と連絡しています．また，延髄からは脳神経のうち舌咽神経（IX），迷走神経（X），副神経（XI），舌下神経（XII）が出ています．

延髄は，生命維持に不可欠な部分であり，呼吸中枢，心臓中枢，血管運動中枢，嚥下中枢があります．このほかにも，咳やくしゃみ，発声，吸引反射，唾液分泌，涙液分泌，発汗にかかわる中枢もあります．

2）橋

延髄と中脳に挟まれ，膨隆した形状をしているのが橋です（図9-c）．橋は小脳と隣接している部位であり，左右にある中小脳脚で小脳と連結しています．橋の腹側を橋底部（橋腹側部），背側を被蓋（橋背部）といい，橋底部には多くの神経線

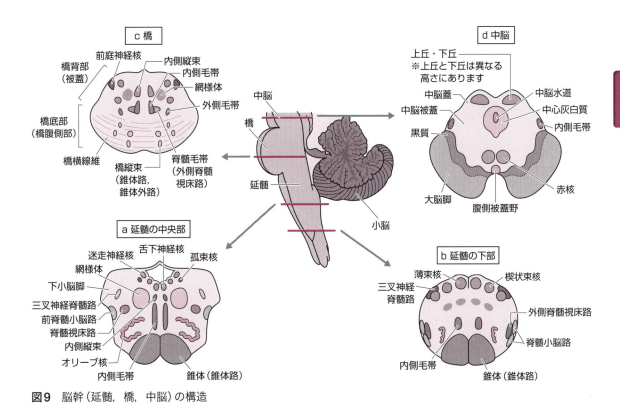

図9 脳幹（延髄，橋，中脳）の構造

維が横走（左右をつなぐ）しているのが特徴です．

橋底部には大脳の発達に伴って増大した神経線維が通過しており，皮質脊髄路や皮質延髄路，皮質橋路が縦走します．被蓋は網様体を基本構造とし，脊髄毛帯（前・外側脊髄視床路），内側毛帯，内側縦束，外側毛帯という伝導路があります．橋からは，脳神経のなかで三叉神経（V），外転神経（VI），顔面神経（VII），内耳神経（VIII）が出ています．

3）中脳

中脳は脳幹の最上部に位置し，上方には間脳，下方に橋，後方に小脳があります．中脳は大きく分けて大脳脚，中脳被蓋，中脳蓋および中心灰白質に区分されます（図9-d）．中脳と小脳との連絡は，上小脳脚を介して行われています．

大脳脚は腹側の左右にあり，大脳の内包からの下行線維である皮質脊髄路，皮質延髄路，皮質橋路が通ります．大脳脚の後方の中脳被蓋には黒質と赤核があり，運動の調節に関与しています．中脳被蓋の腹側部には，黒質と隣接する形で腹側被蓋野とよばれるドーパミンを放出する細胞群があ

り，脳の報酬系の一部をなしています．中脳蓋は，中心灰白質の背部であり，上丘と下丘で構成される四丘体があります．上丘は視覚，下丘は聴覚に関与しています．なお，中心灰白質は，中脳水道を取り巻く細胞群であり，大脳辺縁系や視床下部から情動や自律神経の入力，脳幹や脊髄から体性感覚の入力を受け，適切な行動や自律神経活動に関与しています．中脳から出ている脳神経としては，動眼神経（III）と滑車神経（IV）があります．

4）脳幹網様体

脳幹網様体は，延髄から中脳にかけて存在する白質・灰白質（神経線維，神経核）が混在した構造のことを指します（図10）．神経線維束や神経細胞集団が網状に混在していることから脳幹網様体とよばれ，部位別に延髄網様体，橋網様体，中脳網様体に分けることができます．しかし，機能を理解するためには，部位別というよりも一体としてとらえるほうが適しています．脳幹網様体のおもな役割として，脳の覚醒状態を調整する，錐体外路と連絡して運動・姿勢の調整に働く，脳幹の自律神経核と連絡して生命維持機能があります．

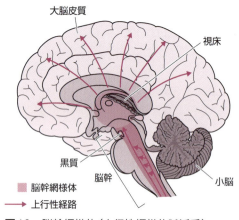

図10 脳幹網様体（上行性網様体賦活系）

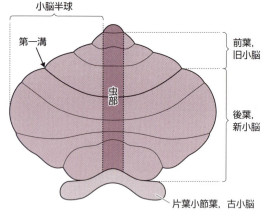

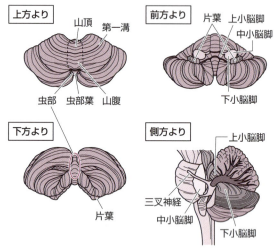

図11 小脳

脳幹網様体は，体性および臓性の感覚路から入力を受け，視床や大脳皮質に出力します．この出力は大脳を刺激し，覚醒を促すとともに意識を維持する作用をもつため，上行性網様体賦活系とよばれます．特に中脳からの出力は大脳皮質の賦活に重要で，上行性網様体賦活系が損傷した場合には意識障害が生じます．また，脳幹網様体は脊髄や脳幹の運動核とも線維連絡（網様体脊髄路）があり，感覚情報に基づいて骨格筋の筋緊張の調整や姿勢保持を保つ反射にかかわっています．脳幹網様体からの出力は，視床下部や脳幹・脊髄の自律神経核とも連絡しており，内臓機能の調整に関与しています．

● 小脳
1）小脳の構造
（1）小脳の外景

小脳は橋と延髄の後方に位置しており，上方は小脳テント（大脳と小脳の間の硬膜）によって大脳と分離されます．小脳は，左右の半球，虫部，片葉小節葉からなり，これらの3つの部位は系統発生的にみた場合の区分（古小脳，旧小脳，新小脳）とおおよそ一致しています（図11）．小脳半球にある皮質は，表面積を拡大するために折り重なった形状をしています．小脳の容積は脳全体の約1/10であるにもかかわらず，ニューロンの数は中枢神経系の全体のニューロンの50％を占めています．小脳は3対の上・中・下の小脳脚によって脳幹と連結されています．

（2）小脳の内景

小脳は表層にある灰白質（小脳皮質）と深層にある白質（小脳髄質）から構成されています（図12-a）[8]．小脳皮質は，表層から分子層，神経細胞層（プルキンエ細胞層），顆粒層に分けることができます．

分子層は，樹状突起や軸索からなり，神経細胞層にはプルキンエ細胞，顆粒層には顆粒細胞が存在しています．プルキンエ細胞は，小脳皮質から小脳核への出力神経細胞であり，顆粒細胞はプルキンエ細胞に連絡する求心性神経になります．小脳へ入力している神経には，オリーブ小脳路の線維終末である登上線維，それ以外の小脳への求心路の終末である苔状線維があります（図12-b）[8]．

小脳核は，小脳髄質内に存在しており室頂核，球状核，栓状核，歯状核の4対の核があります

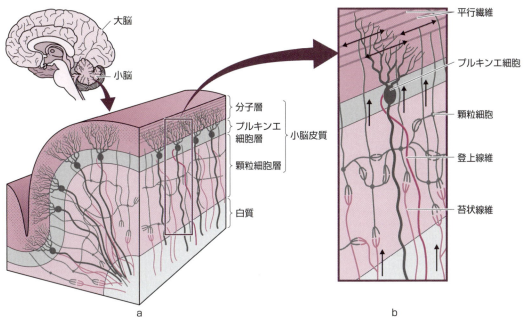

図12　小脳内景と学習にかかわる刺激の流れ[8]
a：小脳皮質の概観を示しています．
b：概観を拡大したものになります．プルキンエ細胞は，顆粒細胞からの平行線維とオリーブ小脳路の終末である登上線維からの入力があります．顆粒細胞への入力は苔状線維を介して行われています．黒矢印（↑）は刺激が伝わる方向を示しています．

(図13).

2) 小脳の機能

小脳は，姿勢や運動の調節，運動の学習に重要な機能を担っています．小脳への投射は，大脳皮質から脳幹の中継核を介して行われています．一方，小脳からの出力は視床を経由して運動皮質へ連なり，運動制御に重要な役割を担っているといわれています．

正中帯（虫部や片葉小節葉）は室頂核，前庭核と結合し，前庭覚，視覚，聴覚，体性感覚入力を受け，身体の平衡（体幹のバランス）を保つことに関与しています．傍正中帯は，栓状核や球状核，対側の赤核と連絡し，赤核脊髄路を介して歩行などの協調運動に関与しています．小脳半球は歯状核，視床腹外側核を経由して大脳皮質との関わりが深く，同側肢の随意運動の調整を行っています．

小脳は運動学習にとっても重要な領域であり，誤差学習（動作の習熟）にかかわっています．小脳では意図する運動と実際に起こった運動結果が比較されており，この比較に基づき誤差検出・修正がされます．おもな機序としては，誤差信号である筋の固有感覚情報が，延髄で中継され登上線維を介してプルキンエ細胞へ入力されます．一方，脳幹の細胞群より苔状線維から小脳顆粒細胞と平行線維を介してプルキンエ細胞へ入力されています．これらの神経回路での活動が調整されることにより運動の学習が行われていきます．登上線維と平行線維へ同時に刺激があった場合には，平行線維からプルキンエ細胞への伝達効率が長期的に低下する長期抑圧が生じ，この変化が運動学習のメカニズムと考えられています（図12）[8]．

● 間脳

間脳は左右の大脳半球の間にあり，中脳の上方に位置する灰白質になります．間脳は視床下溝を境界に視床と視床下部に分けられます（図14）．

視床は間脳の4/5を占め，視床核が集まってできています（図15）．視床下部は，視交叉から乳頭体後縁までの領域を指し，視床下溝より下の部分になります．

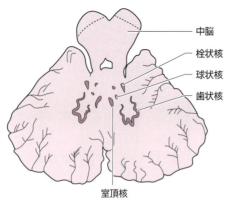

図13 小脳核

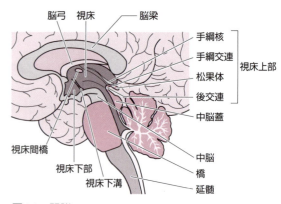

図14 間脳

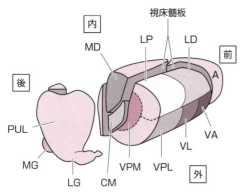

グループ	視床核
前核群	Anterior nuclei：A
内側核群	前腹側核　ventral anterior nucleus：VA 外側腹側核　ventral lateral nucleus：VL 後内側腹側核　ventaral posteromedial nucleus：VPM 後外側腹側核　ventral posterolateral nucleus：VPL
外側核群	背外側核　lateral dorsal nucleus：LD 後外側核　lateral posterior nucleus：LP 視床枕核　pulvinar nucleus：PUL
内側膝状体	medial geniculate body：MG
外側膝状体	lateral geniculate body：LG
髄板内核群	正中中心核　centromedian nucleus：CM

図15 視床および視床核（解剖学的な区分）

1）視床の機能

視床は，嗅覚を除く感覚（体性感覚，味覚，聴覚，視覚）の中継核，すなわち，それらの情報を振り分ける役割があります．また，視床は大脳，大脳基底核，小脳から運動にかかわる入力を受けて運動の調節に関与します．さらに，大脳辺縁系とつながりがあり，情動にかかわるヤコブレフ回路，記憶にかかわるパペッツ回路の一部を構成しています．つまり，視床は多くの機能に関与しています．視床は多くの視床核から成り立っており，投射先によって機能が異なります．視床核の区分と役割は表1に記載していますので参照してください．

2）視床下部の機能

視床下部は自律神経系の中枢であり，下垂体を制御する内分泌系の重要な役割をもっています．このほかにも大脳辺縁系と連絡があり情動にも関係しています．

● 大脳

大脳は大脳半球と先に示した間脳で構成されています．大脳皮質の表面は神経細胞の集まりである灰白質で構成されます．一方，内側は神経線維を主とする白質で構成されます．内側部の白質の中にも部分的に灰白質があり，大脳基底核とよばれています．また，大脳皮質の内側部には，系統発生的に古い大脳辺縁系と呼ばれる部位があります（図16）．

表1 視床核一覧（役割による区分）

	名称	役割
特殊核	後内側腹側核（VPM）	三叉神経核からの線維を受け味覚に関与する
	後外側腹側核（VPL）	内側毛帯・脊髄視床路の線維を受け中心後回に連絡し，体性感覚に関与する
	内側膝状体核（MG）	外側毛帯と上丘からの線維を受け側頭葉へ連絡し，聴覚と関連する
	外側膝状体核（LG）	視索からの線維を受け後頭葉へ連絡し，視覚と関連する
非特殊核	中心正中核（CM）	網様体からの線維を受け大脳皮質に広く投射し，上行性網様体賦活系に関与する
	前腹側核（VA）	大脳核，大脳皮質運動前野と連絡し，錐体外路と関係している
特殊連合核	視床枕核（PUL）	ほかの視床核から線維を受け，頭頂葉や後頭葉に投射し，視覚・聴覚に関与する
	背側内側核（MD）	前頭葉と連絡，感覚に基づく情動に関係する視床下部から自律神経にも作用する
	背側外側核（LD）	辺縁系と関連し記憶や感情形成にかかわる
	後外側核（LP）	視床のほかの核から線維を受け，頭頂連合野に連絡し感覚情報の解析・統合にかかわる

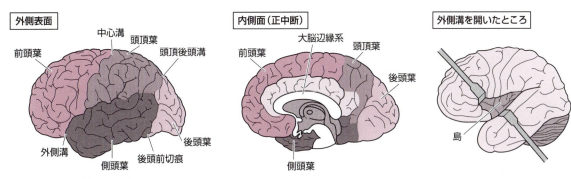

図16 大脳皮質の全体像

1）大脳皮質

大脳皮質は前頭葉，頭頂葉，後頭葉，側頭葉の4つの領域に区別できます．外側溝の深部には，弁蓋（前頭葉・頭頂葉・側頭葉）に覆われる形で島（島葉）とよばれる部位があります．大脳半球の内側面には，帯状回や海馬傍回で構成される辺縁系（辺縁葉）があります．

大脳皮質の部位を表現するには，ブロードマン領域（いわゆる脳地図）とよばれるものがあり，細胞構築と髄鞘構築をもとにつくられたもので11領域と52領野に分けられています（図17）．

2）白質

髄質内の有髄線維からなる白質は皮質間および上位脳と下位脳の間を連絡しています．一般的に連合線維，交連線維，投射線維の3種類に分けることができます．連合線維は皮質間を連絡する神経線維になり，交連線維は，脳梁や脳回を通過して左右の大脳半球を連絡している神経線維のことを指します．投射線維は大脳皮質と下位脳（大脳基底核，脳幹，小脳）および脊髄との間を連絡する神経線維のことを指し，神経伝導路の一部を構成しています．投射線維は，大脳髄質で神経線維束をつくり，レンズ核と視床の間で内包を形成しています（図18）．

3）大脳基底核

大脳髄質内にある灰白質の塊は大脳基底核と呼ばれ，線条体（尾状核・被殻），淡蒼球，視床下核，黒質からなります（図19）．これらは視床の

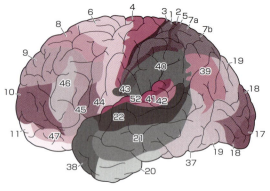
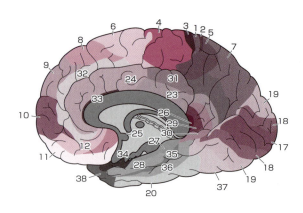

図17 ブロードマン領域

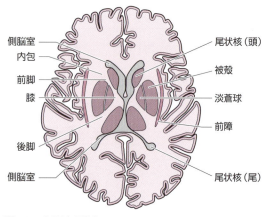

図18 大脳水平断
内包は，水平断でみると「く」の字になっており前方より前脚，膝，後脚とよばれています．

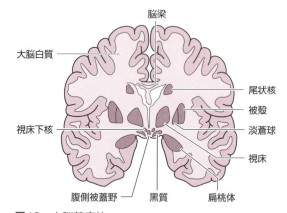

図19 大脳基底核

外側および下部，中脳に位置しています．

　大脳基底核は，大脳皮質と黒質や視床，視床下核との間を連絡しており，随意運動や急速眼球運動，運動学習に重要な機能をもちます．大脳基底核は，前述のとおり線条体（尾状核・被殻），淡蒼球，視床下核，黒質の4つの核があります．大脳基底核には，大脳皮質から入力を受け視床へと戻る**大脳皮質-基底核ループ**と呼ばれる神経回路が多数存在します．一般的には，**運動関連領域と大脳基底核を連絡する運動制御にかかわる回路，**

前頭前野と大脳基底核を連絡する認知機能にかかわる回路があります．

　大脳基底核と大脳皮質との間の回路には**直接路**と**間接路**，**ハイパー直接路**があり，最終的に出力する部位に対してそれぞれ興奮性あるいは抑制性に作用します（**図20**）[9, 10]．不必要な運動と必要な運動を促進する重要な働きを担います．

　また，大脳基底核の黒質緻密部のドーパミン神経細胞は，報酬予測に関与することがわかっており，**強化学習**にかかわります．行動，運動の報酬が最大化されるように，運動を調整することに関

> **先輩からのアドバイス**
>
> 　CTやMRIなどの画像所見から損傷されている部位を確認し，想定される脳機能の問題と患者が示す現象を結びつける習慣をつけましょう．

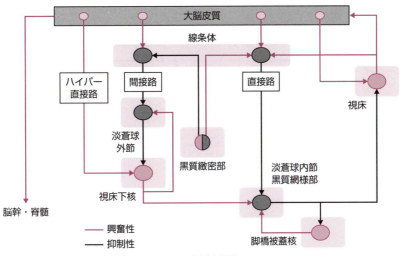

図20　大脳基底核-視床皮質間の経路[9, 10)より改変

　大脳皮質からは，入力部である線条体に入力が行われます．線条体からは，直接路あるいは間接路を介して出力部である淡蒼球内節，黒質網様部へと連絡します．出力部からは，大脳皮質あるいは脳幹へと出力されていきます．間接路では淡蒼球の外節と視床下核を経由します．直接路では線条体が抑制性に淡蒼球内節と黒質網様部に投射しており，線条体が投射先への抑制を解除することで出力を促通させます．つまり，直接路ではブレーキを緩めることによって必要な運動を発現します．一方，間接路では視床下核が興奮性に出力部へ投射しているため，出力部の抑制作用を促通することになります．すなわち，間接路ではブレーキをより強めることで，不必要な運動を抑制する機能を担っています．ハイパー直接路は，大脳皮質からの興奮性入力を視床下核を介して直接路・間接路より速く淡蒼球内節と黒質網様部に伝えます．黒質緻密部のドーパミン細胞は，線条体に投射しており直接路と間接路の活動を修飾しています．

与します．

4）大脳皮質

　大脳皮質は認知機能を担う中枢です．また，感覚器官からの入力を受け，その情報処理や解釈を担うと共に，行動・運動発現にも関与します．これら一連の情報処理には階層性があり，一次領域で低次処理され，続いて連合野で高次処理されます．前頭葉には一次運動野，運動前野，補足運動野，帯状皮質運動野，運動言語野，前頭前野，前頭眼野があります（**図21**）．以下，それらの機能をみていきますが，ここでは理学療法への関与度が大きい領域に重みづけしながら解説していきます．

（1）前頭葉

①一次運動野

　一次運動野は，中心前回にありブロードマン領域の4野に相当します．**運動野Ⅴ層の巨大錐体細胞**からは，皮質脊髄路と皮質延髄路が出ており，運動野と反対側の四肢筋へ直接的・間接的に出力し運動を制御します．一次運動野からの運動に関

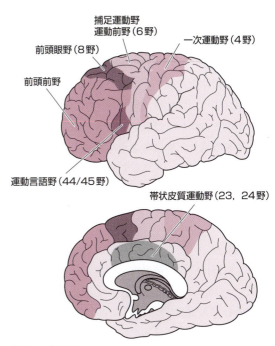

図21　前頭葉

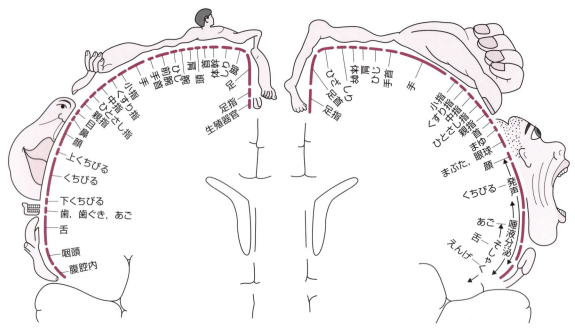

図22 ホムンクルス
一次運動野と一次体性感覚野の両方でホムンクルスが提示されています．左側が一次感覚野，右側は一次運動野を示しています．

する情報は，大脳基底核，小脳，視床へ送られ運動を調節します．一方，一次運動野は，運動前野，補足運動野，一次体性感覚野，頭頂連合野，視床外側腹側核からの入力を受けています．また，一次運動野には深部感覚や触覚が入力されており，吻側と尾側で役割が異なります．吻側部分は，old M1（M1は一次運動野の省略）と称され，運動実行の性質が強く，皮質脊髄路や脊髄介在細胞を経由して出力されます．一方，尾側部分はNew M1とよばれ，脊髄運動ニューロンと直接シナプスを形成し，高度にスキル化された運動に関与します．なお，一次運動野には体部位局在があり，ホムンクルスといわれる脳の部位と身体機能との関係を示した図がよく知られています（図22）．

②運動前野

運動前野は，一次運動野の前方に位置し，ブロードマン領域の6野にあたります．運動前野の内側部分は補足運動野，帯状皮質運動野になります．運動前野は，補足運動野，帯状皮質運動野とともに，「運動と動作の誘導」，「感覚情報と動作の連合」，「動作のプランを形成」する機能があります[11]．「運動と動作の誘導」と「感覚情報と動作

の連合」の機能については，頭頂葉から送られてきた情報から動作の発現・制御を行い，「動作プランを形成」する機能は前頭前野から送られてくる抽象的な動作プランを実行可能な運動プランに変換します．また，運動前野の腹側部は，模倣（見たものを真似する）に重要なミラーニューロンシステムを担う領域です．

③補足運動野

補足運動野は，ブロードマン領域の6野の半球内側部に位置し，後方部分の補足運動野と前方部分の前補足運動野に分類できます．補足運動野は頭頂連合野から入力を受け，一次運動野，運動前野，帯状皮質運動野へ出力します．一方，前補足運動野では前頭前野からの入力があり，補足運動野，運動前野，帯状皮質運動野へ出力します．運動前野が外発的な運動に関与するのに対して，補足運動野はおもに自発的な運動の計画に重要な役割を担っています．

④帯状皮質運動野

帯状皮質運動野は，大脳半球内側部の帯状溝に埋もれた場所にあり，大脳辺縁系の一部をなしています．帯状皮質運動野は，ブロードマン領域の23・24野に相当し，吻側（24野）と尾側（23野）に

分けることができます．帯状皮質運動野の役割は，運動に関係するとともに報酬に基づく行動選択のための必要な情報処理，意思決定の過程に関与します．

⑤運動言語野

運動言語野は，ブロードマン領域の44・45野であり，文法の処理や発語のプログラミングにかかわっています．

⑥前頭前野

前頭前野は前頭葉先端にあり，人間の思考や創造性を司る脳の指令塔ともいわれています．前頭前野には，ほかの高次領域で処理された情報が送られています．前頭前野の外側部は，**作業記憶（ワーキングメモリ）** に関与し，内側部では前帯状皮質とともに社会行動を担います．**眼窩部（前頭眼窩皮質）** は，情動や動機づけに基づく意思決定にかかわっています．前頭前野は，認知，予測，注意，判断などの統合機能を担うとともに，意欲や情動の制御，文脈に合った意思決定にも関与します．

⑦前頭眼野

前頭眼野は，運動前野の前方に位置しており，随意的眼球運動の制御に関与します．

(2) 頭頂葉

頭頂葉は中心溝の後方から後頭葉までで，感覚の中枢である一次体性感覚野，ならびに多感覚統合などに関与する頭頂連合野で構成されます．

①一次体性感覚野

一次体性感覚野は，中心後回にあり，ブロードマン領域の1・2・3野にあたります．一次体性感覚野は，視床から体性感覚の求心性線維を受けており，体部位局在があります**（図22）**．一次体性感覚野は，前方から3野，1野，2野という順に並び，それらの順に感覚情報が階層的に処理されます．3野はさらに3a野と3b野に分けられます．3a野には深部感覚，3b野には触覚が投射されます．1・2野については，3野と高次処理を担う頭頂連合野との中間的な働きをします**（図23）**[12]．基本的に体性感覚は，肢の対側半球に投射されますが，高次処理では身体両側の感覚を統合します．また，一次体性感覚野には可塑性があり，使

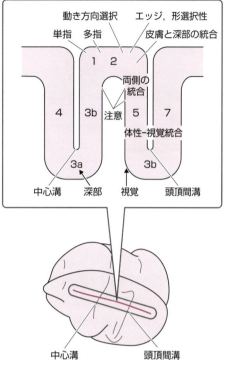

図23 体性感覚野での情報処理[12]より改変

用頻度が少なくなると体部位再現が縮小し，反対に増えた場合には拡大します[13]．

②頭頂連合野

頭頂連合野は，一次体性感覚野への感覚入力を知覚へと変換し，多感覚統合にとって重要な領域になります．一次体性感覚野の後方に位置している上頭頂小葉（ブロードマン領域の5・7野）では，身体の姿勢と接触している物体との関係を相対的に統合し，そこに視覚情報が組み合わさり外界と身体との相互の関係性を認識します．上頭頂小葉で処理された情報は，下頭頂小葉（ブロードマン領域の39・40野）で多感覚統合されます．物体に手を伸ばそうとした時を例にあげると，上頭頂小葉では視覚情報と体性感覚情報をもとに物体と身体との位置関係を把握し，到達運動制御に必要な情報が生み出されます．この一連の処理経路は，**視覚の背側経路** とよばれます．一方，下頭頂小葉では物体の位置情報だけでなく，物体の形状（色・形・大きさ）や運動視情報（対象の動き，生物的運動）が情報として提供されます**（図24）**．

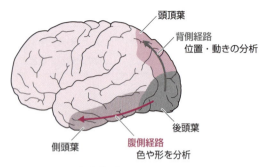

図24 2つの視覚経路

これらの処理を担っている経路が，視覚の腹側経路になります．

(3) 後頭葉

後頭葉は大脳半球の後部に位置し，一次視覚野（ブロードマン領域17野）と視覚連合野（ブロードマン領域18野・19野）があります．一次視覚野では外側膝状体からの線維を受け，視覚情報の処理を行っています．

(4) 側頭葉

側頭葉は外側溝の下方にあり，頭頂葉と後頭葉とに隣接しています．上側頭回には，一次聴覚野・二次聴覚野（ブロードマン領域の41・42野）があります．また，下側頭葉には，視覚処理（形態認知）や視覚記憶にかかわる視覚の腹側経路があります．

(5) 島葉

島葉は，外側溝の奥にあり，前頭葉，側頭葉，頭頂葉，大脳基底核と隣接し，前頭葉や頭頂葉，側頭葉，辺縁系，大脳基底核，背側視床などさまざまな領域と連絡しています．島葉の機能は多岐にわたり，味覚や痛み，内臓感覚，運動，自律神経系，言語，注意，感情，異なる感覚の統合に関与します．

(6) 大脳辺縁系

大脳辺縁系は，大脳の内側・底面から脳幹にわたり，辺縁葉（帯状回，海馬傍回，梁下野，終板傍回）と海馬体，扁桃核，視床前核などからなる領域のことです．おもな機能は，本能行動や情緒，情動反応の起源，記憶と空間認識，他者への共感にかかわります．情動には，扁桃体，視床内側核，前頭葉下面を中心に形成されたヤコブレフ回路が関わっています．一方，記憶には海馬，視床前核群，乳頭体内側核，帯状回を中心に形成されたパペッツ回路が関与しています．

運動性伝導路と感覚性伝導路

人間の運動・行動を裏づける神経構造に下行性（遠心性）伝導路である運動とその調節を行う運動性伝導路と上行性（求心性）伝導路の感覚性伝導路があります．これらの運動・感覚の経路は単一のものではなく，それぞれ複数の経路が存在します．

●運動性伝導路

運動性伝導路は，伝導路によって起始細胞の位置が異なり（図25）[14]，大脳皮質および脳幹に起始細胞をもつものがあります．また，運動性伝導路は，下行する部位と機能的役割によって区分でき，外側経路と腹内側経路の2つに分けることができます．本書ではこの区分に基づいて解説していきます．

1) 外側経路（外側運動制御系）

外側経路は，遠位筋の随意運動の制御に関わっており，皮質脊髄路と赤核脊髄路があります．

(1) 皮質脊髄路

皮質脊髄路は，延髄の錐体で交叉することから錐体路ともよばれ，随意運動にとって重要な運動性伝導路です．皮質脊髄路は，軸索の2/3が運動野の4野と6野に起始があり，残りの部分は体性感覚野に由来し，四肢遠位筋の随意運動の制御にかかわっています．走行経路としては，皮質から内包を通過し，中脳の大脳脚へ集まります．この経路は，延髄の錐体で反対側へ交叉し，脊髄の側索を下行します．したがって，右半球からの皮質脊髄路は，左半身の運動を制御しています．しかし，皮質脊髄路の中には，延髄で交叉しないものもあり，前皮質脊髄路とよばれています．この経路は，同側脊髄の前索を下行し体幹と近位筋を調節します．

(2) 赤核脊髄路

赤核脊髄路は，小さな外側経路であり中脳の赤核から起こります．赤核からの軸索は，橋で交叉

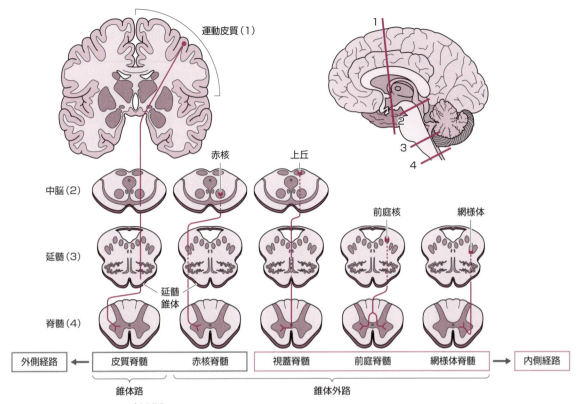

図25 起始細胞の位置[14]より改変
網様体脊髄路は、橋網様体脊髄路と延髄網様体脊髄路があります。図には延髄網様体脊髄路を掲載しています。

し、脊髄の側索で皮質脊髄路と合流します。赤核脊髄路は、四肢遠位筋の運動制御にかかわり、ヒトでは皮質脊髄路に機能が移行したため縮小していると考えられています。

2）腹内側経路（内側運動制御系）

腹内側経路は、脳幹に始まり近位筋と体幹筋を制御しており、前庭脊髄路、視蓋脊髄路、橋網様体脊髄路、延髄網様体脊髄路の4つがあります。これらの経路は脳幹に起始細胞をもっていますが、大脳皮質からの入力を受けているため、各経路が有する役割は大脳皮質によって調節を受けています。

（1）前庭脊髄路

前庭脊髄路は、前庭神経核から起こり、同側の脊髄前索を下行し脊髄前角の運動ニューロンに直接連絡しています。この経路は、前庭迷路からの感覚情報を受け取り、頸部・背筋群および四肢の伸筋群の活動を促進し、直立姿勢の維持に作用します。

（2）視蓋脊髄路

視蓋脊髄路は、中脳上丘の神経細胞から起こり被蓋で交叉し、脊髄前索を下行し頸髄に至る経路であり、視覚刺激に対する頸部の姿勢反射に関与しています。

（3）橋網様体脊髄路

橋網様体脊髄路は、橋の網様体から始まり、同側の脊髄前索を下行し脊髄灰白質へ至ります。おもな役割としては、脊髄の抗重力筋反射を促進し、下肢の伸展を促して立位姿勢の保持、予測的な姿勢制御にかかわります。

（4）延髄網様体脊髄路

延髄網様体脊髄路は、延髄の網様体から始まり同側と対側の側索を下行し、脊髄の抗重力筋反射を抑制します。

●感覚性伝導路

感覚性伝導路は、触覚や圧覚、温度覚、痛覚、深部感覚、視覚・嗅覚・聴覚を末梢器官から各感覚の中枢へ連絡します。

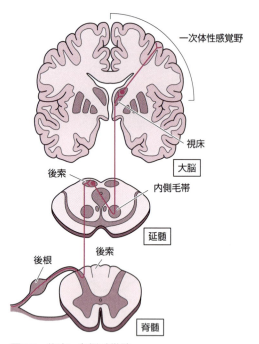

図26 後索-内側毛帯路

1) 後索-内側毛帯路

この経路は，物の形や表面の性状など細かな感触(識別型精細触・圧覚)，深部感覚(関節の位置や筋緊張の程度)にかかわります．後索-内側毛帯路は，末梢器官から同側の脊髄後根へ入り後索を延髄まで上行します．延髄の後索核(薄束核・楔状束核)では，ニューロンを変え対側へ交叉し，内側毛帯を上行して視床(後外側腹側核)に入ります．視床では，再度ニューロンを変え，大脳皮質の感覚野へ至ります(図26)．

2) 脊髄視床路

脊髄視床路は，温度覚や痛覚にかかわっており，末梢器官より脊髄後根から脊髄に入り後角に至ります．脊髄の後角でニューロンを変え，その後は反対側へ交叉して外側脊髄視床路を上行します．脳幹の脊髄毛帯を通過してからは，視床の外側腹側核へ入り，再びニューロンを変え，内包の後脚を通って感覚野へ至ります(図27)[15]．また，痛覚は脊髄後角で交叉した後に脊髄の内側を上行する前(内側)脊髄視床路があり，視床を経由して島や前帯状回，扁桃体，海馬，前頭前野といった情動に関連する領域に入力されます．この経路は，痛覚刺激による情動変化にかかわっています．

3) 顔面の感覚伝導路(三叉神経伝導路)

顔面(口腔・舌を含む)の感覚は，三叉神経によって三叉神経核へ伝えられ，触覚・圧覚は主知覚核，温度覚・痛覚は脊髄路核，深部感覚は中脳路核に至り，視床の後内側腹側核を経由して感覚野へ至ります．

Topics トピックス

- 磁気共鳴画像法機能(functional magnetic resonance imaging：fMRI)や脳波を用いて運動機能回復を予測できることが明らかにされています[16,17]．
- 脳血管障害後の上肢運動麻痺[18]や歩行機能[19]の回復に向けてロボティクスを駆使した治療法の開発が広がってきています．

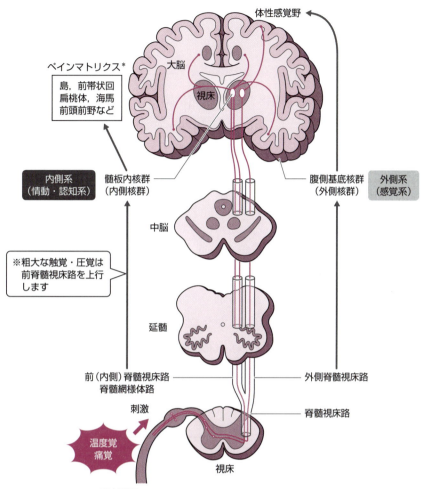

図27 脊髄視床路 15)より改変
＊ペインマトリクス：痛みを感じたときに活動する脳領域

確認してみよう！

- 脳血管障害後には，（ ① ）や（ ② ），（ ③ ），（ ④ ），（ ⑤ ），疼痛，二次的障害として関節拘縮などが生じます．
- （ ⑥ ）や（ ⑦ ）といった身体性が変容すると，自分の身体あるいは運動が自分のものとして感じられなくなります．
- 中枢神経系は，脳・脊髄から構成され，下方から脊髄・脳幹（ ⑧ ）・（ ⑨ ）・（ ⑩ ）・（ ⑪ ）・（ ⑫ ）・（ ⑬ ）で構成されます．
- 線条体，淡蒼球，視床下核，黒質から構成される（ ⑭ ）は，随意運動や急速眼球運動，運動学習に重要な機能を果たしています．
- 大脳皮質には，（ ⑮ ）・（ ⑯ ）・（ ⑰ ）・（ ⑱ ）・島葉・大脳辺縁系があり，ヒトのさまざまな認知機能にかかわります．
- 運動性伝導路には，（ ⑲ ）・赤核脊髄路・前庭脊髄路・視蓋脊髄路・橋網様体脊髄路・延髄網様体脊髄路があります．
- 感覚性伝導路には，精細な触覚や深部感覚を伝える（ ⑳ ）と温度覚や痛覚を伝える脊髄視床路があります．

解答

①意識障害　②運動麻痺　③知覚麻痺　④高次脳機能障害　⑤嚥下障害　⑥身体所有感
⑦行為主体感　⑧延髄　⑨橋　⑩中脳　⑪小脳　⑫間脳　⑬大脳皮質　⑭大脳基底核
⑮前頭葉　⑯頭頂葉　⑰側頭葉　⑱後頭葉　⑲皮質脊髄路　⑳後索–内側毛帯路
＊①～⑤，⑥と⑦，⑮～⑱はそれぞれ順不同

（佐藤剛介・森岡　周）

引用・参考文献

1) 田中隆一：脳血管障害〔山浦　晶・他（編）：標準脳神経外科学，第8版〕．pp209-240，医学書院，1994．

2) 髙村浩司：脳卒中理学療法におけるClinical reasoning（臨床推論）について．理学療法学，40（3）：235-237，2013．

3) 日本理学療法士学会ホームページ：EBPTの基礎．http://jspt.japanpt.or.jp/ebpt/ebpt_basic/ebpt01.html （2023年11月5日参照）

4) Hoffmann TC, et al：The Connection Between Evidence-Based Medicine and Shared Decision Making. JAMA, 312（13）：1295-1296, 2014.

5) Sharma N, Cohen LG：Recovery of motor function after stroke. Dev Psychobiol, 54（3）：254-262, 2012.

6) Gallagher I I：Philosophical conceptions of the self：implications for cognitive science. Trends Cogn Sci, 4（1）：14-21, 2000.

7) MacLean PD（著），法橋　登（訳）：三つの脳の進化－反射脳・情動脳・理性脳と「人間らしさの起源」－．工作舎，1994．

8) M.F.ベアー・他（著），加藤宏司（監訳）：カラー版　ベアー コノーズ パラディーソ 神経科学－脳の探求－．pp595-620，西村書店，2007．

9) Alexander GE, Crutcher MD：Functional architecture of basal ganglia circuits：neural substrates of parallel processing. Trends Neurosci, 13（7）：266-271, 1990.

10) 髙草木薫：大脳基底核による運動の制御．臨床神経，49：325-334，2009．

11) 丹治　順：頭頂連合野と運動前野はなにをしているのか？－その機能的役割について－．理学療法学，40（8）：641-648，2013．

12) 森岡　周：リハビリテーションのための脳・神経科学入門，改訂第2版．協同医書出版社，2016．

13) Jenkins WM, et al：Functional reorganization of primary somatosensory cortex in adult owl monkeys after behaviorally controlled tactile stimulation. J Neurophysiol, 63（1）：82-104, 1990.

14) Gazzaniga MS, et al：The Cognitive Neurosciences III. pp257-311, W.W.Norton & Company, 2009.

15) 沖田　実，松原貴子：ペインリハビリテーション入門．三輪書店，2019．

16) Rehme AK, et al：Individual prediction of chronic motor outcome in the acute post-stroke stage：Behavioral parameters versus functional imaging. Hum Brain Mapp, 36（11）：4553-4565, 2015.

17) Bönstrup M, et al：Low-Frequency Brain Oscillations Track Motor Recovery in Human Stroke. Ann Neurol, 86（6）：853-865, 2019.

18) Bertani R, et al：Effects of robot-assisted upper limb rehabilitation in stroke patients：a systematic review with meta-analysis. Neurol Sci, 38（9）：1561-1569, 2017.

19) Bruni MF, et al：What does best evidence tell us about robotic gait rehabilitation in stroke patients：A systematic review and meta-analysis. J Clin Neurosci, 48：11-17, 2018.

第2章

中枢神経疾患の定義と臨床的病型

エッセンス

- 脳は約1,500gの臓器ですが，その役割は多岐にわたっています．最も表層にある大脳皮質は前頭葉，頭頂葉，側頭葉，後頭葉の4葉に区分されます．
- 頭頂葉はさまざまな体性感覚を統合，処理して空間の認知や身体の認識にかかわっています．
- 後頭葉は目から形，色，動きなどの視覚情報を受け取り，処理をしています．
- 側頭葉は音声情報の処理にかかわっており，優位半球には言語の中枢があります．
- 前頭葉は，3葉で処理された情報を基に運動の企画，実施命令を出すだけでなく，思考や判断など人が人たる所以である高次な機能にかかわっています．
- 脳は栄養血管の問題，外部からの衝撃（外傷），脳腫瘍などの内部の異物などによって機能障害が生じます．
- 脳血管は**内頸動脈系**と**椎骨動脈系**の2つに分けられます．内頸動脈系は脳の外側を栄養する**中大脳動脈**と脳の前側と内側を栄養する**前大脳動脈**があり，椎骨動脈系は左右の椎骨動脈が合流して脳幹部（延髄や橋など生命維持などに関わる）や小脳を栄養する**脳底動脈**から分岐する**後大脳動脈**（後頭葉や側頭葉の内側を栄養）に分けられます．脳の深部はこれらの主幹動脈から分岐した細い動脈（穿通枝動脈）によって栄養されています．
- 脳血管障害はこれらの血管が何らかの原因によって破綻をきたし，脳細胞に酸素や栄養を送ることができなくなることで，さまざまな不都合が生じた状態のことをいいます．現在は脳梗塞が約75％，脳出血が約25％で脳梗塞の比率が高いです．
- 頭部に予測できないような衝撃が直接的または間接的に加わると，頭部内外の組織に器質的ないし機能的損傷を生じます．これを**頭部外傷**といいます．
- 脳に外力が加わると水平運動と回転運動が作用し，損傷を受ける組織は脳実質だけでなく，頭蓋骨，髄膜，脳神経，血管などすべてが含まれることで，出現する症状も運動障害だけでなく，社会生活に必要な集中力や環境適応能力の低下など多岐にわたります．
- 日本人の死亡原因の第1位は悪性新生物ですが，新生物が脳に発生した状態が**脳腫瘍**です．脳腫瘍は圧迫，浸潤，破壊によって脳機能を進行性に損傷します．脳腫瘍にはあらゆる頭蓋内の構成組織より発生する**原発性脳腫瘍**と他臓器の悪性新生物が転移する**転移性脳腫瘍**があります．

23

脳血管障害とは

　脳血管は，内頸動脈系と椎骨動脈系の2つに分けられます．内頸動脈系は脳の外側を栄養する中大脳動脈と脳の前側と内側を栄養する前大脳動脈があります．一方，椎骨動脈系は，左右の椎骨動脈が合流して脳幹部（延髄や橋など生命維持などにかかわる）と小脳を栄養する脳底動脈から分岐する後大脳動脈（後頭葉や側頭葉の内側を栄養）に分けられます．脳の深部は，これらの主幹動脈から分岐した細い動脈（穿通枝動脈）によって栄養されています（図1）[1]．

　脳血管障害はこれらの血管が何らかの原因によって破綻をきたし，脳細胞に酸素や栄養を送ることができなくなることで，さまざまな不都合が生じた状態のことをいいます．以前の日本では脳出血のほうが比率は高かったが，現在は脳梗塞が約75％，脳出血が約25％で脳梗塞の比率が高いです[2]．

　脳血管障害の分類は米国のNINDS（National Institute of Neurological Disorder and Stroke）による「NINDS-CVD-Ⅲ（脳血管障害の分類第3版）」[3]がわが国でもよく用いられています．臨床疾患分類（表1）では，脳血管障害を無症候，局所脳機能障害，血管性認知症，高血圧性脳症の4つ

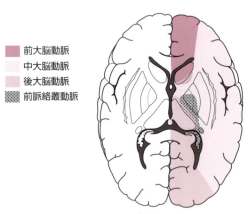
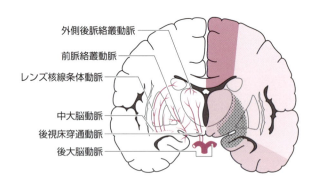

図1 主幹動脈と支配領域[1]

表1 脳血管障害の分類（NINDS-CVD-Ⅲ）

A．無症候
B．局所脳機能障害
　1．一過性脳虚血発作
　　a．頸動脈系　b．椎骨脳底動脈系　c．両者　d．部位不明　e．TIAの可能性
　2．脳卒中
　　a．臨床経過
　　　1）改善型　2）増悪型　3）安定型
　　b．脳卒中の病型
　　　1）脳出血　2）くも膜下出血　3）動静脈奇形による頭蓋内出血　4）脳梗塞
　　　　a）発症機序
　　　　　（1）血栓性　（2）塞栓性（3）血行力学性
　　　　b）臨床病型
　　　　　（1）アテローム血栓性脳梗塞　（2）心原性脳梗塞　（3）ラクナ梗塞　（4）その他の脳梗塞
　　　　c）部位による症状と徴候
　　　　　（1）内頸動脈　（2）中大脳動脈　（3）前大脳動脈　（4）椎骨脳底動脈
　　　　　　（a）椎骨動脈　（b）脳底動脈　（c）後大脳動脈
C．血管性認知症
D．高血圧性脳症

に分類しており，さらに局所脳機能障害は一過性脳虚血発作と脳卒中に分類されています．脳血管障害と脳卒中はよく似た用語として用いられていることが多いようですが，表からもわかるように脳血管障害のほうがより広い概念です．本章では脳卒中の病型についてNINDS-CVD-Ⅲに沿ってまとめています．

脳卒中の病型

●出血性脳血管障害

1）脳出血

脳血管が破れて脳の実質内に出血をきたし，周囲の脳実質を損傷します．また，血腫が周囲の脳を圧迫することで，脳の機能障害が生じます．脳出血の原因で最も多いのは高血圧性脳出血で，脳出血全体の約80％を占めます（図2）[4]．高血圧性脳出血は穿通枝動脈に生じる頻度が高く，**被殻，視床，脳幹（橋），小脳，皮質下が好発部位です**（図3，表2）[5]．

（1）被殻出血

脳出血のなかでは30〜40％を占め，最も頻度が高い出血です．外側レンズ核線条体動脈の破綻で生じることが多く，被殻に限局した小さな病変では症状も軽くすみますが，多くは内側の内包に進展し，片麻痺や感覚障害を出血部位の対側に生じます．また，進展方向や血腫の大きさによっては，眼球の病側への共同偏視や失語（優位半球），半側空間無視（劣位半球）などの高次脳機能障害が生じることもあります．

（2）視床出血

被殻出血に次いで頻度が高い出血です．視床は嗅覚を除くすべての感覚の中継点ですが，感覚のみならず，運動，筋緊張，注意の持続や感情などのコントロールにもかかわっています．出血が生じやすい視床膝状体動脈や視床穿通動脈が感覚の中継核であるVPM核やVPL核（図4）を栄養しているため，視床出血では感覚障害が生じやすいです．視床の外側には内包があり，出血の進展程度によっては片麻痺を生じます．眼球が内下方に偏倚する場合もありますが，これは血腫が脳室におよび（脳室内穿破），脳幹に障害がおよぶ場合に多くみられます．また，視床症候群が出現することがあります．視床症候群とは，①反対側の視床痛，②反対側の運動麻痺，③反対側の不随意運動，④反対側の運動失調と立体覚障害，⑤反対側の表在感覚と深部感覚の障害を呈するものです．

（3）脳幹（橋）出血

脳幹出血の多くは橋に発生します．橋の中心部の出血では網様体賦活系や自律神経からの入力系が障害されるため，重度の意識障害（昏睡）や呼吸障害，体温調節障害，発汗異常などが生じ，死に至ることもあります．運動麻痺や四肢麻痺を呈することも少なくありません．眼球の正中位固定

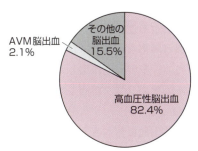

AVM：arterio venous malformation（脳動静脈奇形）

図2　脳出血の内訳[4]

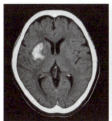
被殻出血

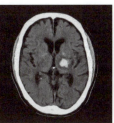
視床出血

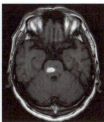
橋出血

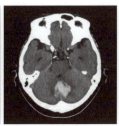
小脳出血

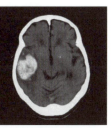
皮質下出血

図3　脳出血の好発部位

表2 脳出血部位と特徴的徴候[5]より改変

	被殻出血	視床出血	橋出血	小脳出血	皮質下出血
意識障害	（−） 大出血で（＋）	（−） 大出血で（＋）	（＋）	（−） 大出血で（＋）	（−） 大出血で（＋）
運動障害	対側片麻痺	対側片麻痺	四肢麻痺	運動失調	部位により 対側片麻痺
感覚障害	対側に（＋）	対側に（＋）	（＋）	（−）	部位により 対側に（＋）
瞳孔の大きさ	正常 （脳ヘルニアで 病側大）	縮瞳 ときに左右不同	縮瞳 pinpoint pupil	正常 （脳幹圧迫で 左右不同）	正常 （脳ヘルニアで 病側大）
対光反射	正常	消失	減弱〜正常	正常	正常
眼球位置	病側を向く	内下方を向く	正中固定 水平性眼振 眼球浮き運動	対側を向く 水平性眼振 垂直性眼振	病側を向く
高次脳機能障害	優位側で失語 劣位側で失認 血腫の大きさに よる	優位側で失語 劣位側で失認 血腫の大きさに よる	（−）	（−）	優位側で失語， 失行，失認
けいれん	ときに（＋）	（−）	（−）	（−）	ときに（＋）
嘔吐	ときに（＋）	ときに（＋）	（＋）	（＋＋）	ときに（＋）

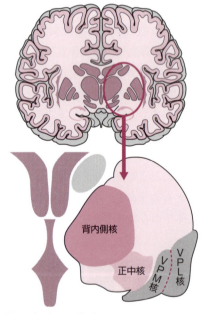

図4 視床と血管支配
後外側腹側核（VPL核）：四肢・体幹体性感覚
後内側腹側核（VPM核）：顔面体性感覚

や縮瞳も特徴的な症状です．

(4) 小脳出血

突然のめまいや頭痛，嘔吐で発症し，小脳症状である運動失調による起立・歩行障害，断綴性言語といわれる構音障害などがみられます．血腫が脳室内穿破したり，脳幹部を圧迫したりすると意識障害や脳ヘルニアのリスクが高くなります．

(5) 皮質下出血

ほかの部位の脳出血に比べると高血圧を原因とする場合は約50％と低く，血管奇形や脳腫瘍，アミロイドアンギオパチーなどのさまざまな原因によることが多い出血です．症状は場所，出血の大きさにより，失語，失認などのさまざまな高次脳機能障害が起こります．高齢者に多い**アミロイドアンギオパチー**（図5）はアルツハイマー病でみられるアミロイドβタンパクが脳軟膜や小動脈，微細動脈に沈着して出血が生じやすくなります．高血圧を伴わない場合も多いです．

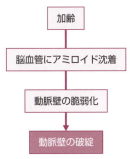

図5　アミロイドアンギオパチーの機序
アミロイド：線維性の異常タンパク
70歳代で40％以上に沈着．高齢になるほど沈着率は高くなる．

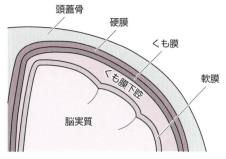

図6　くも膜下腔

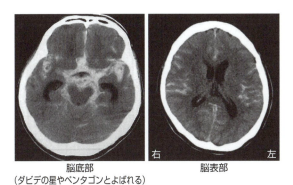

図7　くも膜下出血

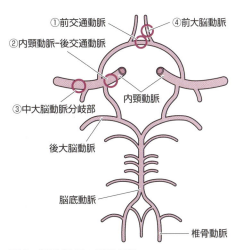

図8　脳動脈瘤の好発部位

2) くも膜下出血

(1) くも膜下出血と原因

くも膜下出血 (Subarachnoid hemorrhage：SAH) は，くも膜と軟膜の間の脳脊髄液で満たされた領域のくも膜下腔 (図6) に生じる出血をいいます (図7)．わが国のくも膜下出血の年間の発症率は，10万人あたり約20人で，外傷性の場合もありますが，約80％は脳動脈瘤の破裂によって生じます．また，脳動静脈奇形 (AVM) やもやもや病，動脈解離なども原因になります．脳動脈瘤は脳動脈壁の一部が拡張した状態で脳動脈の分岐部に発生しやすく，前交通動脈瘤 (32.9％)，内頸動脈-後交通動脈分岐部 (29.0％)，中大脳動脈瘤 (21.4％)，前大脳動脈瘤 (6.5％) の順で動脈瘤破裂の発生率が高くなっています (図8)．**男女比は約1：2で女性に多い**です．男性の場合は50歳代に発症のピークがありますが，女性の場合は閉経後の50〜70歳代まで増加傾向にあります．閉経後のエストロゲンの減少が関与していると考えられています[6]．

(2) くも膜下出血の病態

出血時の症状は頭痛，意識障害，めまい，嘔吐などです．頭痛は「突然始まる極めて激しい頭痛」「今まで経験したことのない突然の激しい頭痛」と表現されます．また，頸部を弛緩するように指示し，仰臥位にて患者の頭部を軽く屈曲したときに頸部に硬さを感じることがあります．これは**項部硬直** (図9) といい，くも膜下腔に広がった血液が髄膜を刺激することにより生じます．

意識障害の程度は出血の程度によってさまざまで，重症例では発症直後から昏睡状態になることもあります．意識障害の程度は予後予測に重要な因子です．**Hunt and Kosnik分類** (表3) は重症度を意識障害と神経症状で分類していますが，一般にグレードが高いほど予後が悪いとされます．

くも膜下出血も脳卒中の一つですが，片麻痺は

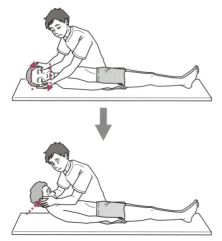

図9 項部硬直
頭部回旋では抵抗はないが、頭部を屈曲すると抵抗がある．

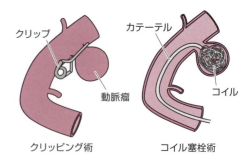

図10 くも膜下出血の外科的処置
一度破裂した脳動脈瘤は72時間以内に再破裂を起こしやすく，再破裂すると致命率が高くなる．
クリッピング術：開頭し，直接破裂した動脈瘤の脳栄養血管を遮断．多くは合金やチタンのクリップを用いる．
コイル塞栓術：柔らかい金属コイルを破裂した動脈瘤内に充満させ，脳栄養血管から遮断する．

表3　Hunt and Kosnik分類

Grade 0	未破裂の動脈瘤
Grade I	無症状か，最小限の頭痛および軽度の項部硬直をみる
Grade Ia	急性の髄膜あるいは脳症状をみないが，固定した神経学的失調のあるもの
Grade II	中等度から強度の頭痛，項部硬直をみるが，脳神経麻痺以外の神経学的失調はみられない
Grade III	傾眠状態，錯乱状態，または軽度の巣症状を示すもの
Grade IV	昏迷状態で，中等度から重篤な片麻痺があり，早期除脳硬直および自律神経障害を伴うこともある
Grade V	深昏睡状態で除脳硬直を示し，瀕死の様相を示すもの

Gradeが高いほど重症，予後は悪い

表4　Fisher分類

group 1	CTでは出血なし
group 2	くも膜下腔にびまん性の薄い出血あり（1mm以内）
group 3	くも膜下腔にびまん性の厚い出血あり（1mm以上）
group 4	くも膜下出血は軽度で脳内あるいは脳室内の血腫を伴うもの

くも膜下腔への出血量が多ければ多いほど，脳血管攣縮が発生しやすい

脳出血や脳梗塞に比べて出現率が低いです．これは，出血がくも膜下腔に限局し，局所の脳損傷が生じにくいためです．

(3) くも膜下出血の治療

破裂した脳動脈瘤は再破裂の確率が高いため，再破裂・再出血の予防を目的として外科的治療や血管内治療が行われます．外科的治療は，脳動脈瘤頸部**クリッピング術**が行われます．動脈瘤の場所により手術が困難な場合や，高齢者では動脈瘤内にプラチナ製のコイルを詰める**コイル塞栓術**を行います（**図10**）．

(4) 脳血管攣縮

脳血管攣縮は，くも膜下出血発症後4〜14日に脳主幹動脈に生じる脳血管の狭窄状態のことをいいます．この期間は虚血状態になり，脳梗塞をきたす例も少なくありません．くも膜下腔の血腫量が多いほど血管攣縮が生じやすく，発症を予測する分類として**Fisher分類**（**表4**）があります．現代の医療では薬物治療や血管内治療により症状の進行を食い止めることができるため，この時期は注意深く患者観察を行う必要があります．

(5) 正常圧水頭症

くも膜下出血の予後に影響するものとして**正常圧水頭症**があります（**図11**）．くも膜下出血発症後10日〜3カ月の間に徐々に症状が出現します．

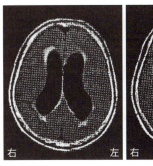

図11　正常圧水頭症

表5　正常圧水頭症の3徴候

徴候	おもな症状
歩行障害	歩行の不安定性 パーキンソン様歩行 歩行失行
認知症	記憶障害（特に最近の記憶） 無為性（無動性無言性に近い状態） 思考―行動面が緩慢 物事への無関心
尿失禁	尿失禁は最も遅く出現する

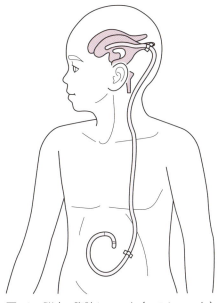

図12　脳室－腹腔シャント（V-Pシャント）

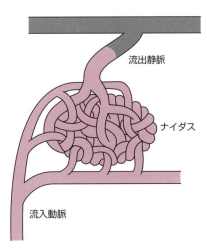

図13　ナイダス

正常圧水頭症の3徴候（表5）は歩行障害，認知症様の症状，尿失禁ですが，脳室－腹腔シャント（V-Pシャント）や腰椎－腹腔シャント（L-Pシャント）によって症状の改善が期待できます（図12）．

3）脳動静脈奇形による頭蓋内出血

脳動静脈奇形（arteriovenous malformation：AVM）は先天的な血管奇形です．血管系が構築される胎生3週の血管発生異常が原因と考えられていますが，完全には解明されていません．本来，脳内の動脈と静脈は毛細血管を介して連絡しています．この毛細血管があることによって，高い脳動脈圧が直接脳静脈に伝わることを防いでいます．脳動静脈奇形では毛細血管がなく，直接脳動脈と脳静脈が直接短絡しています．この短絡した血管の部分をナイダス（nidus）（図13）といいます．ナイダスでは過剰な圧が絶えずかかり，徐々に血管が拡張し，動脈瘤や静脈瘤が形成され，破裂すると脳内出血やくも膜下出血を発症します．そのなかでも脳内出血が60％以上を占めており，出血による巣症状の程度は出血量，出血場所によってさまざまです．出血により，突然生じる頭痛，意識障害，てんかんなどさまざまな臨床症状が現れます．先天的な血管異常ですが，脳動脈奇形による頭蓋内出血は20～40歳代に好発します．

脳動脈奇形の治療には，開頭摘出術や定位放射線治療，脳血管内治療などがあります．治療方針の決定には一般にSpetzler-Martin分類（表6）[7]が用いられます．

●虚血性脳血管障害

1）脳梗塞

脳梗塞は，脳血管が狭窄，閉塞を起こすことに

表6 脳動静脈奇形に関するSpetzler-Martin分類[7]

特徴		点数
大きさ	小（<3cm）	1
	中（3～6cm）	2
	大（>6cm）	3
周囲脳の機能的重要性	重要でない	0
	重要である	1
導出静脈の型	表在性のみ	0
	深在性	1

大きさ，周囲脳の重要性，導出静脈の型それぞれの点数の合計をgradeとする．gradeが大きいほど重症

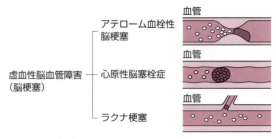

図14 脳梗塞の分類

表7 心原性脳塞栓症の塞栓源となり得る心疾患[9]

高リスク塞栓源（high-risk source）
人工弁，心房細動を伴う僧帽弁狭窄症，心房細動（孤立性心房細動を除く），左心房/左心室血栓洞不全症候群，心筋梗塞（発症後4週未満），左心室内血栓，拡張型心筋症，左室壁の部分的消失左房粘液腫，感染性心内膜炎

中等度リスク塞栓源（medium-risk source）
僧帽弁逸脱，僧帽弁輪石灰化，心房細動を伴わない僧帽弁狭窄症，左心室内乱流，心房中隔瘤卵円孔開存，心房粗動，孤立性心房細動，生体弁，非細菌性血栓性心内膜炎，うっ血性心不全左室壁運動の部分的低下，心筋梗塞（発症後4週から6カ月未満）

よって脳細胞が虚血に陥って脳機能の低下が生じ，最終的には壊死に至る状態のことをいいます．脳梗塞急性期には梗塞巣周辺に虚血性ペナンブラというわずかに血流が維持され，脳組織が壊死に陥ることを免れている虚血領域があります．また，急性期は脳血流の自動調節能が破綻しているため，脳血流は血圧に依存しており，血圧低下は脳血流の低下を招き，ペナンブラは梗塞巣へ移行してしまいます．したがって，姿勢変化によっても血圧の低下を招きやすい急性期では血圧を下げすぎないように管理することが重要です．

脳梗塞は臨床病型からアテローム血栓性脳梗塞，心原性脳塞栓症，ラクナ梗塞，その他の梗塞に分類されます（図14）．

（1）アテローム血栓性脳梗塞

アテロームとは脂肪成分主体の粥腫のことをいいます．このアテロームが脳の主幹動脈内部に沈着し，血管内膜の肥厚，血管内腔の狭窄，そして血栓を形成します．血栓が血管を閉塞する血栓性のみではなく，血栓やアテロームの断片がより末梢の血管を閉塞すると塞栓性梗塞（動脈原性塞栓症）も生じます．また，動脈原性塞栓症では心原性に比べ，塞栓が小さい傾向があり，この小塞栓が動脈末端まで達し境界域梗塞（分水嶺梗塞）を生じることもあります．すなわち，1つの血管で血栓性，塞栓性，血行力学性（境界型）のすべての機序の梗塞が起こりえます[8]．アテローム血栓性の場合は血栓の形成過程の性質上，緩徐に発症

するため側副血行路を形成しやすく，ほかの血管から血流が補われることも多いです．また，一過性脳虚血発作が前触れ発作として先行することが多いです．

（2）心原性脳塞栓症

心臓内に形成された血栓や脂肪などの塞栓子が頸部や脳血管を閉塞して生じる脳梗塞です．アテローム血栓性脳梗塞に比べ，重症化することが多いです．その理由としては，①塞栓子が大きい，②内頸動脈や中大脳動脈など主幹動脈の中枢側で閉塞しやすい，③突発的に閉塞するため側副血行路が形成できない，④これらから広範囲の脳障害が生じることが挙げられます．塞栓源となり得る高リスクの心疾患としては心房細動，人工弁，4週以内の心筋梗塞などがあります（表7）[9]．

また，詰まった塞栓子は自然に溶けて再開通することもありますが，梗塞に至った後に再開通すると脆弱化した血管が破綻し，出血性梗塞に至ることがあります．このように，大きな梗塞には脳

表8 ラクナ症候群[10]より改変

名称	臨床症候	障害部位
純運動性片麻痺 (Pure motor hemiparesis)	・顔面を含む一側半身の完全・不完全麻痺 ・感覚障害や失調を伴わない	・内包後脚や近傍の被殻，放線冠 ・橋底部，延髄腹側
純感覚性卒中 (Pure sensory stroke)	・一側の顔面・上下肢の感覚障害 ・運動麻痺や失調を伴わない	・多くは視床 ・橋
失調性片麻痺 (Ataxic hemiparesis)	・一側の軽度の運動麻痺と同側の運動失調	・内包後脚から放線冠 ・橋上部腹側
構音障害と手不器用症候群 Dysarthria-clumsy hand syndrome	・構音障害と一側の手の巧緻運動障害	・橋上底部背側 ・内包，放線冠
感覚運動性卒中 Sensorimotor stroke	・同側の感覚障害を伴う片麻痺	・視床から内包 ・内包後脚から放線冠

浮腫，出血性梗塞などが生じるため，他の脳梗塞に比べて意識障害を呈しやすく，致命率も高いです．

（3）ラクナ梗塞

脳深部や脳幹を栄養している穿通動脈の閉塞による直径15mm以下の小梗塞をラクナ梗塞といいます．

穿通動脈は視床，内包，基底核などを栄養していますが，重要な穿通動脈としては基底核を栄養する外側線条体動脈（中大脳動脈枝）や内包後脚を栄養する前脈絡叢動脈（内頸動脈枝），視床を栄養する前視床穿通動脈（後大脳動脈枝），後視床穿通動脈（後交通動脈枝）などがあります．

ラクナ梗塞の原因は高血圧が最大の危険因子であり，慢性的な高血圧によって穿通枝動脈が硬化し閉塞を生じます．そのため，穿通枝が閉塞すればラクナ梗塞，出血すれば脳出血となります．

穿通枝は血管の末端（終動脈）に存在するため，いったん閉塞すると症状の増悪も改善もみられません．よって，症状の変動も少ないためほかの脳血管障害に比べ重症化のリスクも少ないです．症状としては，閉塞部位によって**表8**[10]のような症状がみられますが，意識障害や高次脳機能障害は出現しません．症候性，無症候性のラクナ梗塞を繰り返す多発性脳梗塞では，パーキンソニズム様の歩行障害や認知症状を呈することもあります．

ラクナ梗塞は穿通動脈末端の梗塞ですが，穿通動脈入口部が閉塞するBAD（branch atheromatous disease）はアテローム血栓性脳梗塞に似た病態を呈し，神経症候が進行し梗塞巣が拡大することがあります．

2）一過性脳虚血発作

一過性脳虚血発作（transient ischemic attack：TIA）は脳血管が一過性に閉塞し神経症状が出現したのち，脳梗塞に陥る前に血流が回復し，症状が改善するものをいいます．NINDS-CVD-Ⅲでは一過性の定義として24時間以内としていますが，実際は数分から1時間以内に回復することが多いです．ただし，TIAを治療せずに放置すると約10～20％が90日以内に脳梗塞に移行し，そのうち約半数は2日以内に発症するとされています．『脳卒中治療ガイドライン2021（改訂2023）』でも「TIAを疑えば，可及的速やかに発症機序を評価し，脳梗塞発症予防のための治療を直ちに開始するよう勧められる（推奨度A，エビデンスレベル高）」とされています[7]．TIAが脳梗塞へ移行するリスクを評価する指標として，$ABCD^2$スコアがあります（**表9**）[11]．

頭部外傷

頭部外傷とは，直接または間接的に外力が作用して頭蓋内外の組織に器質的ないし機能的損傷を生じるものを総称し，損傷される組織は頭部の軟

表9 ABCD² スコア (TIAのリスク評価)[11]

A	年齢 (60歳以上)		1点
B	血圧 収縮期≧140mmHg and/or 拡張期≧90mmHg		1点
C	神経症状	片麻痺	2点
		麻痺のない言語障害	1点
D	症状の持続時間	60分以上	2点
		10〜59分	1点
D	糖尿病		1点
最高得点			7点

スコア	TIA後2日以内に脳梗塞を発症する可能性
0〜3	1.0%
4〜5	4.1% (ハイリスク群)
6〜7	8.1% (ハイリスク群)

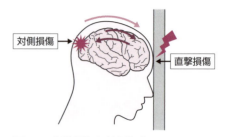

図15 直撃損傷と対側損傷

部組織や頭蓋骨，髄膜，脳実質，脳神経，血管などすべてを含みます．日本外傷データバンクによると受傷機転としては交通事故 (32.3％)，転倒 (29.7％)，墜落・転落 (20.9％) で80％以上を占めています．交通事故，墜落・転落は65歳くらいから減少傾向にありますが，逆に転倒は60歳くらいから急に増加します[13]．

脳は外力による衝撃を受けると頭蓋内で激しく前後左右に動揺し，その結果，衝撃が加わった部位近辺の 直撃損傷 (クー外傷) の反対側にも 対側損傷 (コントラクー外傷) を引き起こします (図15)．また，白質部にも強い剪断力が加わるため直撃部

近辺のみならず広い範囲で脳の損傷がみられます (びまん性脳損傷)．

頭部外傷は一次性脳損傷と二次性脳損傷の2つに分けられます．一次性脳損傷は受傷時に生じる損傷をいい，頭皮の断裂や頭蓋骨骨折，脳実質の損傷，脳血管や神経の損傷があります．二次性脳損傷は受傷後に時間の経過とともに出現する損傷で，出血による血腫の形成とそれによる圧迫症状，脳虚血，脳浮腫などがあります．頭部外傷の重症度は受診時のGlasgow Coma Scale (GCS) スコアを用いて分類されることが一般的です (表10)[14]．また，臨床症状の分類としては荒木の分類 (表11) が用いられてきました．

頭部外傷は大きく頭蓋骨骨折，局所性脳損傷，びまん性脳損傷の3つに分けられます (表12)．

● 頭蓋骨骨折

骨折の種類としては，頭蓋骨にひびが入った状態である線状骨折や，頭蓋内腔に向かって陥没した陥没骨折があります．骨折場所では，頭蓋骨の円周部の円蓋骨折や頭蓋底の骨折である頭蓋底骨折がありますが，頭蓋底にはさまざまな脳神経や動静脈が出入りしており重症化しやすいです (図

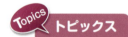

脳血管障害慢性期の血圧管理[12]

・脳血管障害は再発が多く，危険因子である高血圧のコントロールは極めて重要です．理学療法場面でもリスク管理として血圧の管理は重要であると教えられます．しかし，具体的な数値については諸説あり，特に慢性期の血圧管理の下限については十分なエビデンスがないのが現実です．『高血圧治療ガイドライン2019 (JSH2019)』では，脳梗塞慢性期の一般的な降圧目標を140/90mmHg未満から130/80mmHg未満に変更されました．ただし，狭窄や閉塞の程度によっては高めに設定されています．このように世界的な潮流として血圧管理は厳格化される方向にあります．

表10 頭部外傷重症度スコア[14]

重症度	GCSスコア
重症	3～8点
中等症	9～12点
軽症	13～15点

表12 外傷性脳損傷の分類

局所性脳損傷	びまん性脳損傷
脳挫傷 頭蓋内血腫 　硬膜外血腫 　硬膜下血腫 　脳内血腫	脳震盪 　軽度 　古典的 びまん性軸索損傷 　軽度（昏睡6～24時間） 　中等度（昏睡24時間以上） 　重度（昏睡24時間以上，除脳硬直）

表11 頭部外傷の臨床的分類（荒木分類）

第Ⅰ型（単純型）	受傷直後から脳からの症状がないもの
第Ⅱ型（脳震盪型）	受傷後一過性（6時間以内）の意識障害はあるが，その他の脳の局所症状はない（短時間続く頭痛，嘔吐，めまいなどはあってもよい）
第Ⅲ型（脳挫傷型）	受傷直後からの意識障害が6時間以上持続するか，脳局所症状を有するもの
第Ⅳ型（頭蓋内出血型）	受傷後意識清明期があるが，次第に脳圧迫症状が増悪するもの

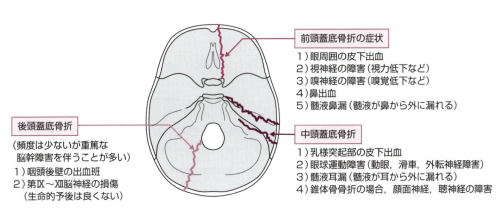

図16 頭蓋底骨折の好発部位と症状

16).

● 局所性脳損傷

局所性脳損傷は，脳実質の損傷である脳挫傷，硬膜外血腫，硬膜下血腫，脳内血腫があります．いずれも血腫などの占拠性病変や脳浮腫によって頭蓋内圧が亢進し脳ヘルニア（図17）を招くリスクがあります．

1）脳挫傷・脳内血腫

外力による衝撃によって脳実質に挫滅損傷が生じ，小出血や浮腫をきたしたものを脳挫傷といいます．脳挫傷は前頭葉底部や側頭葉前部に生じやすく（図18）[15]，小出血が融合すると脳内血腫に進展します．

2）急性硬膜外血腫

典型的には強い衝撃によって頭蓋骨の骨折が生じ，その直下の硬膜動脈から出血し，硬膜外に生じた血腫を急性硬膜外血腫といいます．

CT上で凸レンズ型の高吸収域を呈することが特徴です（図19-a）．臨床的には外傷直後の意識障害に引き続き意識清明期が一時的にあることが特徴です．すなわち，一般的には脳実質の損傷はなく，血腫による脳の圧迫が症状の原因となります．意識障害や神経症候が出現する場合は血腫による大脳の圧迫が推測でき，開頭術の適応となります．

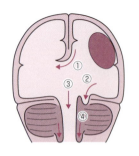
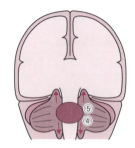

① 帯状回ヘルニア（大脳鎌下ヘルニア）
② テント切痕ヘルニア
③ 中心性間脳ヘルニア
④ 小脳扁桃ヘルニア（大後頭孔ヘルニア）
⑤ 上行性テント切痕ヘルニア

図17　脳ヘルニア

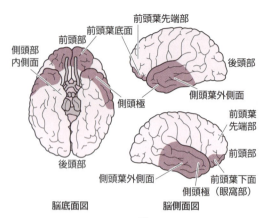

図18　脳挫傷の好発部位[15]

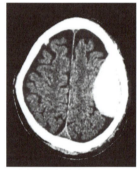
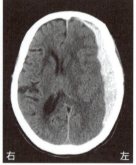

a. 急性硬膜外血腫（凸レンズ型）　　b. 急性硬膜下血腫（三日月型）

図19　急性硬膜外血腫と急性硬膜下血腫

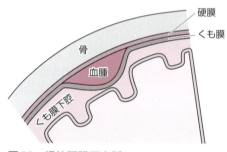

図20　慢性硬膜下血腫

3）急性硬膜下血腫

典型的には，強い外傷により急速に硬膜とくも膜の間に生じた血腫を急性硬膜下血腫といいます．脳挫傷に伴い脳表面の小動脈や脳実質から出血することが多いのですが，衝撃による剪断力が加わり，脳表の架橋静脈が破綻して脳挫傷を伴わずに血腫を形成するタイプもあります．**受傷直後から意識障害**を呈することが多く，血腫の形成速度も速いため，**症状の進行も速く，脳ヘルニアのリスクも高い**ことが特徴です．CT上では硬膜と脳表の間に血腫が広がり，**三日月型**の高吸収域を認めます（図19-b）．

4）慢性硬膜下血腫（図20）

転倒して頭を打撲した，壁に頭を打ち付けたなど，本人がいつ頭を打撲したかわからない程度の**軽微な外傷**によって硬膜内面とくも膜との間に血腫を生じます．血腫は硬膜側の硬い外膜とくも膜側の薄い内膜の間で被膜に包まれています．急性硬膜下血腫とは異なり，80～90％で，打撲後3週間～1・2カ月後に症状が出現します．このように打撲後しばらくしてから発症する機序については不明なことが多いのですが，一つの説として，軽微な外傷時に脳表の架橋静脈からの出血と同時にくも膜が裂け，髄液が血液に混入して硬膜下腔に流出します（血性貯留液）．その後，3週間程度で外膜が形成されますが，この外膜は血管に富んでいるため繰り返し外膜から出血します．同時に，くも膜側にも内膜が形成され，血腫は内膜と外膜で形成された被膜に包まれた形になります．外膜側からの出血と内膜側からの髄液が流入するため，徐々に血腫が増大し，脳を圧迫すると考えられています．

50歳以上の男性に好発し，アルコール常飲者に多いのも特徴です．前頭部，側頭部に発症しやすく，一般的には一側性に発症しますが，両側性のこともあります．

最も多い初発症状は頭痛ですが，若年者では頭

痛，嘔吐などの頭蓋内圧亢進症状が多くみられます．高齢者では記銘力障害，性格変化，尿失禁が多くみられます．

● びまん性脳損傷

びまん性とは病変がはっきりと特定できずに脳全体に広範囲に損傷がおよんだ状態のことをいいます．びまん性脳損傷は強い衝撃によって脳深部に剪断力が働き，おもに白質の損傷が生じます．さらにびまん性脳損傷は軽度脳震盪，古典的脳震盪と びまん性軸索損傷（diffuse axonal injury：DAI）に分類されます．

1）軽度脳震盪

一時的な神経学的機能障害を認めることはありますが，意識消失は認めないものをいいます．

2）古典的脳震盪

一時的な神経学的機能障害を認めることがあり，また6時間以内の意識消失を認めるものをいいます．

3）びまん性軸索損傷（DAI）

受傷直後から意識消失が6時間以上続き，24時間以内に意識が回復するものを mild DAI，24時間以上昏睡はきたすが脳幹症状がないものを moderate DAI，そして24時間以上の昏睡に脳幹症状を伴うものを severe DAI として，3つの重症度に分類されます．CT上では，意識障害があるにもかかわらず所見が乏しく，MRIでも小出血を認める程度であることが特徴です．好発部位は脳梁，中脳，橋被蓋，脳室周辺部などです（図21）[15]．

● 外傷性脳損傷の症状

外傷性脳損傷は，これまで述べたように多様な損傷の総称です．よって，意識障害，運動障害，高次脳機能障害などさまざまな症状が出現します．

1）意識障害

荒木は意識障害の程度によって，頭部外傷を分類しました（表11）．意識障害の程度はまったく伴わないものや，受傷直後から意識障害を呈し進行が急なもの，脳ヘルニアに至るものまでさまざまです．脳幹にまで障害がおよぶ重度のびまん性軸索損傷では 除脳硬直姿勢（第15章253頁図12参照）を呈することがあります．

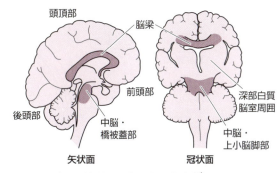

図21　びまん性軸索損傷の好発部位[15]

2）運動障害

脳卒中とは異なり，損傷部位が脳損傷が広範囲におよぶ傾向があるため片麻痺や 四肢麻痺 を呈することが多いです．また，小脳との線維連絡や脳幹の障害によって運動失調がみられ，大脳基底核損傷では不随意運動を呈します．これらは単独で出現することもあれば複合して出現することもあります．

3）高次脳機能障害

頭部外傷では，前頭葉や側頭葉が損傷を受けやすいです．特に注意機能や遂行機能，感情のコントロールなどを司る前頭葉の障害により注意の持続や注意の集中などが低下する 注意障害，物事を企画して順序よく行うことができない 遂行機能障害 などが生じ，側頭葉や海馬の障害による 記憶障害 も生じやすくなります．そのため，運動障害が軽度でも社会復帰が困難になることが多いです．

脳腫瘍

脳腫瘍とは頭蓋内に発生する新生物のことをいいます．脳実質内だけでなく下垂体，髄膜，末梢神経など，あらゆる頭蓋内の構成組織より発生する 原発性脳腫瘍 と，他臓器の悪性新生物が転移する 転移性脳腫瘍 があります．その内訳は原発性脳腫瘍が約84％で，転移性脳腫瘍が約16％です．脳腫瘍の症状は腫瘍の増大，脳浮腫，静脈還流障害や脳脊髄液循環障害などが原因で生じる頭蓋内圧亢進症状と，腫瘍による脳組織圧迫や損傷による局所症状の大きく分けて2つあります．脳圧亢進症状の，①頭痛，②悪心・嘔吐，③うっ血乳頭

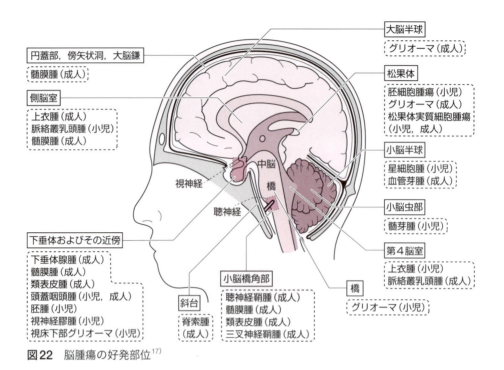

図22 脳腫瘍の好発部位[17]

は，腫瘍の3徴候とよばれていますが，すべてが出現するとは限りません．また，症状は基本的に増悪することが特徴です．局所症状（巣症状）は脳組織の圧迫，浸潤，破壊によって生じますが，多くの場合は各部位の巣症状が機能脱落症状としてみられ，刺激症状としてはけいれん発作が30〜40%にみられます．

● 原発性脳腫瘍

原発性脳腫瘍は脳実質内腫瘍と脳実質外腫瘍に分けられます．

1）脳実質内腫瘍

神経膠腫（glioma），中枢神経系悪性リンパ腫，髄芽腫などがありますが，湿潤性に増殖する悪性のものが多いです．神経膠腫は脳の空間的な支持や栄養供給などの役目をもつグリア細胞由来の脳腫瘍の総称で，①星細胞系腫瘍（astrocytoma），②膠芽腫（glioblastoma），③上衣腫（ependymoma），④乏突起膠腫（oligodendroglioma），⑤脈絡叢乳頭腫（choroid plexus papilloma）があります．このなかでは膠芽腫が最も発生頻度が高いです．

2）脳実質外腫瘍

髄膜腫（meningioma），下垂体腫瘍（pituitary tumor），頭蓋咽頭腫（craniopharyngioma），神経鞘腫（neurinoma）が代表的で比較的良性のものが多いのが特徴です．図22[17]は脳腫瘍の好発部位をまとめたものです．脳内のあらゆる場所に発生することがわかります．15歳未満の小児では神経膠腫，髄芽腫，胚細胞腫，頭蓋咽頭腫などの頻度が高くなります（表13）[18]．

● 転移性脳腫瘍

転移とは悪性新生物が原発病変とは異なる部位へ移動し，増殖することをいいますが，転移性脳腫瘍は他臓器で発生した悪性新生物が頭蓋内に転移したものです．ほとんどが血流にのって脳内に運ばれる「血行性転移」によるものです．好発年齢は40〜70歳代が多く，60歳代にピークとなります（表14）[19]．また，原発巣は肺がんが最も多く，半数以上を占めています．次いで乳がん，直腸がん，腎がん，胃がん，大腸がんの順で多くなります（図23）[17]．また，性別では1.6：1で男性のほうが女性よりやや多くなります．

● おもな脳腫瘍[18]

1）星細胞系腫瘍

(1) びまん性星細胞腫（diffuse astrocytoma）：WHO grade Ⅱ

おもに成人では大脳半球に，小児では脳幹に好

表13　小児（0〜14歳）の頻度の高い腫瘍[18]

腫瘍の種類	頻度（%）
星細胞腫	18.6
髄芽腫	12.0
ジャーミノーマ	9.4
頭蓋咽頭腫	8.9
退形成性星細胞腫	5.4
上衣腫	4.6
膠芽腫	3.7

表14　転移性脳腫瘍の発生年齢[19]

年齢	発生頻度（%）
0〜14	0.5
15〜39	3.7
40〜49	9.8
50〜59	24.3
60〜69	36.5
70〜79	22.3
80<	3.0

発します．好発年齢は20〜40歳代です．悪性度は低いのですが，浸潤性であるため予後は悪く，平均生存期間は7〜8年といわれています．好発部位は成人では前頭葉が最も多く，次いで頭頂葉，側頭葉となっていますが，脳梁を介して両側性に増殖することもあります．

（2）**膠芽腫**（glioblastoma）

　膠芽腫は既存の星細胞系腫瘍が悪性転化して生じる場合と，膠芽腫として発生する（原発性）場合がありますが，90％以上が原発性です．50〜70歳代に好発し，30歳以下には比較的少ないです．発症から数カ月以内に急速に増殖し，予後は極めて悪く，平均生存期間は8〜12カ月といわれています．前頭葉，頭頂葉，側頭葉に好発しますが，2葉以上にわたって進展することもまれではありません．腫瘍は白質に沿って浸潤するため，側頭葉から鉤状束を介して前頭葉に進展したり，脳梁を介して両半球に進展したりすることもあります．また，脳表から髄膜に浸潤し実質外腫瘍の形態をとることもあり，多発性膠芽腫（multiple glioblastoma）とよぶ場合もあります．

2）**髄膜腫**（meningioma）

　髄膜皮細胞から発生し，原発性脳腫瘍では神経膠腫に次いで多く，脳実質外腫瘍では最も頻度が多い腫瘍です（**図24**）[18]．薄い線維性被膜をもち，多くは硬膜から脳実質内側へ進展し，脳を圧迫しますが脳実質内へは浸潤しません．40〜60歳代に好発し，小児の発生は稀ですが，悪性の頻度が高く急速に増大する傾向があります．

　女性のほうが男性より約3倍発症率が高いです．髄膜腫の好発部位は円蓋部が最も多く，次いで傍矢状部，大脳鎌，蝶形骨縁の順で多くなっています．

トピックス

スポーツと脳震盪[16]
- コンタクトスポーツにおける頭部外傷は，急性硬膜下血腫のような重症なものと，症状が一過性で時間が経つと回復する「脳震盪」があります．今，この「脳震盪」にかんする研究が世界的に行われています．「脳震盪」には2つの問題点があります．「脳震盪を繰り返すことによる重症化の問題」と「慢性外傷性脳症」です．前者は脳震盪後に症状が回復し，競技復帰後に，再度頭をぶつけてしまうことによる重症化のことです．これは最初の脳震盪の段階で小出血が生じているのではないかと考えられており，その後再度の脳震盪で大出血に移行するというものです．後者は選手時代に脳震盪を繰り返した結果，引退後に認知障害が出現するというもので，代表的な疾患にパンチドランカーがあります．
- 「脳震盪」を侮るなかれです．競技団体，指導者，本人が正しい知識と予防対策を行うことが重要です．

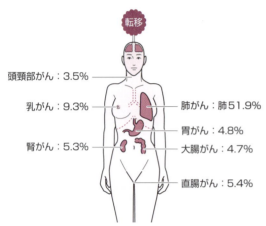

図23 転移性脳腫瘍の原発部位[17]より改変

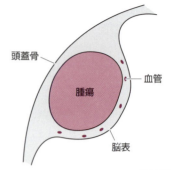

図24 実質外腫瘍の模式図[18]より改変

3）神経鞘腫（neurinoma）

神経鞘腫は末梢神経軸索を覆うシュワン細胞から発生することが多いと考えられています．30〜60歳に好発し，女性のほうが男性より約1.5倍多い良性腫瘍です．約90％は聴神経鞘腫で，次いで三叉神経鞘腫です．聴神経鞘腫は内耳孔付近に発生し，徐々に拡大して小脳橋角槽を占めるようになります．初発症状は難聴，耳鳴りなどの蝸牛神経症状が主ですが，徐々に腫瘍が増大すると脳幹，小脳への圧迫症状が出現します．

4）下垂体腺腫（pituitary adenoma）

下垂体腺腫は下垂体前葉から発生する腫瘍でトルコ鞍部腫瘍のなかで最も頻度が高い良性腫瘍です．成人に多く，小児での発生は稀です．腺腫による周囲への圧迫症状と内分泌症状とに大別されます．圧迫症状としては腺腫の拡大による前頭部や眼窩部の鈍痛や頭重感，腺腫が前上方に進展し，視交叉を圧迫すると視野，視力障害が生じます．これらに先行して内分泌症状が出現しますが，プロラクチン産生腫瘍の頻度が高く，無月経と乳汁分泌によって女性では腫瘍が小さいうちに発見されやすいです．一方，男性では無症状のことが多く，腫瘍がかなり大きくなってから発見される傾向があります．次いで成長ホルモン産生腫瘍で小児では巨人症，成人では末端肥大症などを呈します．

5）髄芽腫

小児の代表的な悪性腫瘍です．15歳未満での発症が70〜80％を占め，5〜9歳にピークとなります．小脳虫部の発生が70％以上と最も多いです．おもな症状は体幹失調や歩行障害などの小脳症状や頭蓋内圧亢進症状です．近年，手術および放射線化学療法後の予後はよくなってきています（5年生存率は50〜80％）．

Topics トピックス

携帯電話と脳腫瘍リスク[20]

・2011年，国際がん研究機関（IARC）は高周波・電磁波による発がんリスクについて研究を行いました．その結果，限定的ですが携帯電話使用と発がんの可能性について，神経膠腫と聴神経鞘腫で2B（人に発がん性を有する可能性がある）と判定しました．この研究の元となった各国の疫学研究では影響がある，なしのどちらの結果もあり，十分なエビデンスが出たとは言い切れず，今後のさらなる研究結果に期待しなければいけません．ただ，1,640時間以上の累積使用時間では有意にリスクが高くなっていた報告もあります．また，小児に関する影響は未確認なので，携帯電話の使い過ぎに関しては注意するほうがよいかもしれません．

確認してみよう！

1. 脳血管障害

脳血管障害は主幹動脈や深部を栄養する（　①　）動脈が破綻をきたし，脳に栄養や酸素供給ができない状態のことをいいます．大きく脳出血と脳梗塞に分けられますが，現在は（　②　）のほうが約75％と多いです．脳出血が生じやすい場所は（　③　），視床，（　④　），小脳，皮質下です．また，おもに主幹動脈からの出血で，くも膜下腔を満たす（　⑤　）出血の約80％は脳動脈瘤の破裂が原因です．

脳梗塞は（　⑥　）と心原性脳塞栓症，そして穿通枝動脈が閉塞する（　⑦　）梗塞があります．一般的に心原性脳塞栓症は塞栓源が大きいため重症になりやすいです．

2. 頭部外傷

頭部に強い外力が加わると，脳は打撲部では頭蓋骨に衝突して損傷します．これを（　⑧　）といいます．また，同時に反対側の脳も損傷されます．頭部に回転力が加わり，脳の（　⑨　）の損傷を伴うこともあります．このように打撲部周辺のみならず広範囲で脳損傷が起こることを（　⑩　）性脳損傷といいます．脳実質の損傷である局所性脳損傷には脳挫傷や，硬膜の下に生じる（　⑪　）血腫，硬膜の外側に生じる硬膜外血腫と脳内血腫があります．画像では（　⑪　）血腫は（　⑫　）型血腫を示し，硬膜外血腫は（　⑬　）型の血腫を呈するのが特徴です．（　⑩　）性軸索損傷では，運動障害が軽度でも物事を順序立てて行うことができない（　⑭　）機能障害や注意障害，記憶障害のために社会復帰が難しくなります．この他，頭部障害では意識障害，運動障害などが生じます．

3. 脳腫瘍

脳腫瘍は頭蓋内に発生する新生物のことです．頭蓋内の組織から発生する（　⑮　）脳腫瘍と他臓器の新生物が転移する（　⑯　）脳腫瘍があります．症状は脳圧亢進症状と局所症状（巣症状）があります．脳圧亢進症状の3徴候は（　⑰　），悪心・嘔吐，うっ血乳頭です．

解答

①穿通枝　②脳梗塞　③被殻　④橋（脳幹）　⑤くも膜下　⑥アテローム血栓性脳梗塞
⑦ラクナ　⑧直撃損傷（クー外傷）　⑨白質　⑩びまん　⑪硬膜下　⑫三日月　⑬凸レンズ
⑭遂行　⑮原発性　⑯転移性　⑰頭痛

（成瀬　進）

引用・参考文献

1) Mathias Bähr, Michael Frotscher (著), 花北順哉 (訳)：神経局在診断とその解剖, 生理, 臨床, 改訂第5版. pp410-426, 文光堂, 2012.

2) 荒木信夫, 小林祥泰：1. 病気型別・年代別頻度〔小林祥泰 (編)：脳卒中データバンク2015〕. pp18-19, 中山書店, 2015.

3) NINDS：Special report from the National Institute of Neurological Disorders and Stroke. Classification of cerebrovascular diseases Ⅲ. Stroke, 21：637-676, 1990.

4) 瀧澤俊也：2. 脳血栓と脳出血の月別 (季節別) にみた発症頻度〔小林祥泰 (編)：脳卒中データバンク2015〕. p20, 中山書店, 2015.

5) 織田雅也, 宇高不可思：脳内出血 (高血圧性脳出血) 総論 脳内出血の診断基準と部位診断・鑑別診断. 日本臨牀, 64：332-337, 2006.

6) 久保慶高, 小笠原邦昭：1. くも膜下出血をきたした破裂脳動脈瘤の疫学-大きさ, 部位, 年齢, 性差, 年齢別性差, および内科的合併症の頻度に関する解析〔小林祥泰 (編)：脳卒中データバンク2015〕. pp154-155, 中山書店, 2015.

7) Spetzler RF, Martin NA：A proposed grading system for arteriovenous malformations. J Neuro surg, 65：476-483, 1986.

8) 高橋昭喜 (編著)：脳MRI3. 血管障害・腫瘍・感染症・他. pp14-17, 秀潤社, 2017.

9) Adams HP Jr, et al：Classification of subtype of acute ischemic stroke. Definitions for use in a multi-center clinical trial. TOAST. Trial of Org 10172 in Acute Stroke Treatment. Stroke, 24：35-41, 1993.

10) 牧野典子, 岡田　靖：脳卒中の原因と病態〔原　寛美, 吉尾雅春 (編)：脳卒中理学療法の理論と技術, 第3版〕. pp94-114, メジカルビュー社, 2019.

11) Johnston SC, et al：National Stroke Association guidelines for the management of transient ischemic attacks. Ann Neurol, 60 (3)：301-313, 2006.

12) 高木勇人・他：1. 脳血管障害慢性期の血圧管理：エビデンスとガイドライン. 日本臨牀, 78 (2)：167-171, 2020.

13) 日本外傷診療研究機構ホームページ：Japan Trauma Data Bank Report 2019 (2014-2018) Japan Trauma Care and Research. https：//www.jtcr-jatec.org/traumabank/dataroom/data/JTDB2019.pdf (2023年11月5日参照)

14) 日本外傷学会, 日本救急医学会 (監), 日本外傷学会外傷初期診療ガイドライン改訂第5版編集委員会 (編)：改訂第5版外傷初期診療ガイドラインJATEC. p344, へるす出版, 2016.

15) 片桐伯真, 宮野佐年：頭部外傷による障害とメカニズム. 臨床リハ, 7 (2)：125-132, 1998.

16) 川又達朗：スポーツにおける頭部外傷の最新情報と現場での注意事項. Sports medicine, 2：2-6, 2020.

17) 窪田惺：脳神経外科ビジュアルノート, 改訂第3版. pp116-195, 金原出版, 2007.

18) 高橋昭喜 (編著)：脳MRI3. 血管障害・腫瘍・感染症・他. pp206-291, 秀潤社, 2017.

19) The Committee of Brain Tumor Registry of Japan：Report of Brain Tumor Registry of Japan (1984-2000). Neurol Med-Chir, 49：1-25, 2009.

20) 山口直人：ラジオ波電磁界に対するIARCの発がん評価〜携帯電話端末使用と脳腫瘍リスクに関する疫学研究を中心に〜. 日衛誌, 68：78-82, 2013.

第3章

脳画像のみかた

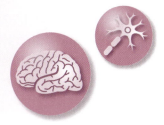

エッセンス

- CT画像はX線を媒体としてつくられます．CTはMRIに比べて短時間で撮像することが可能で，体内に心臓ペースメーカーやボルトが埋め込まれている場合でも撮像することができます．
- CTは急性の出血病変の検出に優れており，脳出血の発症直後からCT画像上に明らかな高吸収域（high density area：HDA）が認められます．
- 脳梗塞の場合，発症直後はCT画像上に著明な変化は認められませんが，中大脳動脈領域の広範囲な塞栓性梗塞の場合には早期虚血サイン（early CT sign）が認められることもあります．
- MRI画像は体内の水素原子核（プロトン）を媒体としてつくられます．MRIは磁場を利用しているため，CTのような放射線の被曝はありません．
- MRIのT1強調画像は脳の解剖学的構造を把握しやすい特長があり，T2強調画像は脳組織の病的変化を把握しやすい特長があります．また，FLAIR画像は脳溝や脳室周囲，皮質近傍の病変を把握しやすい特長があり，拡散強調画像は超急性期の脳梗塞を把握しやすい特長があります．
- MRA（Magnetic Resonance Angiography）画像は造影剤を用いることなく，血管の状態を立体的に画像化することができ，血管の血流異常や形態異常を発見するのに役立ちます．
- 脳血管の走行は，前方循環系と後方循環系に大別され，それぞれの主幹動脈・皮質枝・穿通枝を整理して理解することが大切です．
- 脳画像を臨床現場で活用するためには，CT画像やMRI画像の特徴を知るとともに，脳の白質線維群（投射線維・連合線維・交連線維）の走行と役割，および，その画像形態を理解することが大切です．

脳画像を把握する意義

　脳画像はおもに医師による各種疾患の診断に用いられますが，近年では理学療法士も脳損傷患者の脳画像を評価し，理学療法計画の立案に役立てるようになっています．脳損傷患者は運動麻痺や感覚麻痺といった身体機能の障害をはじめ，失語・失行・失認といった高次脳機能の障害などを呈しますが，脳画像はそうしたさまざまな障害の理解や機能的予後の予測に役立ちます．理学療法士が臨床現場で脳画像を活用するためには，CT画像やMRI画像の特徴を知るとともに，脳の白質線維群の走行と役割，および，その画像形態を理解することが大切です．

脳画像の種類と基礎知識

　一般的に，脳画像はCTやMRIを用いて撮像されます．CTとMRIは撮像原理が異なり，それぞれに利点と欠点があります．両者の撮像原理を理解し，画像上にみえる色の違いの意味を解釈していくことが大切です．

●CT画像の仕組みと特長（図2）

　CT画像はX線を媒体としてつくられます．CT装置の内部にはX線を照射する部分（X線管）と信号を受け取る部分（検出器）があり，X線管から照射されたX線が人体にどれだけ吸収されたかを検出器で測定します．これを360°回転しながら繰り返し，X線が人体に吸収された程度を白黒の濃淡で表現したものがCT画像です．CTはMRIに比べて短時間で撮像することが可能で，頭部外傷や脳出血，くも膜下出血といった急性の出血病変の検出に優れています．また，体内に心臓ペースメーカーやボルトが埋め込まれている場合でも撮像が可能です．その一方で，X線による放射線被曝を伴うことや，MRIに比べて組織間のコントラストが不明瞭といった欠点もあります．

1）高吸収域と低吸収域

　生体組織におけるX線の吸収の程度はCT値（単位はHounsfield unit：HU）とよばれ，水：0HU，空気：−1000HUとしたときの相対値として表され，CT値は被写体の組織密度や原子番号によって変化します．X線の吸収率が高い領域は高吸収域（high density area：HDA）とよばれ，

トピックス（図1）[1]

- 脳機能には「局在論」「全体論」「連合論」という3つの考え方があります．「局在論」は脳の領域ごとに機能が局在するという考え方で，脳損傷時には損傷領域に特有の機能が低下すると考えられています．「全体論」は脳全体がネットワークを構成してすべての機能を等価に分担するという考え方で，脳損傷時には各領域の機能が応分に低下すると考えられています．「連合論」は複数の脳領域間のサブネットワークにて機能を分担するという考え方で，脳損傷時には損傷領域に加えてネットワーク接続している部位の機能も低下すると考えられています．脳はブラックボックスといわれるように，未知なことが多く，現在も先端的な研究が続いています．

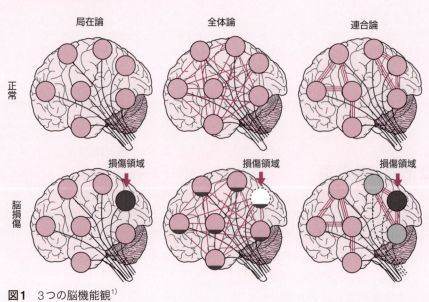

図1　3つの脳機能観[1]

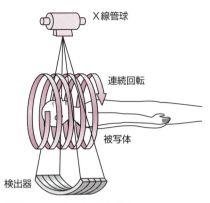

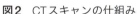

図2　CTスキャンの仕組み

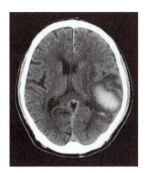

図3　脳出血の頭部CT画像

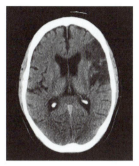

図4　脳梗塞の頭部CT画像

画像上は白く描出されます．反対に，X線の吸収率が低い領域は低吸収域（low density area：LDA）とよばれ，画像上は黒く描出されます．たとえばカルシウムや鉄などはX線をよく吸収するため，頭部CT画像上の頭蓋骨や血腫は白く描出されます．また，水や空気はX線をあまり吸収しないため，頭部CT画像上の脳室は黒く描出されます．脳実質はその中間色として描出されますが，そうした領域は等吸収域（iso density area：IDA）と呼ばれます．

「高吸収域＝X線の透過性が低い＝白く写る」

「低吸収域＝X線の透過性が高い＝黒く写る」と覚えておくと良いでしょう．

2）脳出血のCT画像（図3）

脳血管から漏出した血液は血漿成分が吸収されるため赤血球の割合（ヘマトクリット値）が上昇します．ヘマトクリット値とCT値は比例するため，脳出血などの出血性疾患では発症直後からCT画像上に明らかな高吸収域が認められます（CT値は白質25HU，灰白質35HU，血液50〜60HU程度であるため，血液は画像上に白く描出される）．次式にてCT画像から血腫量の推測が可能です．

「血腫量（ml）＝最大長径（cm）×最大短径（cm）×スライス厚（cm）×スライス数/2」

また，CT画像に認められる高吸収域はその後経時的に変化します．亜急性期以降は血腫の辺縁に低吸収域が認められるようになり，約2〜4週後には血腫は等吸収域となり，それ以降の慢性期には血腫が貪食されて（液化空洞）低吸収域となります．

3）脳梗塞のCT画像（図4）

脳梗塞の場合，発症直後はCT画像上に著明な変化は認められません．しかし，中大脳動脈領域の広範囲な塞栓性梗塞の場合には早期から画像上に変化が認められることがあり，早期虚血サイン（early CT sign）とよばれます．early CT signには，①島回皮質の濃度低下，②基底核の輪郭の不明瞭化，③灰白質・白質境界の不明瞭化，④脳回の腫脹・脳溝の消失，⑤閉塞血管の高吸収域化，

トピックス

- 脳画像の解析には構造的解析と機能的解析の2つのアプローチがあります．構造的解析には灰白質の体積を定量するVoxel-based morphometry（VBM）や白質線維の損傷程度を定量する拡散テンソルトラクトグラフィー（Diffusion Tensor Tractography：DTT）などがあり，機能的解析にはFunctional MRI（fMRI）やResting state fMRI（rsfMRI）などがあります．近年では理学療法士による研究も積極的に行われています．

などがあります．発症から24時間程度経過すると梗塞巣は低吸収域として認められるようになり，亜急性期には一時的に梗塞巣が不明瞭化し，等吸収に近くなりますが（fogging現象），慢性期には再び低吸収域として描出されます．

●MRIの仕組みと特長（図5）

MRI画像は体内の水素原子核（プロトン）を媒体として作られます．通常，体内のプロトンは不整列の状態にありますが，強力な静磁場を発生させているMRI装置の中に入ると，プロトンは磁場に対して平行または逆平行に整列します．このとき位相はまだ揃っていませんが，RFパルスを加えることでプロトンが倒され，位相も揃います．そこでRFパルスを切ると，プロトンはエネルギーを放出しながら磁場と平行または逆平行に戻ります．プロトンが再び平行または逆平行に戻る現象は緩和現象とよばれ，縦緩和と横緩和の2つに大別されます．縦緩和は縦方向に対する磁化量の回復のことを指し，回復に要する時間をT1（縦緩和時間）とよびます．また，横緩和は横方向に対する磁化量の回復のことを指し，回復に要する時間をT2（横緩和時間）とよびます．T1強調画像ではT1が短いほど白く描出され，T2強調画像ではT2が短いほど黒く描出されます．MRI画像は体内の各組織におけるこれらの緩和時間の違いを信号として画像化したものであるため，白い領域は高信号領域，黒い領域は低信号領域とよばれています．

1）T1強調画像（図6）

T1強調画像は縦緩和時間を強調したものであり，縦緩和時間が短いほど高信号として描出されます．脳回や脳溝などがわかりやすく，脳の解剖学的構造を把握しやすいのが特長です．脂肪や亜急性期の血腫（メトヘモグロビン）は高信号となり，水（脳脊髄液）や水分含有量が増加した病変（梗塞や腫瘍など）は低信号となります．

2）T2強調画像（図7）

T2強調画像は横緩和時間を強調したものであり，横緩和時間が短いほど高信号として描出されます．脳組織の病的変化を把握しやすいのが特長です．水（脳脊髄液）や水分含有量が増加した病変（梗塞や腫瘍）は高信号となり，陳旧性の出血巣（ヘモジデリン）などは低信号となります．

3）FLAIR画像（図8）

FLAIR画像は基本的にはT2強調画像と同じで，簡単にいえばT2強調画像の脳脊髄液が低信号となるように条件を変えて撮像したものです．全体的にコントラストが明瞭なのが特長で，脳溝や脳

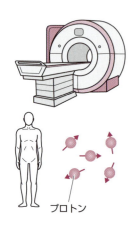

プロトンはコマのように自転しながら揺れている（歳差運動）．体内ではバラバラの向きに並んでおり，位相も揃っていない．

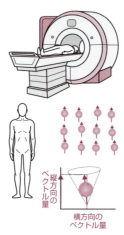

MR装置のガントリ内の静磁場に入ると，プロトンは磁場に対して平行または逆平行に並ぶ．このとき位相は揃っていない．

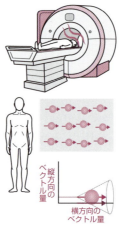

RFパルスを加えるとプロトンが倒され（flip angle），位相が揃う．

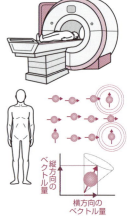

RFパルスを切ると，プロトンは再び磁場と平行あるいは逆平行に戻る（緩和現象）．

縦方向のベクトル量が増加……T1回復
横方向のベクトル量が減少……T2減衰

図5 MRI撮像の仕組み

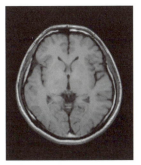
図6　T1強調画像

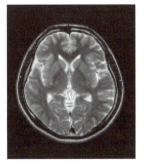
図7　T2強調画像

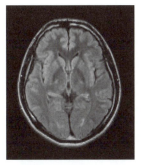
図8　FLAIR画像

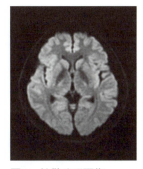
図9　拡散強調画像

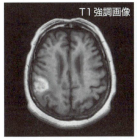
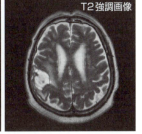
図10　脳出血の頭部MRI画像

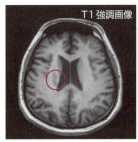
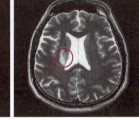
図11　脳梗塞の頭部MRI画像

室周囲，皮質近傍の病変を把握しやすいです．また，脳室周囲白質病変（PVH）や深部皮質下白質病変（DSWMH）も把握しやすいです．

4）拡散強調画像（図9）

拡散強調画像は水分子の拡散現象の程度を強調したものであり，水分子の拡散が低下している部位が高信号として描出されます．脳虚血では細胞性浮腫が生じて水分子の拡散が低下するため，超急性期の脳梗塞を把握しやすいのが特長です．

5）脳出血のMRI画像（図10）

脳出血のMRI画像は発症後の時間経過によって見え方が変化していきます．脳出血発症直後の血液はオキシヘモグロビンが主体で，T1強調画像では等信号～軽度低信号を示し，T2強調画像では水分含有量の増大を反映して軽度の高信号を示します．その後，発症から数日（急性期）経過するとデオキシヘモグロビンに変化し，T1強調画像では等信号～低信号，T2強調画像では著明な低信号を示します．さらに，発症後1カ月ほど経過するとメトヘモグロビンに変化し，T1強調画像では高信号，T2強調画像では水分含有量を反映して高信号を示します．発症後1カ月以上（慢性期）経過するとヘモジデリンとなり，T2強調画像で低信号を示します．

6）脳梗塞のMRI画像（図11）

脳梗塞の超急性期では，T1強調画像とT2強調画像に著明な変化は認められないものの，梗塞巣は細胞性浮腫が生じて水分子の拡散が低下するため，拡散強調画像では著明な高信号を示します．その後，細胞性浮腫に続いて血管性浮腫が生じ，T2強調画像では水分量の増加を反映して高信号を示します．慢性期では梗塞巣の細胞壊死により細胞外液腔が開大するため，拡散強調画像では水分子の拡散亢進を反映して低信号を示し，T2強調画像は高信号を示します．

脳血管の走行と支配領域

MRIでは造影剤を用いることなく血管の状態を立体的に画像化することができます．血流のみを画像化したものはMRA（Magnetic Resonance Angiography）画像とよばれ，血管の狭

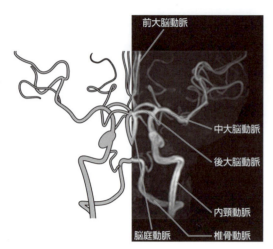

図12 MRA画像

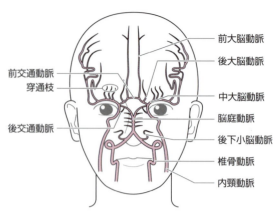

図13 脳動脈

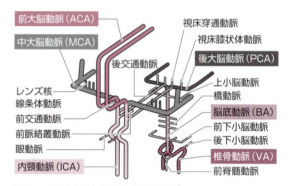

図14 前方循環系と後方循環系[2]

窄や梗塞による血流異常，血管の蛇行や低形成，動脈瘤といった血管の形態異常を発見するのに役立ちます（図12）．脳血管の走行は前方循環系と後方循環系に大別され，それぞれの主幹動脈・皮質枝・穿通枝を理解することが大切です（図13）．脳の表面は主幹動脈から分枝する皮質枝によって血液供給され，大脳基底核や視床といった脳の深部は主幹動脈や皮質枝から分枝する穿通枝によって血液供給されます．通常のMRA画像では主幹動脈や皮質枝の近位部はよく描出されますが，皮質枝の末梢や脳底の穿通枝などは描出されません．

●脳動脈の分布（図14）[2]

1）前方循環系

前方循環系の主幹動脈は内頸動脈です．内頸動脈から分枝する皮質枝には前大脳動脈と中大脳動脈があります．内頸動脈からは前脈絡叢動脈が分枝し，前大脳動脈からはHeubner反回動脈と内側線条体動脈，中大脳動脈からはレンズ核線条体動脈（外側線条体動脈）が分枝します．

2）後方循環系

後方循環系の主幹動脈は椎骨脳底動脈です．椎骨脳底動脈から分枝する皮質枝には後下小脳動

先輩からのアドバイス

脳のCT画像やMRI画像の撮像にはいくつかの基準線があり，比較的良く用いられているのは以下の3つです．基準線によって水平断の見え方が異なり，戸惑うこともありますので，放射線科に基準線を尋ねてみるとよいでしょう．

- orbitomeatal baseline（OM line）；眼窩中心（外眼角）と外耳孔を結ぶ眼窩耳孔線
- Reid's base line（RB line）；眼窩下縁と外耳孔上縁とを結ぶ眼窩下縁外耳孔線（ドイツ水平線ともよばれる）
- Anterior commissure-Posterior commissure line（AC-PC line）；前交連と後交連を結ぶ前交連・後交連線

脈，前下小脳動脈，上小脳動脈，橋動脈，後大脳動脈があります．後大脳動脈からは視床膝状体動脈，視床穿通動脈，後脈絡叢動脈が分枝します．

●各動脈の支配領域

1）内頸動脈

総頸動脈から分枝し，内頸動脈から左右一対の前大脳動脈と中大脳動脈が分枝します．

〈内頸動脈からの穿通枝〉

・前脈絡叢動脈

大脳基底核（内包後脚，淡蒼球の内側部，尾状核の尾部）のほか，視覚路（視索，外側膝状体），側頭葉内側面，間脳（視床下核，視床外側腹側核），中脳（大脳脚・黒質の一部）を支配します．

2）前大脳動脈

内頸動脈から分枝し，前頭葉と頭頂葉の内側を支配します．

〈前大脳動脈からの穿通枝〉

・Heubner 反回動脈

尾状核・被殻の前下端，内包前脚の一部，淡蒼球外節の一部を支配します．

・内側線条体動脈

尾状核・被殻・淡蒼球の前下端や視床下部の前部，前交連の内側を支配します．

3）中大脳動脈

内頸動脈から分枝し，前頭葉と頭頂葉の外側，側頭葉を支配します．

〈中大脳動脈からの穿通枝〉

・レンズ核線条体動脈（外側線条体動脈）

尾状核，レンズ核（被殻・淡蒼球），前交連の外側を支配します．

4）椎骨脳底動脈

左右一対の椎骨動脈が合流して脳底動脈となり，後下小脳動脈，前下小脳動脈，上小脳動脈，橋動脈，後大脳動脈が分枝します．

5）後下小脳動脈

椎骨動脈から分枝し，小脳半球の後下部や小脳虫部の下部を支配します．

6）前下小脳動脈

脳底動脈から分枝し，小脳半球の前下部や片葉小節葉を支配します．

7）上小脳動脈

脳底動脈から分枝し，小脳半球の上部や小脳虫部の上部を支配します．

8）橋動脈

脳底動脈から分枝し，橋のほぼ全域を支配します．

9）後大脳動脈

脳底動脈から分枝し，側頭葉と後頭葉の内側を支配します．

〈後大脳動脈からの穿通枝〉

・視床膝状体動脈（thalamogeniculate arteries：TGA）視床の外側を支配します．

・視床穿通動脈（thalamoperforate arteries：TPA）視床の内側や中脳傍正中を支配します．

・後脈絡叢動脈（posterior choroidal artery：PCHO）視床の上面や後面，視床枕を支配します．

脳画像における各種経路とその役割

主要な線維束の走行および機能とともに，その概観と脳画像上の位置関係について図示します．

●投射線維群（図15）

1）皮質脊髄路（図16）

中心前回（運動野）・運動前野・中心後回から内包後脚を下行し，中脳大脳脚，橋底部，延髄錐体を経て対側の脊髄に至る線維束で，主として対側の運動機能に関係していると考えられています．

2）皮質延髄路（図17）

顔面の一次運動野から対側の脳神経起始核（動眼・滑車・外転神経核，三叉神経運動核，顔面神経核，疑核，副神経核，舌下神経核）ならびに網様体に至る線維束です．顔面の運動や嚥下に関係すると考えられています．

3）皮質網様体路

運動前野や補足運動野から下行し，内包膝から内包後脚前方部付近を通過して橋・延髄の網様体に至る線維束です．橋・延髄網様体脊髄線維とともに，姿勢の変化に先行して骨盤や脊柱の安定に寄与し，予測的姿勢調整に関係すると考えられています．

第3章 脳画像のみかた

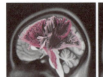 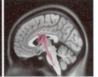 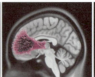 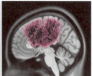
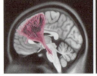 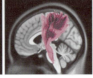 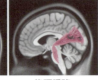

図15　投射線維群

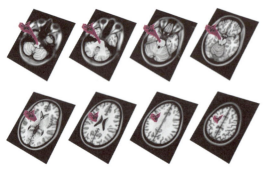

図16　皮質脊髄路

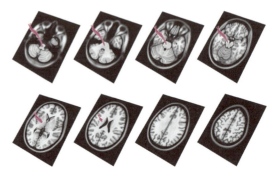

図17　皮質延髄路

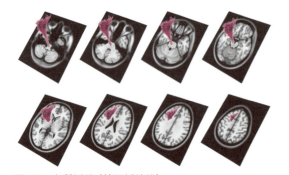

図18　皮質橋路（前頭橋線維）

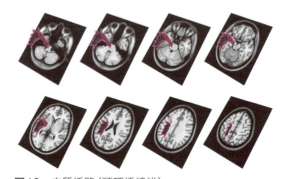

図19　皮質橋路（頭頂橋線維）

4）皮質橋路（前頭橋線維）

前頭橋線維（**図18**），頭頂橋線維（**図19**），側頭橋線維，後頭橋線維（**図20**）から構成される線維束群で，大脳皮質に起始して内包および大脳脚を通過し，同側の橋に至ります．橋と小脳を結ぶ橋横線維とともに大脳-小脳連関に寄与しており，主として運動制御に関係すると考えられています．

5）皮質視床路

大脳皮質と視床を連絡する線維束群で，前視床放線（**図21**），上視床放線（**図22**），後視床放線（**図23**）として運動感覚情報の伝達に関係すると考えられています．

6）脊髄視床路

脊髄から視床を連絡する線維束で，前脊髄視床路と外側脊髄視床路が合流して下オリーブ核の後方を上行します．おもに温痛覚に関係すると考え

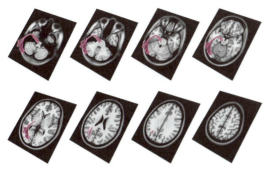

図20　皮質橋路（後頭橋線維）

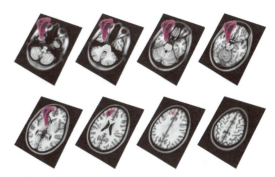

図21　皮質視床路（前視床放線）

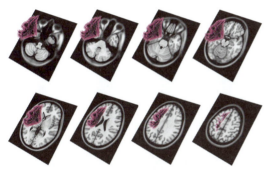

図22　皮質視床路（上視床放線）

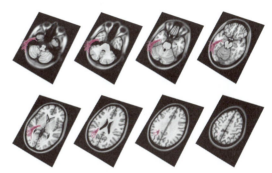

図23　皮質視床路（後視床放線）

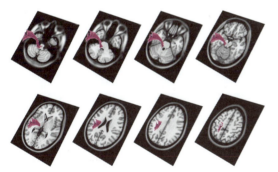

図24　内側毛帯路

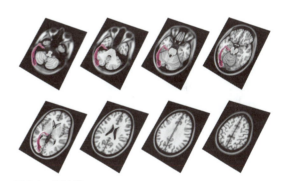

図25　視放線

られています．

7）内側毛帯路（図24）

後索核（薄束核，楔状束核）に起始して延髄背側を上行し，交差後に視床の後外側腹側核に至る線維束です．おもに触覚識別（二点識別），位置感覚，振動感覚に関係すると考えられています．

8）脊髄小脳路

延髄の外側を上行する線維束群で，前脊髄小脳路は脊髄後角から外側脊髄視床路とともに上行して上小脳脚を経て小脳に至り，後脊髄小脳路は下小脳脚から小脳に至ります．深部感覚に関係する

と考えられています．

9）視放線（図25）

視床の外側膝状体に起始して内包レンズ核後部を経て一次視覚野に至る線維束で，その途中，側頭葉内でMeyer's loopと呼ばれる弧を描くのが特徴です．視覚処理に関係すると考えられています．

10）聴放線（図26）

視床の内側膝状体から側頭葉の一次聴覚野に至る線維束で，聴覚処理に関係すると考えられています．

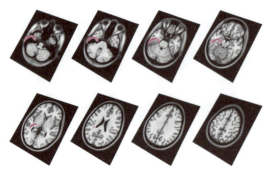

図26　聴放線

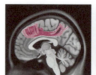
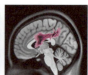

図27　連合線維群

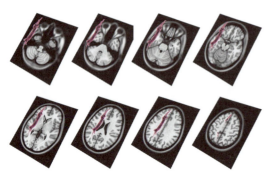

図28　上縦束Ⅰ

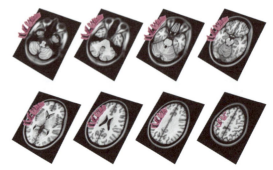

図29　上縦束Ⅱ

● 連合線維群（図27）

1）上縦束

　前頭葉と頭頂葉を連絡する線維束で，Ⅰ・Ⅱ・Ⅲ枝に分類されます．高位の上縦束Ⅰは上頭頂小葉と前頭葉背側および運動前野を連絡し，運動制御に関係すると考えられています（図28）．その下方に位置する上縦束Ⅱは下頭頂小葉と背外側運動前野を連絡し，空間性注意の制御に関係すると考えられています（図29）．さらにその下方に位置する上縦束Ⅲは下頭頂小葉と腹側前頭前野を連絡し，言語の構音やワーキングメモリの制御に関係すると考えられています（図30）．

2）上前頭後頭束

　前頭葉と頭頂葉や後頭葉を連絡する線維束で，前頭葉内側から尾状核や内包前脚付近を走行し，視床の後方から扇状に広がり頭頂葉や側頭葉の内側面に至ります．放線冠によって上縦束と区別されます．ヒトにおける機能は不明な点が多いものの，トップダウンの視覚情報処理や空間認知に関係すると考えられています．

3）下前頭後頭束（図31）

　前頭葉から側頭葉を経由して頭頂葉後部および後頭葉を結ぶ線維束で，外包底部でレンズ核（被殻＋淡蒼球）と鉤状束の間を通過します．前方では鉤状束と隣接し，後方では下縦束と隣接して走行しています．言語の統語処理や文脈の理解といった意味処理，注意およびワーキングメモリ機能などに関係すると考えられています．

4）下縦束（図32）

　側頭葉前部から側脳室下角および後角の外側を経て後頭葉を結ぶ線維束で，下前頭後頭束と並走しています．物体や顔面・表情の認知，視覚記憶，視覚情動，側頭葉における意味処理などに関係すると考えられています．

5）鉤状束（図33）

　側頭葉前部（側頭極）と前頭葉底面を結ぶ線維束で，島の前下縁を通過して鉤状に屈曲する特徴的な形をしています．腹側成分は前頭葉眼窩回と側頭極を連絡し，背側成分は中前頭回付近と側頭葉前外側部を連絡して下前頭後頭束と合流しま

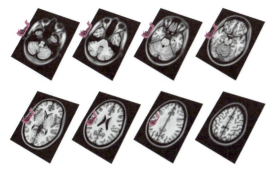

図30　上縦束Ⅲ

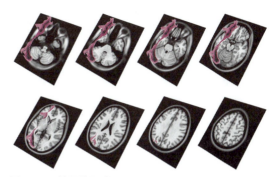

図31　下前頭後頭束

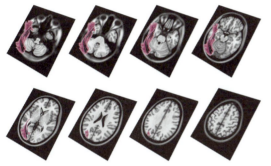

図32　下縱束

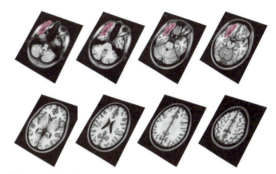

図33　鉤状束

す．聴覚言語や陳述記憶のほか，辺縁系システムにも関係すると考えられています．

6）弓状束（図34）

シルビウス溝周囲の側頭葉・頭頂葉・前頭葉を連絡する線維束で，近年では上縦束の一部として考えられています．古典的には感覚性言語野と運動性言語野を連絡して復唱に関係すると考えられていましたが，近年では音韻処理や意味処理，視空間処理にも関係すると考えられています．

7）帯状束

大脳半球内側面で帯状回や海馬傍回の白質内を走行する線維束で，前頭葉・頭頂葉・側頭葉・後頭葉を広く連絡しています．内的な記憶や意識，情動などに関係すると考えられています．

●交連線維群

1）脳梁

左右の大脳半球を結ぶ線維束で，前方の脳梁膝は左右の前頭前野を連絡し，後方の脳梁膨大は左右の後頭葉と側頭葉後部を連絡します．また，中間に位置する脳梁体部は左右の運動前野や一次運動野，一次感覚野を連絡しています．いずれもおのおのの半球が対側の同部位と連絡することにより，半球間の協調に寄与すると考えられています．

●小脳系（図35）

1）下小脳脚（図36）

オリーブ小脳路〔大脳皮質・中心被蓋路→下オリーブ核→（交叉）→下小脳脚→対側小脳皮質〕，後脊髄小脳路〔脊髄の胸髄核（クラーク核）→後脊髄小脳路→下小脳脚→同側小脳皮質〕，前庭小脳路（前庭神経節・前庭神経核→索状傍体→同側の片葉小節葉・室頂核）などの線維群から構成され，延髄と小脳の間を連絡します．主として固有感覚の伝達を介して姿勢保持や平衡機能に関係すると考えられています．

2）中小脳脚（橋小脳路）（図37）

橋核に起始する線維群（橋横線維）から構成され，橋と小脳の間を連絡します〔大脳皮質（おもに前頭葉と側頭葉）→橋核→（交叉）→中小脳脚→小脳皮質〕．橋核には大脳皮質の感覚運動野由来の線維が連絡しており，皮質-橋-小脳の経路は

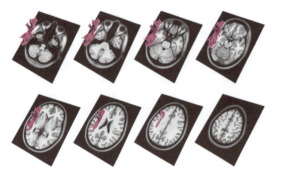

図34　弓状束

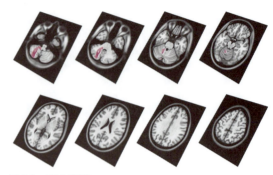

図36　下小脳脚

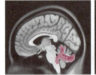

下小脳脚　　中小脳脚　　上小脳脚

図35　小脳脚群

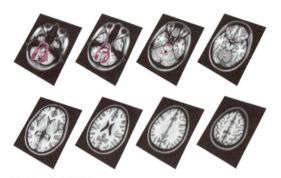

図37　中小脳脚

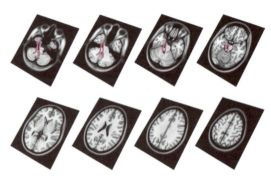

図38　上小脳脚

運動の開始や計画に関係すると考えられています．

3）上小脳脚（図38）

歯状核に起始する小脳赤核視床路を構成し，小脳と橋および中脳の間を連絡します〔小脳皮質→小脳核（歯状核）→上小脳脚→上小脳脚交叉→赤核→視床（VA/VL）→大脳皮質一次運動野〕．小脳からの主要な出力路として赤核や視床（外側腹側核・前腹側核）とも連絡しており，主として運動の計画や平衡調節に関係すると考えられています．

 先輩からのアドバイス

　脳画像を評価する際には，損傷領域の機能低下だけでなく白質線維で接続される領域の機能低下も考慮する必要があります．また，脳損傷後の機能回復には脳の構造的損傷だけでなく，大脳半球間の機能的結合性（functional connectivity）の程度も影響することが知られているため，患者が呈する現象を脳画像（構造画像）のみで強引に解釈しないよう留意することも大切です．

確認してみよう！

- CT画像においてX線の吸収率が高い領域は（　①　）域とよばれ，画像上は白く描出されます．反対に，X線の吸収率が低い領域は（　②　）域とよばれ，画像上は黒く描出されます．

- MRI画像は組織の（　③　）時間の違いを信号として画像化したものであり，画像上で白い領域は（　④　）領域，黒い領域は（　⑤　）領域とよばれています．

- MRI画像において，脳の解剖学的構造を把握しやすいのは（　⑥　）画像，脳組織の病的変化を把握しやすいのは（　⑦　）画像，超急性期の脳梗塞を把握しやすいのは（　⑧　）画像です．

- 脳血管の前方循環系の主幹動脈は（　⑨　）動脈であり，そこから分枝する皮質枝には（　⑩　）動脈と（　⑪　）動脈があります．

- 脳血管の後方循環系の主幹動脈は（　⑫　）動脈であり，そこから分枝する皮質枝には後大脳動脈や橋動脈のほか，小脳を栄養する動脈として（　⑬　）動脈，（　⑭　）動脈，（　⑮　）動脈があります．

- 運動前野や補足運動野から下行し，内包膝から内包後脚前方部付近を通過して橋・延髄の網様体に至る線維束は（　⑯　）路です．

- 温痛覚に関係する線維束は（　⑰　）路で，触覚識別（二点識別）や振動感覚に関係する線維束は（　⑱　）路です．

- 前頭葉と頭頂葉を3枝に分かれて連絡し，運動や空間性注意の制御，ワーキングメモリなどに関係する線維束は（　⑲　）です．

- 延髄と小脳の間を連絡し，主として固有感覚の伝達を介して姿勢保持や平衡機能に関係する線維束群は（　⑳　）です．

解答

①高吸収　②低吸収　③緩和　④高信号　⑤低信号　⑥T1強調　⑦T2強調　⑧拡散強調
⑨内頚　⑩前大脳　⑪中大脳　⑫椎骨脳底　⑬後下小脳　⑭前下小脳　⑮上小脳
⑯皮質網様体　⑰脊髄視床　⑱内側毛帯　⑲上縦束　⑳下小脳脚

（玉利　誠）

引用・参考文献

1) Catani M et al. Beyond cortical localization in clinico-anatomical correlation. Cortex, 48(10)：1262-1287, 2012.

2) 医療情報科学研究所：病気がみえる vol.7　脳・神経，第2版．p57, メディックメディア，2017.

・　井田正博：ここまでわかる 頭部救急のCT・MRI．メディカル・サイエンス・インターナショナル，2017.

・　花北順哉：神経局在診断，改定第5版．pp337-338, 文光堂，2010.

・　高橋昭喜（編著）：正常解剖，第2版．秀潤社，2005

・　Yeh FC, et al：Population-averaged atlas of the macroscale human structural connectome and its network topology. Neuroimage, 178：57-68, 2018.

第4章

脳卒中の回復メカニズム

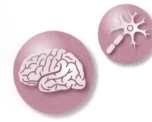

エッセンス

- 脳卒中後の機能回復メカニズムは，**局所的プロセス**と**中枢神経系の再組織化**に分けられます．局所的プロセスは，脳卒中後の損傷組織やその周辺に生じる時間的経過に合わせた可逆的な変化のことで，中枢神経系の再組織化は，神経ネットワークの再構築のことを指します．
- 神経ネットワークの再構築は，**脳の可塑性**つまり**シナプスの可塑的な変化**が基盤となります．シナプスの可塑的な変化は，シナプスの数を増やしたり減らしたりする**構造的変化**と，シナプスの接続を強弱する**機能的変化**に分けられます．シナプスに可塑的な変化が生じることで，シナプス伝達効率が変化します．
- シナプスの可塑的な変化は，使用頻度の高いシナプスが強化され，使用頻度の低いシナプスは減弱するという**Hebbの法則**に従います．
- 脳卒中後の機能回復は**使用依存性による機能回復（use-dependent plasticity）**の影響を受け，運動は機能回復において特に重要な要因です．課題や運動を行うだけでなく，適切な難易度で反復して行うことが必要です．適切な難易度とは，**学習**を伴うような難易度の課題です．
- 運動学習とは，「巧みな課題遂行の能力を獲得し，それが比較的永続するように導く実践，あるいは経験に関連する一連のプロセスである」と定義されています．機能回復に向けて運動学習を促すこと，**対象者自身が主体的に課題を遂行すること**が重要なポイントです．

脳の可塑性

　われわれの脳は生育環境，趣味や仕事など個々人を取り巻く環境や社会に大きく影響を受けます．たとえば，弦楽奏者は左手の指に対応する大脳皮質の領域が大きいことが知られています．日常的によく使用する機能を司る脳の領域は拡大し，あまり使用しない脳の領域は縮小します．脳はとても柔軟な組織です．このような変化は健常な脳にのみ生じることではありません．
　「脳の可塑性（Neural Plasticity）」とよばれるこのような変化は，脳に障害を受けた脳卒中患者にも生じます．脳卒中を発症すると運動麻痺や感覚障害，高次脳機能障害といったさまざまな障害を引き起こします．従来の脳卒中患者を対象としたリハビリテーションは，利き手交換など残存機能を活かして代替手段を獲得することによりADL（日常生活動作；Activities of Daily Life），QOL（生活の質；Quality of Life）の向上を図ることが中心でした．それは障害を受けた脳機能は改善しないこと，すなわち脳卒中により失われた機能は回復しないことを前提としてリハビリテーションが行われていたからです．

しかし，近年になって動物実験やヒトを対象とした研究で脳に可塑性があることがわかり，リハビリテーションを行うことで機能障害が改善することが証明されています．

脳卒中後の機能回復の特徴

脳卒中の機能回復は，脳の損傷部位や大きさ，発症後の時間的経過により回復のメカニズムが異なります．機能回復には，ニューロンの軸索や樹状突起，シナプスの構造的・機能的な変化などの可塑的な変化が神経ネットワークの再構築にかかわります．また，これには損傷を免れた脳領域が損傷した領域の機能を代行する機能代行（vicariation）も含まれます．

機能回復は発症早期に大きな変化が生じやすいことが知られています．脳卒中発症から3カ月までは機能回復が著しく，6カ月まで緩やかに続くといわれています．特に発症から30日までの期間はもっとも機能回復が生じやすいです．一般に，発症後6カ月を経過すると機能改善がほぼ停滞状態（プラトー）に達するといわれていますが，近年ではプラトーに達した後に，運動麻痺が改善したという報告もあります．そのため，機能の予後予測は容易ではありません．

脳卒中後の機能回復のメカニズムはその特徴から局所的プロセス（local process）と中枢神経系の再組織化（reorganization of central nerve system）に分けられます[1]．

●局所的プロセス

局所的プロセスとは，脳卒中急性期に脳浮腫や血腫，虚血性ペナンブラ（ischemic penumbra），ダイアスキシス（diaschisis）が時間経過によって可逆的な変化が生じることに由来する機能回復のことです．これらの症状は，発症数日から数カ月かけて改善するといわれています．

1) 脳浮腫

脳浮腫は脳梗塞や脳出血などの脳損傷領域の周辺に生じます．浮腫に圧迫された脳領域は一時的に機能障害を起こします．広範囲にわたる脳損傷の場合には頭蓋内圧亢進により，クッシング現象

（血圧上昇，徐脈）や意識障害，さらに重篤になると脳ヘルニアといった症状が生じます．脳浮腫は発症1〜2日後から出現し，1〜2週後をピークに，数週間から2カ月程度で改善します．

2) 血腫

脳出血では責任動脈の破綻により，脳実質内に出血をきたします．脳内に出血した血の塊を血腫といいます．脳出血による血腫が，周辺組織を圧迫することで脳血流量が低下し，機能障害が出現します．血腫は1〜2カ月程度で完全に吸収されるといわれています．

3) 虚血性ペナンブラ

脳梗塞では血管の閉塞により支配領域の脳血流が不十分（脳虚血）になります．脳虚血に陥るとその中心部分の細胞はやがて壊死（細胞死）します．一方，その周辺組織には虚血性ペナンブラ（虚血によって機能不全に陥っているものの，細胞死から免れている可逆性の虚血領域）が存在します．虚血性ペナンブラは，虚血状態が続くことで壊死を起こし，梗塞領域が拡大する可能性があります．一方で，脳循環が改善することにより機能改善が期待できます．

脳梗塞に対する早期治療として，静注血栓溶解（rt-PA）療法や脳血管内治療（血栓回収療法）があります．それらの急性期治療の目的は，早期の血流再開（再灌流）により虚血性ペナンブラを改善し，機能障害を最小限にすることです（図1）[2]．

4) ダイアスキシス（機能解離）

ダイアスキシスは，神経線維を介して，脳損傷組織とは離れているが機能的つながりをもつ領域に生じる機能低下のことをいいます．この変化の多くは数週間で改善します．一側大脳半球病変により対側小脳の血流が低下するCCD（Crossed cerebellar diaschisis）[3]や小脳の損傷により前頭葉に機能低下（遂行機能障害や人格障害）を引き起こすCCAS（cerebellar cognitive affective syndrome）[4]が代表的です．これらは単一光子放射断層撮影法（single photon emission computed tomography：SPECT）や陽電子放出断層撮影法（positron emission tomography：PET）で遠隔領域の血流や代謝が低下していることにより確認で

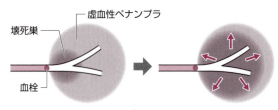

図1 虚血性ペナンブラ[2)]
血管の閉塞（血栓）により虚血が生じると，その中心部分の細胞は壊死する（細胞死）．その周辺にある壊死から免れている可逆性の虚血領域を虚血性ペナンブラという．虚血性ペナンブラは，虚血状態が続くと壊死巣が拡大する（梗塞領域の拡大）．

きます．

発症後1週間前後をピークに，多くは2〜3週間程度で改善するといわれています．

● **中枢神経系の再組織化**

中枢神経系の再組織化には，神経細胞の軸索の側芽形成や樹状突起の延伸・増大，シナプス接続やシナプス伝達効率の変化など，脳の可塑的な変化がかかわっています（詳細はp.60 機能回復のメカニズム参照）．

● **運動麻痺回復のステージ理論**[5)]

運動麻痺回復のステージ理論とは，脳卒中後の機能回復過程の経時的な特徴をまとめたもので

す．運動麻痺回復ステージ理論は3つの特徴（時期）に分けられています（図3）[5)]．

1）1st stage recovery

まずは，脳損傷後に障害側大脳半球に残存する皮質脊髄路の興奮性を高める（Corticospinal excitability）時期で，運動麻痺の回復を促進する過程であり，発症から3カ月位までを示します（1st stage recovery）．発症から30日程度までが機能回復において最も大きなピークといわれており，この期間は残存している皮質脊髄路の興奮性を刺激することが重要となります．

2）2nd stage recovery

次に皮質間の興奮性を高め（Intracortical excitability），新しいネットワークを再構築していく時期であり，発症後3カ月がピークとなります（2nd stage recovery）．

3）3rd stage recovery

最後は，新たなネットワークが完成し，シナプスの伝達効率が向上（synaptic strengthening）する時期であり，これは発症から6カ月以後も持続します（3rd stage recovery）．

● **半球間抑制**

脳の左右半球は，交連線維によりつながってい

 先輩からのアドバイス

虚血性ペナンブラ　自動調節能の破綻

脳には脳血流を一定に保とうとする機構（脳血流自動調節能；autoregulation）が存在します（図2）．正常血圧の人は平均血圧（拡張期血圧＋脈圧/3）が約60〜150mmHgの範囲であれば脳血流が一定に保たれています．脳卒中急性期では自動調節能が破綻し，血圧の変動によって脳血流量が変化します．したがって，脳梗塞急性期では離床時の血圧低下によって虚血性ペナンブラ領域の脳血流が低下し，梗塞領域が拡大しないように血圧を管理することが重要です．

明らかに麻痺の増悪が認められない場合でも，意識レベルや表情，発話などからいつもと違う様子（変調）がみられた場合には，血圧や脈拍などを確認しましょう．対象者の様子をよく観察することが重要です．

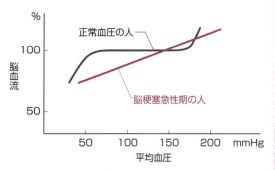

図2　脳血流の自動調節能
脳梗塞急性期では自動調節能の破綻により血圧が低下すると，そのまま脳血流量が低下します．

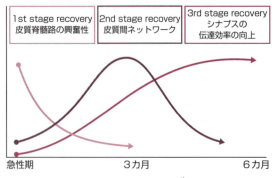

図3 運動麻痺回復のステージ理論[5]

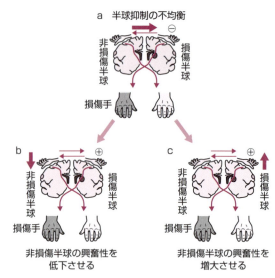

図4 半球間抑制メカニズム[6]より改変
a：半球間抑制の不均衡が生じた状態．
b：非損傷半球の興奮性を低下させ，半球間抑制の不均衡を是正．
c：損傷半球の興奮性を増大させ，半球間抑制の不均衡を是正．

ます．半球間抑制とは，片方の大脳半球が活性化したときに反対の大脳半球の活動が抑制されるメカニズムのことです．半球間抑制により左右半球が協調的に働き，調和のとれた活動（運動）が可能となります．

脳卒中を発症すると損傷半球と非損傷半球に不均衡が生じ，非損傷側から損傷側への抑制が強くなります．すると，損傷側の活動が抑制され，麻痺側の運動出現を妨げます．脳卒中後は非麻痺側肢の使用が増えることで非損傷側の活動が亢進し，損傷側への抑制がさらに強くなります．この不均衡を改善させ，機能改善を得るためには，損傷半球の活動を増やすか，非損傷半球の活動を減らすことが必要です（図4）[6]．

損傷半球を活性化するためには，急性期から麻痺肢を積極的に使用することが望ましいです．急性期に麻痺肢の使用が困難な場合には，電気刺激や徒手的介入などの体性感覚フィードバックが運動機能回復にとって重要です．

また，反復性経頭蓋磁気刺激（repetitive transcranial magnetic stimulation：rTMS）や経頭蓋直流電気刺激（transcranial direct current stimulation：tDCS）といった非侵襲的大脳刺激法（non-invasive brain stimulation：NBS）による刺激が，左右半球の不均衡を是正します．直接的に運動機能を回復させるものではなく，運動療法などと併用することに意味があると考えられています．

トピックス

『脳卒中治療ガイドライン2021（改訂2023）』

・『脳卒中治療ガイドライン2021（改訂2023）』では，脳卒中急性期のリハビリテーションは，合併症を予防し，機能回復を促進するために，24〜48時間以内に病態に合わせたリハビリテーションの計画を立てること（推奨度A エビデンスレベル高）が推奨されています．また，不動による深部静脈血栓症や沈下性肺炎などの合併症予防，必要以上の安静臥床による廃用症候群を予防するため，十分なリスク管理のもとに，早期座位・立位，装具を用いた早期歩行訓練，摂食嚥下訓練，セルフケア訓練などを含んだ積極的なリハビリテーションを，発症後できるだけ早期から行うこと（推奨度A エビデンスレベル中）が推奨されています．

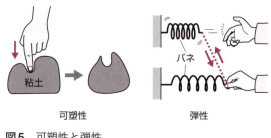

図5　可塑性と弾性

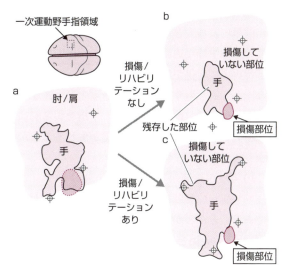

図6　一次運動野手指領域の部分損傷後の一次運動野手指・肘・肩領域の体部位局在の変化[7]より改変
a：損傷前の一次運動野の体部位局在（手指・肘・肩領域）．
b：部分損傷後，リハビリテーションなし（自然回復）での体部位局在（手指・肘・肩領域）の変化．手指領域は縮小し，肘・肩領域は拡大している．
c：部分損傷後，リハビリテーション（手指の強制使用）ありでの体部位局在（手指・肘・肩領域）の変化．肘・肩領域に大きな変化はなく，手指領域が拡大している．

脳の可塑性と機能回復

●可塑性とは

可塑性（Plasticity）とは，物理的な力が加わることで変形し，かつ物理的な力が取り除かれた後もその形を保持する物質の性質のことです．たとえば，粘土をちぎったり丸めたりと，外力を加えて変形させると，外力を取り除いた後もそのままの形を保ちます．脳にはさまざまな経験や環境に応じて，脳の活動や形態を変化させる性質があります．その性質を脳の可塑性（Neural Plasticity）といいます．脳の可塑性は記憶や学習の基盤となります．われわれは，読書，記録，議論などの反復で新しい知識を得ます．また，スポーツや趣味活動において技能を向上させるために反復練習をします．そのようにして知識や技能を習得できるのは，脳が可塑性をもつからです．脳卒中患者は，発症後にリハビリテーションを実施することで機能回復が生じることが知られています．

一方，バネのように外力を加えることで伸び縮みするものの，外力を取り除くと元の形に戻ろうとする性質のことを弾性といいます（図5）．前述した脳卒中後に時間経過によって生じる可逆的な変化（局所的プロセス）は脳が元の形に戻ろうとする性質によるものであると考えられています．

●脳の可塑性を示す代表的な動物実験

1）Nudoら

神経ネットワークの再組織化を報告した有名な動物実験があります[7]．一次運動野の手指領域に人工的に脳梗塞を生じさせた後に，リハビリテーション（麻痺手で穴から餌を取り出す強制的運動課題）の有無が一次運動野領域の身体部位再現にどのように影響するのか，その差を比較しました．その結果，リハビリテーションをしない場合（自然回復のみ）では手指の非損傷領域が縮小し，その周辺にある肘や肩の領域が拡大しました．一方，リハビリテーション（強制運動課題）を実施した場合では手指の非損傷領域が拡大し，肘や肩の領域に大きな変化はありませんでした（図6）[7]．

この実験では，麻痺手の強制使用（なるべくたくさん使用させる）を繰り返すことが，手指の非損傷領域の機能的再組織化に貢献していること，そして損傷領域の機能を非損傷領域が代行（機能代行）することが明らかとなりました．

また，使用頻度が減少することでその役割を担う脳の支配領域が縮小することがわかりました（不使用の学習：learned non-use）．

2）Plautzら

この実験では，異なる大きさの穴から餌を取り出す課題を行い，穴の大きさ（難易度）により，

身体部位再現に変化が生じるかを調べました[8]．手が簡単に入る大きな穴から餌を取り出すという難度の低い単純な運動を繰り返した個体では，身体部位再現に変化が生じませんでした．一方，小さな穴から餌を取り出すという難度の高い課題を行った個体では，前腕・手関節・手指を司る脳領域が拡大し，身体部位再現に変化が生じることが分かりました．

この実験から簡単な課題を繰り返すのではなく，やや難しい課題に繰り返し挑戦することが重要であることがわかりました．

3) Rosenzweigら

この実験では，環境の違いにより，ラットのシナプスの可塑的な変化に影響することを明らかにしました[9]．ラットを異なる3つの環境 (a：餌を与えられ，数匹で育てられた環境，b：餌のみ与えられた環境，c：餌を与えられ，aよりも多くのラットとともに多数の道具が与えられた環境) で一定期間育てると，cのような環境で育てられたラットは樹状突起の増加（シナプスの増加）が生じました（図7）[9]．この実験から豊かな環境での多様な経験が脳の可塑的な変化のために重要だということがわかりました．

● 脳損傷後の機能回復

1) 脳損傷後の麻痺手の機能回復過程[10]

麻痺手の運動では非損傷半球（同側）の運動関連領野の活性化，あるいは損傷部位に隣接する領域の活動増加（機能代行）がみられました．しかし，非麻痺手の運動では同側の運動関連領野の活性化はみられませんでした．麻痺手の運動機能が回復すると同側の運動関連領野の活動は減少し，損傷側（対側）の活動が増加しました．このことから脳損傷後の麻痺手の機能回復過程において非交叉性皮質脊髄路が動員されていたと推測されます．

2) 脳卒中患者のリハビリテーション後の歩行機能改善に伴う歩行時の脳活動を調べた研究[11]

脳卒中片麻痺者を対象に，リハビリテーション介入が歩行時の脳活動の変化にどのような影響を与えるかを調べるために，近赤外分光分析法 (functional Near-Infrared Spectroscopy：fNIRS)

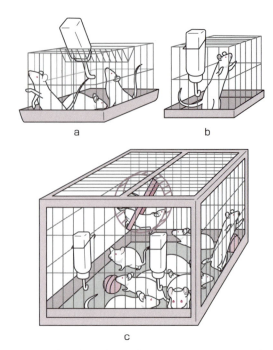

図7 環境の違いがシナプスの可塑的な変化に及ぼす影響[9]

a：餌を与えられ，数匹で育てられた環境．
b：餌のみ与えられた環境．
c：餌を与えられ，多数の道具があり，aよりも多くのラットと一緒に育てられた環境．
cで育てられたラットは樹状突起の増加が確認できた．

を用いて，歩行中のオキシヘモグロビン量の増減を解析した研究があります．その結果，歩行改善には感覚運動野の対称的賦活と運動前野の賦活量増加と関連することが示唆されました．

皮質下の梗塞などある程度の錐体路が保存されている場合は，感覚運動野の活動が対称的になること，中大脳動脈領域の広範な脳梗塞で一次運動野およびその下行路の損傷が大きい場合は，運動前野活動が増加すること，体重免荷やトレッドミル歩行による速度の段階的増加により，自動的な歩行が可能になると感覚運動野の活動は低下することがわかりました（図8）[11]．

機能回復のメカニズム

● 神経細胞の構造と役割

脳に存在する細胞は神経細胞（ニューロン）とグリア細胞に大きく2つに分かれます（図9）．神

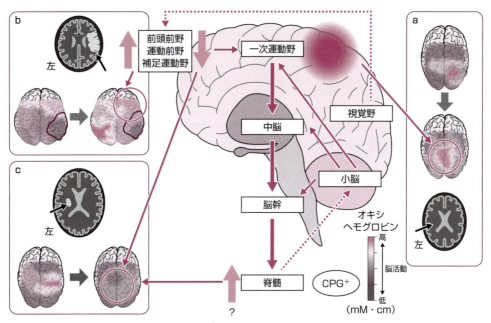

図8 歩行機能改善に伴う歩行時の脳活動の変化[11]
a：皮質下の梗塞など錐体路が保存されている場合は感覚運動野の活動が対称的になる．
b：中大脳動脈領域の広範な脳梗塞では運動前野の活動が増加する．
c：体重免荷やトレッドミル歩行による速度の段階的増加により自動的な歩行が可能になると感覚運動野の活動は低下する．
＊CPG (central Pattern Generator) とは，上位中枢からの入力がなくても決まったパターンの運動を生成することができる神経回路網のことです．歩行が一旦開始されると無意識でも歩き続けられるのはこの回路網があるからです．

経細胞は脳内で情報伝達を行う役割を担い，グリア細胞は神経細胞の活動を補助する役割を担っています．神経細胞は一つの**細胞体**と一本の**軸索**，そしてたくさんの**樹状突起**からなります（**図10**）．軸索は情報を伝達（送信）すること，樹状突起は情報を受け取る（受信）ことがおもな役割です．通常，長く伸びた軸索は枝分かれして，その先端は他の神経細胞の細胞体あるいは樹状突起に接続します．この軸索を介して神経細胞同士が連絡する接点のことを**シナプス**とよびます．樹状突起に接続した場合，その接合部分（シナプス後部）のことを樹状突起スパインとよびます．脳内の情報はシナプスを介して一つの神経細胞から次の神経細胞へ伝達されます．

ヒトの脳には1,000億個の神経細胞が存在します．1個の神経細胞は，1万個のシナプスを形成しているといわれています．このように脳内では神経細胞が複雑に接続し，膨大な数のシナプスを形成し，神経ネットワークをつくりあげていま

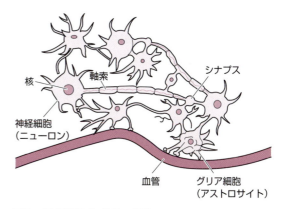

図9 神経細胞とグリア細胞

す．情報を伝達する軸索側を**シナプス前部**，情報を受け取る側を**シナプス後部**，両者の間にある隙間を**シナプス間隙**といいます．シナプス前部には神経伝達物質が詰まった数多くの**シナプス小胞**が集まっています．シナプス後部には神経伝達物質と結合する受容体が存在します．神経の情報伝達はシナプス前部からシナプス間隙に神経伝達物質

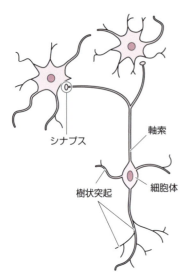

図10 神経細胞の構造

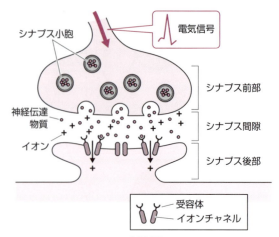

図11 神経の情報伝達[12]より改変

が放出されることで始まり，放出された神経伝達物質をシナプス後部にある受容体が受け取ることで成立します（**図11**）[12]．

使用頻度の高いシナプスが活性化され，使用頻度の低いシナプスは減弱するという使用頻度に依存してシナプス結合が変化するという経験依存性の考え方をHebbの法則（ヘブ則）といいます．簡単にいうと，細胞Aが何度も何度も繰り返し発火することで細胞Bとのつながりが強化されることを示しています．

経験依存性とは，ある特定の課題を遂行することで，それにかかわる神経ネットワークが修飾・強化されるようになることを意味しています．つまり，反復して使用される神経ネットワークは強化され，あまり使用しない神経ネットワークは失われることを意味します．経験依存性の可塑性の原則について**表1**[13]に示します．

● 脳卒中後の機能回復のメカニズム

脳卒中後の機能回復は，神経の軸索や樹状突起，シナプス接続やシナプス伝達効率の変化などの脳の可塑的な変化が基盤となります．脳の可塑性とはシナプスの可塑的な変化（シナプス可塑性；synaptic plasticity）のことです．シナプスの可塑的な変化とは，ニューロンの活動頻度や活動パターンに応じてシナプスの伝達効率が変化する現象のことです．つまりシナプス可塑性は神経活動依存的にシナプスの伝達効率を変化させます．生理学的には構造的変化と機能的変化に分けられます．構造的変化とはシナプスの数が増減する変化のことで，機能的変化とはシナプスの接続を強弱する変化のことです．シナプスの伝達効率は，シナプスの数，シナプス前部での神経伝達物質の放出量や部位数の調整，シナプス後部での神経伝達物質に対する感度調整（感受性）により決まります．

1）シナプスの構造的変化
（1）神経ネットワークの再形成

脳卒中後の神経ネットワークの再構築の機序として，軸索に新たな神経突起が発生することでシナプスを形成する神経側芽（sprouting），もともと存在していたが使用されていなかった神経回路を使用するアンマスキング（シナプスの顕在化）といった構造的変化が確認されています（**図12**）[14]．

神経側芽における構造的変化においては，グリア細胞の役割が重要です．グリア細胞の数は，神経細胞の5～10倍といわれています．その役割は，①神経細胞の構造を支持する，②近傍の神経細胞から電気的に絶縁する（髄鞘形成による軸索の興奮性の調整），③神経細胞に栄養を与える（神経栄養因子の供給），④正常に働かなくなった神経細胞を除去する，が挙げられます．近年ではグリア細胞のなかでも特にアストロサイト（星状膠

表1 経験依存性の可塑性の原則[13]より改変

原則	説明
1. 使うか失うか	特定の脳機能を使用しなければその機能が低下する
2. 使うと改善する	特定の脳機能を使用する訓練はその機能が強化される
3. 特殊性	訓練の性質は可塑性の性質を決定づける
4. 繰り返し要素	可能性を引き起こすには十分な繰り返しを必要とする
5. 強度に関する要素	可塑性を引き起こすには十分な訓練量を必要とする
6. 時間的要素	異なる形式の可塑性は異なる時間に生じる
7. 重要点に関する要素	可塑性を引き起こすには訓練のメリハリが重要である
8. 年齢的要素	訓練による可塑性は若い個体で起こりやすい
9. 転移性	訓練による可塑性は似た動作の獲得を促進させる
10. 干渉性	ある訓練による可塑性は他の行動獲得を妨げる可能性がある

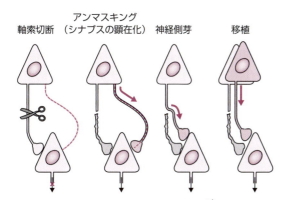

図12 シナプスの構造的変化のタイプ[14]

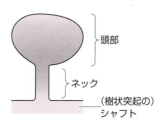

図13 スパインの構造

細胞)がシナプス伝達や可塑性に重要な役割を果たしているといわれています．

また，アンマスキングは神経細胞の再生や移植として注目されています．近年，神経幹細胞を用いた幹細胞治療による神経細胞の再生・移植の研究が進められており，再生医療の可能性に期待が集まっています．

(2) シナプス数の変化

神経細胞には軸索と樹状突起の2種類の突起が存在します．そのうち樹状突起は，表面に**スパイン(棘突起)**とよばれる棘上の構造をもちます．スパインは頭部と樹状突起の基部(シャフト)をつなぐネックとよばれる構造からなります(図13)．樹状突起スパインは，ほかの神経細胞と結合してシナプスを形成します．樹状突起スパインは神経活動に応答し，新しいスパインが生まれたり，消失したり(数の増減)，大きさを変化させたりと，その形状が変わりやすいことが特徴です(図14)．樹状突起スパインは神経伝達において情報を受信する役割を担っているため，樹状突起スパインが増えることは情報伝達効率につながると考えられています．

2) シナプスの機能的変化

機能的変化とは，シナプス接続の強さを変えることであり，シナプス前後部が変化することで生じます．その変化は大きく2つに分けることができます．1つはシナプス前部で神経伝達物質を放出する頻度を変えること，もう1つはシナプス後部での神経伝達物質に対する感受性を変えること(図15)です．

機能的変化の代表的な機構として**長期増強**と**長期抑圧**が知られています．長期増強や長期抑圧は

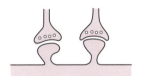
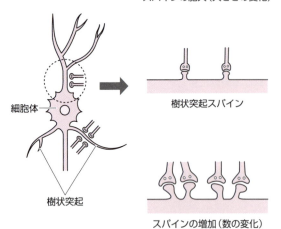

図14　神経活動に応じたスパイン構造の変化

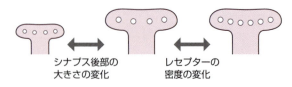

図15　シナプス後部の機能的変化

記憶や学習の基盤となるシナプスの可塑性に関与していると考えられています．

(1) 長期増強

長期増強(Long Term Potentitation：LTP)は，長期にわたってシナプス伝達効率が増強する現象のことをいいます．伝達効率が増強し，長時間続くもので，頻回に使われる回路が強化されます．

中枢神経系はおもにグルタミン酸を神経伝達物質として使っています．グルタミン酸を受け取る受容体はいくつか発見されていますが，そのなかでNMDA(N-methyl-D-aspartate)型グルタミン酸受容体とよばれる受容体があります．静止膜電位におけるNMDA型グルタミン酸受容体は，グルタミン酸と結合するだけではチャネルは開きません．しかし，興奮性入力の高頻度刺激により神経細胞が脱分極すると，シナプス後部のNMDA型グルタミン酸受容体が活性化され，Ca^{2+}が細胞内へ流入します．それと同期して，AMPA型グルタミン酸受容体がシナプス後部へ移動し増加することによりシナプス前部から放出されたグルタミン酸への感度が長期的に上昇し，LTPが発現します(図16)[15]．

(2) 長期抑圧

長期抑圧(Long Term Depression：LTD)は，長期にわたってシナプス伝達の低下が持続する現象のことをいいます．LTDは，特定の経路を増強するためにほかの経路を弱めること，すなわちシナプスに蓄積された情報を消去することで神経可塑性を維持することに役立ちます．

3) シナプス可塑性の経時的変化

シナプスの可塑的な変化が生じる過程はいくつかの相に分けられます．第1相は数時間以内に生じる短期的な変化であり，シナプスの構造的変化(アンマスキングによる応答)が生じます．第2相は数時間から数日に生じる中期的な変化であり，長期増強や長期抑圧の機能的変化が生じます．第3相は数週から数カ月にわたって生じる変化であり，局所の軸索の発芽や樹状突起のリモデリングなどのシナプスの構造的変化が生じます．神経ネットワークの再構築とはこの一連の過程のことを示します．

使用依存的可塑性と運動学習

脳の可塑性を促す要因の1つに運動が挙げられます．そのため運動の量(練習量・使用頻度)は機能回復において特に重要な要因であり，脳卒中後の機能回復は使用依存的可塑性(use-dependent plasticity)によるところが大きいです．しかし，使用依存性による機能回復は，回復させたい運動や機能をただ繰り返し行うだけではなく，適切な難易度で反復して行うことが求められます．容易な運動課題を繰り返すだけでは可塑的な変化は生じません．適切な難易度とは，学習を伴うような課題であることを意味します．

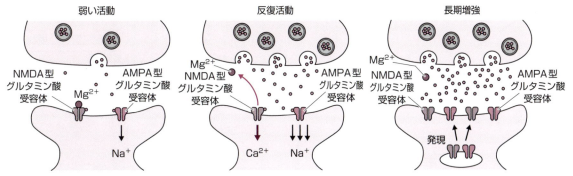

図16　長期増強の発現メカニズム[16)より改変]

現在では，システム理論と運動学習理論を基盤とした課題指向型アプローチ（Task-oriented training）が推奨されています．

● 課題指向型アプローチ

日常生活における困難な行為や運動課題を練習するアプローチです．療法士や機械によって他動的に動かされるような受動的な取り組みや，ただ単に目標とする課題（運動）を繰り返し行うことではなく，対象者自身が解決（克服）すべき課題に主体的に取り組むことが重要です．

主体的に取り組むためには，練習に対する意思や動機（やる気，モチベーション）が必要です．練習（課題）はそれらを引き出すように量や難易度，環境を調整し，そのうえで運動学習を促すような工夫（フィードバックや学習デザインなど）をしたプログラムを立案する必要があります．

ADLに直結していないような結果の良否がわかりにくく，目的のはっきりしない練習ではなく，対象者が普段生活している状況（環境）で使用しているテーブルや椅子，家具，物を利用して，実際の生活場面に合わせて（想定して），練習を行うことが最も望ましいです．あるいは練習中に行った課題を日常生活場面で活かせるような工夫や，促しがなくても，対象者が日常生活でそれを再現できることが重要です．

● 運動学習とは

運動学習は，「巧みな課題遂行の能力を獲得し，それが比較的永続するように導く実践，あるいは経験に関連する一連のプロセスである」と定義されています[16)]．

それはつまり運動機能獲得に向けた繰り返しの練習や経験を含むことを示しています．そのため，どのような練習や経験をするかが運動学習に大きく影響します．また，より注意や意識の関与が強い明示的学習と，注意や意識があまり関わらずに学習する暗示的学習に大別できます．

● 運動学習の3つの段階[16)]

運動学習は，認知段階，連合段階，自動段階に分けられます．

1）認知段階

認知段階では，課題の性質を理解し，何を，どのように行うのか運動戦略を構築します．学習初期の「分かっているけど，うまくいかない」という段階といえます．

2）連合段階

連合段階では，さまざまな運動戦略が試されます．試行錯誤しながら課題遂行のために最適だと選択した戦略が洗練される段階といえます．この段階での運動は意識的であり，学習者の注意は課題の内容ではなく自らの運動に向けられます．

3）自動段階

自動段階では，運動学習が完成する段階であり，無意識的に運動が調整されます．

学習初期の多くの注意を必要とする段階から試行錯誤を繰り返し，学習後期には運動が自動化され，注意があまり必要なくなる変化（図17）[16)]は，明示的学習から暗示的学習へ移行する過程を示しています．ただし，各学習段階に明確な境界はないといわれています．

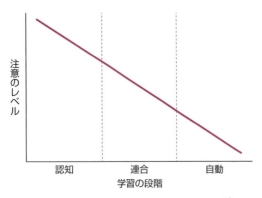

図17　運動学習の3段階と注意レベルの変化[16]
学習が進むと運動が自動化され注意があまり必要ではなくなる．

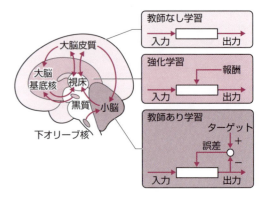

図18　3つの運動学習理論[17]より改変

● 運動学習の神経機構

運動学習はその神経機構の違いから **教師あり学習**，**教師なし学習**，**強化学習** の3つの学習理論に分けられます（図18）[17]．

1）教師あり学習

教師あり学習は，**意図した運動予測と実際の運動結果の誤差** により学習する過程であり，大脳や小脳の広範囲なかかわりによって成立します．運動の修正においては運動感覚の **フィードバック（誤差情報）** が重要です．実際の運動指令は大脳皮質から脊髄へ送られるものと同時に苔状線維および平行線維を介して小脳のプルキンエ細胞へ送られます．一方，運動中の誤差情報は，下オリーブ核，登上線維を介して小脳のプルキンエ細胞へ送られます．プルキンエ細胞で両者の情報を統合し，望ましくない運動（誤差）を検出すると，長期抑制により余計な動きを抑制し，効率良く動くように調節します．プルキンエ細胞で調整された情報は大脳へ伝えられ，大脳ではそれをもとに新しい運動パターンが企画されます．この過程で小脳に運動記憶に関する情報が蓄えられます．小脳に蓄えられた運動記憶のことを内部モデルといいます．内部モデルは「こうするためにはこうすればいい」という予測から理想とする結果を導き出した最適な運動指令をもつモデルのことです．

比較的ゆっくりとした運動では，内部モデルがなくても，感覚フィードバックのみで運動の修正ができますが，速い運動ではフィードバックの時間が遅れるため運動の修正を行えません．この場合，内部モデルを利用してフィードフォワード（フィードバックとは対照的に，運動前の予測に基づいて調整を行うこと）の運動指令を出すことで速い運動が実現されます．

スポーツなど新たに始めた運動は，学習の初期段階では意図した運動と結果に誤差が大きく，運動はぎこちなく，努力的になります．試行錯誤（trial and error）を繰り返すことで誤差が修正され，内部モデルが形成されることで無駄のない動きを学びます．教師あり学習は運動が熟練するために重要な学習様式です．

> **先輩からのアドバイス**
>
> 運動学習課題は，頑張れば何とか出来るくらいの難易度が適切であり，成功率が60～80％程度が望ましいといわれています．簡単すぎても，難しすぎても学習効果は低いとされています[18]．

2) 教師なし学習

教師あり学習とは対照的に，実行する課題や運動に基準がなく，良し悪しが決まっていない学習様式のことを教師なし学習といいます．対象者自身が観察者となり，どこに注意を向け，どのように注意を分配するのか，過去の経験や記憶をどのように使うのかといった作業記憶（ワーキングメモリー）の過程を含み，対象者自身が主体的に課題に取り組むことで成立する学習です．

課題や運動を繰り返すことで頻度が多い類似した運動パターンを，あるアルゴリズムによって大脳皮質内でグループ分け（クラスタリング）します．その過程でその時々に最適な運動パターンを発見することが重要であり，これは自己組織化（self organization）ともよばれています．自己組織化とは，経験を通して自らのやり方を発見するプロセスだといえます．しかし，観察者が対象者自身のため，望ましくない運動を繰り返すことで望ましくない運動が学習される可能性もあります．

また，学習が始めやすいというメリットはありますが，学習の精度は低くなる傾向にあります．

3) 強化学習

運動結果の適切さ（報酬）による学習であり，おもに大脳基底核が関与します．選択した行動により得られる報酬をもとに，どの行動を選択することが最適かを学習します．強化学習は，課題に成功した際の達成度（満足度）などが報酬となります．そのため強化学習が成立するためには，課題の難易度を適切に調整する必要があります．

立ち上がり練習や歩行練習を例にとると，手すりや杖などの補助具なしでは立ち上がれない，歩けないときに，補助具を使用することを選択することで立てるようになる，歩けるようになるという経験は対象者にとって望ましい結果（報酬）であり，次にも同じような行動を選択するきっかけとなり，活動量（運動量）の増加につながります．

強化学習において，正の強化が行われるためにはドーパミン神経細胞が働く必要があります．ドーパミン神経細胞は「行動を起こすときに得られる期待される報酬の量」と「行動をとった結果，実際に得られた報酬の量」の誤差（予測誤差）に応じて興奮し，シナプス伝達効率を向上させます．つまり，報酬予測誤差情報により運動が強化されます．また，予測を過大に見積もり，期待していた結果が得られないと負の強化が行われ，負の強化が続くことで学習性無力感が生じます．目標が高すぎる（課題が難しい）と負の強化が行われ，低すぎる（課題が易しい）と予測誤差が生まれません．運動課題の実施において課題の難易度設定に配慮する必要があり，環境の調整などにより達成可能となるよう調整します．

●運動学習を促す要素

1) 目標があること

適切な目標設定は学習意欲や学習効果を高めるために重要です．目標は，SMARTの法則を用いて，より具体的で（Specific），結果が測定可能で数値化でき（Measurabale），難度が高すぎずに達成可能であり（Achievable），対象者の生活や活動と関連性があり（Relevant），いつまでに達成するのかといった時間的な期限のある（Time-bound）目標を設定することが望ましいです（表2）．対象者が望む要求・欲求に対するプランを成立させ，対象者自らが何を達成したいのかを明確にする[19]ことが重要です．

2) フィードバック

フィードバックは運動を修正するために運動中，あるいは運動後に与えられる感覚情報のことをいい，内在的フィードバックと外在的フィードバックに分けられます．

(1) 内在的フィードバック

課題遂行に伴って自動的にもたらされる感覚情報（視覚，聴覚，体性感覚）のことを内在的フィードバックといいます．課題遂行中の四肢や姿勢に関する体性感覚（固有感覚）と動きが正確であったかどうかに関する視覚情報を含んでいます（図19）．

運動を目的通りかつ正確に制御するためには，たとえば脳は手や足の状態，その現在位置や大きさ，重さ，形などを把握しておく必要があります．体性感覚は身体運動制御や自己身体認知にとって本質的な役割を果たしています[20]．運動学習において体性感覚の重要性が示されています．

表2 SMARTを用いた目標設定の例

対象者	誰が	患者
課題	何を	歩行
状況	どのような状況で	病棟の廊下
質	どのように	10mを15秒の速さ
環境	どのような環境で	看護師の見守りのもと 杖と装具を使用
期間	いつまでに	5日間

目標：歩行機能改善に向けた目標：患者が，5日間で病棟の廊下を看護師の見守りのもとに，杖と装具を使用して10mを15秒の速さで歩けるようになる．
これを元に理学療法プログラムや自主トレーニングが決まる．

対象者	誰が	患者
課題	何を	更衣動作
状況	どのような状況で	家族2人の介助によって
質	どのように	安全に
環境	どのような環境で	ベッド上で
期間	いつまでに	退院までに

目標：重症患者の更衣動作の介助量軽減に向けた目標：患者の着替え（更衣動作）を退院までに，家族2人の介助によって，ベッド上で安全に行えるよう指導する．
これを元に理学療法プログラム（座位バランス練習，更衣動作練習など）と患者家族に指導する内容が決まる．重度障害者の目標設定では数値目標の設定が困難な例もある．

(2) 外在的フィードバック

対象者に外部から与えられる付加的な情報のことを外在的フィードバックといいます．与える情報の違いから結果の知識（Knowledge of Results：KR）とパフォーマンスの知識（Knowledge of Performance：KP）に分けられます．

KRは運動がうまくいったかどうかを伝える外在的フィードバックのことを指します．KPは運動遂行中に身体の傾きや杖の着き方など姿勢や運動パターンの特徴について伝える外在的フィードバックのことを指します．

課題において毎施行後にKRが与えられると，

先輩からのアドバイス

体性感覚のなかでも，筋紡錘やゴルジ腱器官などの自己の動きをモニターするような感覚を固有受容器感覚（proprioception）といいます．固有受容器感覚は脊髄小脳路を経由して小脳に伝えられます．この経路は意識にのぼらない経路として知られており，リアルタイムの感覚性フィードバックにより姿勢や運動の調整に関与しています．一方で，意識にのぼる経路は脊髄視床路になります．運動学習を考えると小脳を経由した意識にのぼらない経路による姿勢・運動調整が重要であると考えます．臨床では，課題の難易度の調整や環境に配慮した練習内容の検討や，自分自身の動きに注意を向けるInternal focusと身体の外部に注意を向けるExternal focusを使い分けることが大切なポイントになります．

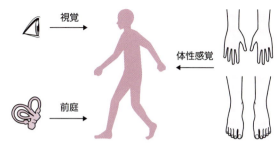

図19 内在的フィードバック（運動における感覚の影響）

KRに依存的になり学習が阻害されます．

3）学習のデザイン
(1) 全習法と分習法（図20）
　全習法（whole method）とは，課題のはじめから終わりまでをひとまとめに行い，課題全体を反復する方法です．課題全体が把握できるため学習効果が高く，学習の達成が早いとされています．
　分習法（part method）とは，課題内容を構成要素に分けて別々に練習する方法です．構成要素ごとに練習するため学習の達成は遅いですが，同じ構成要素をもつ別の運動への転移が可能であり，難度の高い課題に有用です．また，獲得から転移の過程を経るため時間を要します．
　ベッドから車椅子への移乗動作を例に挙げると，一連の移乗動作を練習することは全習法で，移乗動作を立ち上がり動作，ステップ動作，方向転換，着座に分けて別々に練習する課題は分習法になります．

(2) ランダム学習とブロック学習（図21）
　ブロック学習とランダム学習は複数の課題を練習する際の課題の配列に違いがあります．ブロック学習は一定期間同じ課題を何度も反復して，次の期間に別の課題を反復する方法です．一方，ランダム学習は期間内にさまざまな課題を不規則な順序で学習する方法のことをいいます．
　ブロック学習は運動スキルの習得が早く，即時的な効果を示すといわれていますが，ランダム学習のほうが習得した運動スキルの保持に優れています．つまりブロック学習は習得に，ランダム学習は保持に優れています．なぜならランダム学習は，課題の内容のみではなく，課題を行う状況からも影響を受けるため，課題以外の情報も同時に記憶されますが，ブロック練習は課題の内容と課題を行う状況が同時に記憶されてしまうため，状況が変わるといつも通りの能力が発揮できません．この現象を文脈干渉効果といいます．

(3) 集中学習と分散学習（図22）．
　機能回復には練習量（使用頻度）が重要なポイントですが長時間練習を続けることで疲労や倦怠が生じます．集中学習と分散学習は練習中に休憩をするかしないかの違いがあります．集中学習（massed practice）は，練習を休みなく行う方法

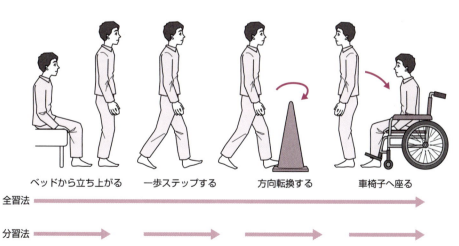

図20　全習法と分習法
全習法：課題の初めから終わりまでをひとまとめに練習する．学習の達成は早い．
分習法：課題を構成要素に分けて練習する．学習の達成は遅いが，別の運動への転移が可能．

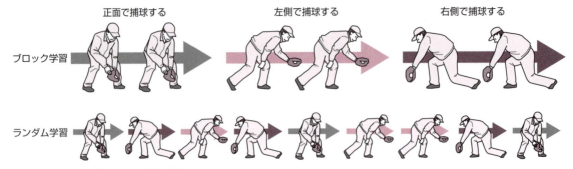

図21　ブロック学習とランダム学習
ブロック学習：同じ課題を一定期間繰り返し，次の期間に別の課題を繰り返して学ぶ．
ランダム学習：学習期間内にさまざまな課題を不規則な順序で繰り返して学ぶ．

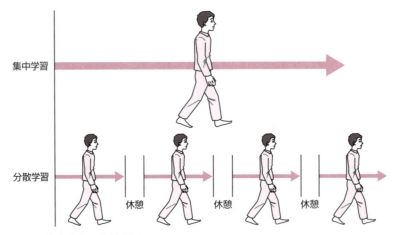

図22　集中学習と分散学習
学習期間内に休憩をするかしないかの違いがある．休憩をしたほうが学習効率は良いと考えられている．

です．分散練習（distributed practice）は，集中練習と同じ量の練習を，途中に休憩をはさんで何回かに分けて行う方法のことです．

練習中のパフォーマンスは，分散学習では回数を追って向上しますが，集中学習ではある程度でプラトーに達し，分散学習ほど向上しません．学習効率を考えると適度な休憩をはさむことが重要です．

● **学習の転移**

テニス経験者はゴルフの上達が早く，将棋の棋士はチェスの上達が早いといわれているように，学習した技能や知識がほかの学習に影響することを**学習の転移（transfer of learning）**といいます．既述の例のように，過去に学習したことが別の学習を促進する場合は正の転移（positive transfer）といい，逆に過去に学習したことが別の学習を阻害する場合を負の転移（negative transfer）といいます．

使用依存性の回復を考えると学習した機能がADL場面でも行えること，つまりADL場面に転移させること（正の転移）が重要です．学習した機能を対象者自身がADL場面で行えるように，環境設定や難易度調整をし，**主体的**に取り組むような工夫が必要です．

確認してみよう！

- 脳卒中後の機能回復は，局所プロセスと中枢神経系の再組織化に分けられます．局所的プロセスは（　①　）の改善や（　②　）の縮小，（　③　）の改善，（　④　）の改善によってもたらされる機能回復のことです．中枢神経系の再組織化は（　⑤　）による神経ネットワークの再構築によってもたらされる機能回復のことです．

- 中枢神経系の再組織化は，シナプスの可塑的な変化が基盤となります．シナプスの可塑的な変化は，シナプスの数を増減する（　⑥　）変化と，シナプスの接続を強弱する（　⑦　）変化に分けられます．

- 運動麻痺回復のステージ理論は，（　⑧　）の興奮性を高める1st stage，（　⑨　）の興奮性を高める2nd stage，新たな神経ネットワークが完成し，（　⑩　）が向上する3rd stageにわけられます．

- 運動は脳の可塑性を促す重要な要因です．そのため脳卒中後の機能回復は（　⑪　）脳可塑性によるところが大きいです．単純な運動の繰り返しではなく適切な（　⑫　）の設定が重要となります．適切な（　⑫　）とは（　⑬　）を伴うような課題のことをいいます．

- 運動学習はその神経機構の違いから，（　⑭　），（　⑮　），（　⑯　）にわけられます．（　⑭　）は意図した運動予測と実際の運動結果の誤差から学習し，（　⑮　）は運動結果の適切さ（報酬）から学習します．期待していた結果が得られないことが続くと（　⑰　）が生じます．

- フィードバックは内在的フィードバックと外在的フィードバックに分けられます．外在的フィードバックは，運動がうまくいったかどうかを伝える（　⑱　）と運動遂行中の姿勢や運動パターンを伝える（　⑲　）にわけられます．

- 機能回復に向けた運動学習では，対象者自身が（　⑳　）に課題を遂行することが重要なポイントです．

解答

①脳浮腫　②血腫　③虚血性ペナンブラ　④ダイアスキシス　⑤脳の可塑性　⑥構造的

⑦機能的　⑧皮質脊髄路　⑨皮質間　⑩シナプス伝達効率　⑪使用依存性

⑫難易度　⑬学習　⑭教師あり学習　⑮教師なし学習　⑯強化学習　⑰学習性無力感

⑱結果の知識（KR）　⑲パフォーマンスの知識（KP）　⑳主体的

＊③と④は順不同

（萱沼達弥）

引用・参考文献

1) Teasel R, et al：Plasticity and reorganization of the brain post stroke. Topics in stroke rehabilitation, 12(3)：11-26, 2005.

2) 医療情報科学研究所(編)：病気がみえる vol.7　脳・神経, 第2版. p90, メディックメディア, 2017.

3) 前島伸一郎・他：テント下病変による認知機能障害. 認知神経科学, 13(3)：227-232, 2012.

4) 工藤由理・他：小脳出血後, 認知, 感情, 行動障害がリハビリテーションの障害となった1例. リハビリテーション医学, 42：463-468, 2005.

5) Swayne OB, et al：Stages of motor output reorganization after hemispheric stroke suggested by longitudinal studies of cortical physiology. Cereb Cortex, 18(8)：1909-1922, 2008.

6) Nowak DA, et al：Interhemispheric competition after stroke：brain stimulation to enhance recovery of function of the affected hand. Neurorehabil Neural Repair, 23(7)：641-656, 2009.

7) Nudo RJ：Remodeling of cortical motor representations after stroke：implications for recovery from brain damage. Mol Psychiatry, 2(3)：188-191, 1997.

8) Plautz EJ, et al：Effects of repetitive motor training on movement representations in adult squirrel monkeys：role of use versus learning. Neurobiol Learn Mem, 74(1)：27-55, 2000.

9) Rosenzweig MR：Effects of differential experience on the brain and behavior. Dev Neuropsychol, 24(2-3)：523-540, 2003.

10) 森岡　周：リハビリテーションのための脳・神経科学入門, 改訂第2版. pp30-31, 協同医書出版社, 2016.

11) Miyai I, et al：Premotor cortex is involved in restoration of gait in stroke. Ann Neurol, 52(2)：188-194, 2002.

12) 理化学研究所　脳科学総合研究センター：つながる脳科学「心のしくみ」に迫る脳研究の最前線. P53, 講談社, 2016.

13) JA Kleim, TA Jones：Principles of experience-dependent neural plasticity：implications for rehabilitation after brain damage. J Speech Lang Hear Res, 51(1)：S225-239, 2008.

14) Taub E, et al：NEW TREATMENTS IN NEUROREHABILITATION FOUNDED ON BASIC RESEARCH. Nat Rev Neurosci, 3(3)：228-236, 2002.

15) 吉村　弘：中枢神経系 NMDA 受容体の活動が引き起こす経験依存的シナプス可塑性の生理学的および病態生理学的様相. 四国歯誌, 25(2)：21-27, 2013.

16) 樋口貴広, 森岡　周(著)：身体運動学　知覚・認知からのメッセージ. 三輪書店, 2008.

17) Doya K：Complementary roles of basal ganglia and cerebellum in learning and motor control. Current opinion in neurobiology, 10(6)：732-739, 2000.

18) 冷水　誠：神経科学に基づく効果的な運動学習のための戦略. http://kinki57.shiga-pt.or.jp/cd/pdf/program-9.pdf(2023年11月5日確認)

19) 髙村浩司：脳卒中による歩行障害の評価と治療. 理学療法ジャーナル, 54(11)：1280-1284, 2020.

第5章

脳卒中の評価①
―運動機能，筋緊張，反射，疼痛など―

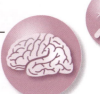

エッセンス

- 脳卒中片麻痺は，脳梗塞や脳出血などの脳血管障害が原因となって引き起こされます．脳卒中の症状は，運動麻痺や感覚障害，高次脳機能障害など多岐にわたります．
- 理学療法士は，症状が多岐にわたる脳卒中という疾患に対して，全人的なレベルで評価と治療を進める必要があります．
- 理学療法評価を進めるにあたり障害に対する理解が必須です．障害理解のために1980年に国際障害分類(International Classification of Impairments, Disabilities and Handicaps：ICIDH) が作られました．ICIDHは患者の否定的側面に焦点が当てられていましたが，その後2001年に患者の活動と参加に焦点を当て，否定的側面だけでなく肯定的側面の両面から評価する国際生活機能分類(International Classification of Functioning, Disability and Health：ICF) が誕生しました．
- 脳卒中片麻痺の評価として用いられる汎用性の高い総合評価はFugl-Meyer Assessment，National Institutes of Health Stroke Scale (NIHSS)，脳卒中重症度スケール (JSS)，Stroke Impairment Assessment Set (SIAS) などがあります．意識障害の評価としてJapan Coma Scale (JCS) とGlasgow Coma Scale (GCS)，運動機能の評価として，ブルンストローム法ステージ (BRS) や筋緊張を評価するModified Ashworth Scale (MAS) が一般的に用いられています．

総論

●脳卒中に対する理学療法評価の必要性

患者に理学療法を提供するうえで，評価を行う重要性はいうまでもありません．近年は，在宅生活を想定した対応が必要とされるなか，理学療法士の役割として適切な評価を行い，評価した結果を患者や家族，医師などのほかの医療従事者に説明できることが求められています．患者に応じた理学療法を実践していくためには，適切な評価ができることが必要です．脳卒中は症状が多岐にわたるため，多くの知識や技術力そしてそれらを解釈していく能力，情報収集するためのコミュニケーション能力が必要です．臨床において理学療法評価と治療は同時進行的に進められるべきであり，そのなかで個々に有する患者の異なった病態像の本質を探し出していくことが重要となります．

●脳卒中の障害構造と評価

脳には機能局在があり，場所によって役割が異なります．大脳皮質だけでも前頭葉は運動と思考

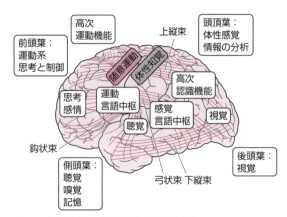

図1 大脳皮質の機能局在と線維連絡

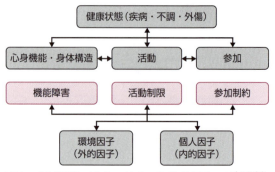

図2 生活機能，障害，健康の国際分類（ICF）[1]より改変

表1 症例情報

症例情報	
疾患名	脳梗塞
身体機能	左片麻痺（上下肢 BRS Ⅲ）
	感覚障害あり
	非麻痺側筋力5
	著明な ROM 制限なし
	左変形性膝関節症（OA）合併あり
	構音障害あり
ADL（活動）	ベッド上動作自立
	車いす自走可能
	立ち上がり困難
	排泄動作要介助
	入浴動作要介助
社会的情報（参加）	コミュニケーション良好
	リハビリテーションに対して積極的であるもマイペース
	社交的だが，発症以来社会的交流機会が減少し徐々に意欲低下
	外出困難
	キーパーソン長女のみ（近隣住まい）
	玄関に段差3段あり

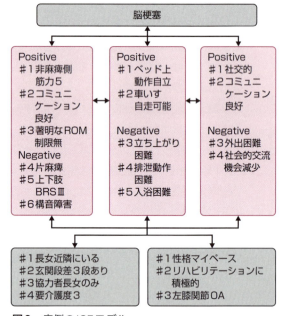

図3 症例のICFモデル

と制御，頭頂葉は体性感覚と情報の分析，側頭葉は聴覚と嗅覚，記憶，そして後頭葉は視覚に関わっています（**図1**）．そのため脳卒中の障害構造は複雑であり，系統的に整理して対応する必要があります．評価においても，心身機能の障害の程度や種類だけでなく，残存能力の評価，能力低下や参加制約の程度，そして患者を取り巻く背景因子についても評価します．2001年の5月にWHO総会で成立した**国際生活機能分類（International Classification of Functioning, Disability and Health：ICF）**はそれまでの障害のみに着目する考え方ではなく，「生きる」ことに着目し，プラスな面（残存能力，参加状況さらにはプラスとなる環境因子）に重点を置いて障害を持つ人をとらえています（**図2**）[1]．症例を通してみてみましょう（**表1**）．

図3は**表1**の情報をもとにICFモデルで整理したものです．

ICFモデルで整理することにより，患者を多面的にとらえることが可能になり，生活の評価が行いやすくなります．

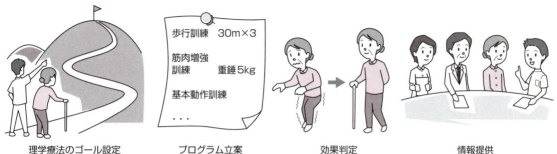

図4 評価の目的

脳卒中の理学療法評価の目的

脳卒中後の障害は，発症から長い経過をたどると理解したうえで，病期に応じた理学療法を提供します．理学療法評価は各病期に適切な治療プログラムを立案するうえで非常に大切な意義があります．脳卒中片麻痺の評価の目的は1）ゴール設定を行うため，2）プログラム立案のため，3）効果判定ため，4）情報提供のためです（図4）．

1）理学療法のゴール設定

脳卒中が生じたと同時に機能障害，活動制限，参加の制約が生じることになります．理学療法の目的は，基本的動作能力（寝返り・起き上がり・立ち上がり・歩行など）の再獲得です．まずは，基本動作ができるか否か，そして，できる場合でもその動作が環境と適合しているか，いわゆる実用的かの順で考えます．実用性の要素は，安定性，協調性，持久性，速度性，応用性の5つがあります（表2）[2]．

2）理学療法プログラム立案

設定したゴールに対して患者に応じた治療プログラムを立案します．脳卒中の場合は，生じた機能障害が必ずしも完全に改善するわけではありません．したがって，活動制限に対する直接的，間接的なプログラムを立案します．

3）理学療法の効果判定

理学療法プログラムは，理学療法士の一方的な判断で立案するものではなく，患者の希望に沿った内容にするべきです．治療効果の判定を行うため，標準化された評価指標を用いて定期的に評価

表2 動作における実用性の要素[2]

安定性	転倒せずに動作を遂行する能力
協調性	滑らかに動作を遂行する能力
持久性	繰り返して動作を遂行する能力
速度性	ある程度の速さで動作を遂行する能力
応用性	さまざまな環境に適応して動作を遂行する能力

し，機能障害のみならず活動制限のレベルからも評価します．

4）情報の提供

リハビリテーション医療はチーム医療で行われています．ほかの医療従事者との共通言語である評価指標を用いて情報を交換することで，患者・家族に対してより適切なサービスが提供できます．

脳卒中の理学療法評価の実際

脳卒中では，障害部位によって運動麻痺だけでなく，意識障害，認知障害，感覚障害などを引き起こします．評価はこれらの障害の程度を把握するために行います．本章では，『脳卒中ガイドライン2021（改訂2023）』で勧められている評価法を中心に紹介します．

●意識障害の評価

意識障害とは，精神活動の基本である覚醒や注意の障害のことをいい，意識の清明度の問題（意識混濁）と意識の内容の問題（意識変容，意識狭

窄)があります．脳卒中の場合，発症時に高い頻度で出現し，次第に回復する経過をたどることが多いです．意識を調節する機構として，脳幹網様体賦活系と視床下部賦活系があります．

意識障害は，日本式昏睡尺度（Japan Coma Scale：JCS）（表3）[3]と Glasgow Coma Scale（GCS）（表4）[4, 5]を用いて評価します．

そのほかにも意識障害患者を評価する際には，バイタルサイン（呼吸，脈拍，血圧，体温など）の全身状態の把握や，カルテなどから基礎疾患，既往歴，発症した状況などの情報を確認します．

● コミュニケーション能力の評価

コミュニケーション能力は日常生活を送るうえて重要であることはもちろん，評価を円滑に遂行するために把握します．脳卒中は，失語症，高次脳機能障害，構音障害など，コミュニケーション障害を引き起こすことも少なくありません．意識障害の評価と合わせて，会話ができるか，聴覚的理解は可能か，口頭表出が可能か，などのスクリーニングを行います．

● 認知・精神機能障害の評価

脳卒中後の認知・精神機能障害は，血管性認知症（vascular dementia：VaD）といわれています．大脳皮質や海馬の神経細胞が損傷されて認知・精神機能の障害が生じます．

認知・精神機能障害の評価として，Mini-Mental State Examination（MMSE）や改訂長谷川簡易知能スケール（HDS-R）などが用いられます．両者とも簡単そうにみえますが，簡単と思っていたことが解けずに，戸惑ったり落ち込んだりする場合もあるため，留意して実施します．

● 総合評価

1) Fugl-Meyer assessment

上下肢，手関節・手指の運動，協調性障害，バランス，関節可動域，疼痛などを包括的に評価できます．各項目を0点，1点，2点の3段階で評価し，総合得点は226点です[6]．近年，上肢運動機能やバランス機能などの下位項目に注目し，介入前後の効果判定で使用されることも増えてきています．

表3 JCS[3]

刺激しなくても覚醒している状態

1	大体意識清明だが，今一つはっきりしない
2	時・人・場所がわからない（見当識障害）
3	自分の名前，生年月日が言えない

刺激すると覚醒する状態—刺激をやめると眠り込む—

10	普通の呼びかけで容易に開眼する 合目的な運動（たとえば，右手を握れ，離せ）をするし，言葉も出るが間違いが多い
20	大きな声または体を揺さぶることにより開眼する 簡単な命令に応ずる，例えば手を握れ，離せ
30	痛み刺激を加えつつ呼びかけを繰り返すとかろうじて開眼する

刺激しても覚醒しない状態

100	痛み刺激に対し，はらいのけるような動作をする
200	痛み刺激で少し手足を動かしたり，顔をしかめる
300	痛み刺激に全く反応しない

▨ ：開眼が不可能の場合の応答を示す
（注）R：不穏状態　I：便尿失禁　A：無道性無言・自発性喪失（覚醒しているが反応がない状態）
※：意識清明例では "0" と表現する．
（記載例）100-I（痛み刺激に対してはらいのける反応あり．失禁あり）
　　　　 20RI（大きな声に対して開眼する　不穏状態あり　失禁あり）

表4 GCS[4, 5]

観察項目	反応	スコア
開閉眼反応 （E：eye opening）	自発的に開眼している	4
	呼びかけにより開眼する	3
	痛み刺激により開眼する	2
	刺激を加えても開眼しない	1
言語反応 （V：best verbal response）	見当識あり	5
	混乱した会話 失見当識	4
	訳のわからない言葉	3
	理解不明の音声	2
	なし	1
運動反応 （M：best motor response）	命令に応じて運動可能	6
	痛み刺激部位に手足を持ってくる	5
	逃避屈曲反応	4
	異常屈曲反応	3
	異常伸展反応	2
	まったくなし	1

正常で合計が15点，深昏睡で3点

2) 脳卒中重症度スケール[7]

脳卒中重症度スケール（JSS）は，日本脳卒中学

表5 NIHSS[8]

項目	スコア	番号
意識レベル	0：覚醒 1：簡単な刺激で覚醒 2：反復刺激や強い刺激で覚醒 3：（反射的肢位以外は）無反応	1A
意識レベル質問	0：2問とも正答 1：1問に正答 2：2問とも誤答	1B
意識レベル従命	0：両方の指示動作が正確に行える 1：片方の指示動作のみ正確に行える 2：いずれの指示動作も行えない	1C
注視	0：正常 1：部分的注視麻痺 2：完全注視麻痺	2
視野	0：視覚欠損なし 1：部分的半盲（四分盲も含む） 2：完全半盲（同名半盲を含む） 3：両側性半盲（皮質盲を含む全盲）	3
顔面麻痺	0：正常 1：軽度の麻痺 2：部分的麻痺 3：完全麻痺	4
左腕	0：下垂なし（10秒保持可能） 1：10秒以内に下垂 2：重力に抗するが10秒以内に落下 3：重力に抗する動きがみられない 4：まったく動きがみられない	5a
右腕	0：下垂なし（10秒保持可能） 1：10秒以内に下垂 2：重力に抗するが10秒以内に落下 3：重力に抗する動きがみられない 4：まったく動きがみられない	5b

項目	スコア	番号
左脚	0：下垂なし（5秒保持可能） 1：5秒以内に下垂 2：重力に抗するが5秒以内に落下 3：重力に抗する動きがみられない 4：まったく動きがみられない	6a
右脚	0：下垂なし（5秒保持可能） 1：5秒以内に下垂 2：重力に抗するが5秒以内に落下 3：重力に抗する動きがみられない 4：まったく動きがみられない	6b
運動失調	0：なし 1：1肢にあり 2：2肢にあり	7
感覚	0：正常 1：軽度～中等度の障害 2：高度の障害	8
言語	0：正常 1：軽度の失語 2：高度の失語 3：無言または全失語	9
構音障害	0：正常 1：軽度～中等度の障害 2：高度の障害	10
消去/無視	0：正常 1：軽度～中等度の障害 2：高度の障害	11

合計点＝　　　/42

会が1997年に作成した急性期の脳卒中患者の重症度を定量的に評価できるスケールです．意識，言語，無視，視野欠損または半盲，眼球運動障害，瞳孔異常，顔面麻痺，足底反射，感覚，運動（手，腕，下肢）の10項目から評価します．点数が大きいほど重症度は高くなります．

3) NIHSS[8]

NIHSS（National Institutes of Health Stroke Scale）は，米国立衛生研究所で作成された脳卒中の重症度を判定するスケールです．意識（水準，質問，従命），注視，視野，顔面麻痺，上肢運動，下肢運動，運動失調，感覚，言語，構音障害，消去・無視など15項目から評価します（**表5**）[8]．0点が正常で点数が高いほど重症度が高くなります．脳梗塞急性期の血栓溶解療法を実施する際の

慎重投与項目として用いられています．

4) SIAS[9]

SIAS（Stroke Impairment Assessment Set）は，1979年の日本と米国の共同研究後に日本で開発された評価法です[10]．特徴は，①多面的な脳卒中機能障害の評価項目として必要かつ最小限の項目を含む，②患者を寝かすことなく，検者一人でかつ短時間で評価できる，③各項目が単一のテスト，④非麻痺側機能の評価を含むことです[9]．

評価項目は，麻痺側運動機能（膝・口テスト，手指テスト，股屈曲テスト，膝伸展テスト，足パット・テスト），筋緊張（上・下肢腱反射，上・下肢筋緊張），感覚機能（上・下肢触覚，位置覚），関節可動域（上・下肢），疼痛，体幹機能（腹筋力，垂直性），視空間認知，言語機能，非麻痺側筋力

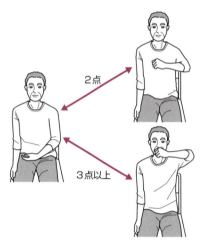
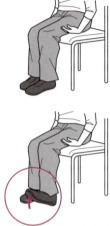

図5 SIAS の検査項目と採点基準（一例）

上肢近位テスト　膝・口テスト

座位にて，麻痺側手を対側膝（大腿）上より拳上し，口まで運ぶ．肩は90°外転させ，再度膝（大腿）に戻す

5点：非麻痺側と同じくらいスムーズに可能
4点：ややぎこちない
3点：ぎこちなさはあるが口まで届く
2点：手が乳頭の位置
1点：乳頭まで届かない
0点：上腕二頭筋収縮無

下肢遠位テスト　足パット・テスト

座位または臥位にて，踵を床につけたまま　足部の背屈・底屈を3回繰り返しその後なるべく速く背屈・底屈を繰り返す

5点：背屈筋力と協調性が正常同様
4点：やや筋力が低下
3点：背屈が可能で前足部が床から十分離れる
2点：前足部が上がるが十分ではない
1点：わずかな前足部の動き
0点：前脛骨筋収縮なし

（大腿四頭筋筋力，握力）の22項目です（**図5**）．

● **運動機能の評価**

運動機能の評価には，筋力から運動機能を評価する Motricity Index と共同運動と分離運動の視点から評価するブルンストローム法ステージ（Brunnstrom Recovery Stage：BRS）や Fugl-Meyer assessment の運動機能項目が用いられます．

1）Motricity Index

脳卒中の運動障害の評価として，0～100点でスコア化されており，5分程度で評価ができる簡便な検査法です．徒手筋力評価法の基準に従い，上下肢それぞれ3箇所の筋力で評価します．

2）ブルンストローム法ステージ

わが国の臨床で一般的に用いられており，『脳卒中治療ガイドライン2021（改訂2023）』でも運動麻痺の評価法として推奨しています．

運動麻痺は，発症直後の弛緩性麻痺から痙性麻痺に移行する過程において，連合反応や病的共同運動（**表6**）が出現します．その後，徐々に分離運動の範囲が拡大するという回復過程をたどること

表6 病的共同運動

部位	屈筋共同運動	伸筋共同運動
肩甲帯	拳上・後退	前方突出
肩関節	屈曲・外転・外旋	伸展・内転・内旋
肘関節	屈曲	伸展
前腕	回外	回内
手関節	掌屈・尺屈	背屈・橈屈
手指	屈曲	伸展
股関節	屈曲・外転・外旋	伸展・内転・内旋
膝関節	屈曲	伸展
足関節	背屈・内反	底屈・内反

が多いです．

上・下肢，手指の運動機能の回復を stage I（随意運動が見られない）から stage VI（分離運動が自由に行える，やや巧緻性に欠ける）の6段階で評価します（**表7**）[11]．

3）体幹機能の評価

脳卒中では四肢の麻痺だけでなく，非麻痺側も

表7 Brunnstrom Recovery Stage（BRS）[11]

stage	基本的内容	上肢（腕）	体幹・下肢	手指
Ⅰ	随意運動は見られない	弛緩麻痺	弛緩麻痺	弛緩麻痺
Ⅱ	わずかな随意運動が出現 共同運動の一部が連合運動として出現	わずかな屈伸筋共同運動が出現 関節運動は必ずしも出現しなくてよい	下肢のわずかな随意運動，共同運動が出現 レイミステ現象の出現	全指同時屈曲がわずかに可能
Ⅲ	十分な共同運動が出現	関節運動を伴う屈伸筋共同運動	明らかな関節運動をともなう屈伸筋共同運動	全指同時握り，鉤型握り可能も離すことができない 随意的指伸展不可能
Ⅳ	共同運動から分離が一部可能 痙性が減少し始める	腰の後ろに手を持ってゆく 前方水平位に腕を挙上する 肘90°屈曲位で前腕回内・回外	座位で 膝を90°以上屈曲して，足を床の後方へ滑らす 踵を床から離さずに随意的に足背屈可能	手指伸展が小範囲で可能 横つまみ可能で母指を動かして話すことが可能
Ⅴ	十分な分離運動が出現	横水平位に腕を挙上する 前方頭上に腕を挙上する 肘伸展位で前腕回内・回外	立位で 股伸展位または，それに近い状態で膝屈曲が可能 膝伸展位で足を少し前方へ踏み出して足背屈可能	対向つまみ，筒握り球握り可能 随意的手指伸展可能（範囲は一定しない）
Ⅵ	正常に近い協調運動が可能	ほぼ正常な運動が可能になるが，ぎこちなさは残っている	立位で 股外転が骨盤挙上による範囲を超えて可能 座位で 下腿内外旋が足の内外反を伴って可能	すべての種類の握りが可能 全可動域の手指伸展可能 健側に比べて正確性は劣る

運動機能のみを抜粋
判定：一つ以上の課題が可能な最も高いstageを採用する．

含めた体幹機能の障害も生じます．

体幹機能を評価する検査としては，**臨床的体幹機能検査（Functional Assessment for Control of Trunk：FACT），Trunk Control Test（TCT），** SIASの体幹機能検査，Trunk Impairment Scale（TIS）などがあります．

（1）臨床的体幹機能検査（FACT）

静的端座位保持能力から動的端座位保持能力までの10項目を順に検査します．各項目3回施行したときの最大パフォーマンスで採点し，満点が20点です．体幹機能を定量的に評価でき，経時的な変化を捉えることができるため，治療の効果判定としても使用できます．

（2）Trunk Control Test（TCT）

寝返り（2方向），起き上がり，端座位（足底は接地しない）の4項目について評価します．0点（自力で困難），12点（正常とは言えないが自力で可能，ベッド柵などを利用して可能），25点（完全に正常）の3段階で評価し，満点が100点です．ベッド上で評価が可能なことが特徴です（**表8**）[12]．

4）関節可動域測定

脳卒中では運動麻痺のみならず，筋緊張の異常，疼痛，廃用など，さまざまな要因で関節可動域制限を引き起こします．脳卒中発症後はウェルニックマン肢位（**図6**）などをとりやすく，この肢位の状態で拘縮が生じる可能性があります（**表**

表8 TCT[12]

テスト項目	検査のためのガイドライン
患側への寝返り（筋力の弱い側）	非麻痺側上肢によりベッドを引いたりする動作は許可
非麻痺側への寝返り（筋力の強い側）	背臥位で患側上下肢を持ち上げて行う．非麻痺側の上下肢で介助した場合は12点
背臥位からの起き上がり	背臥位から上肢を用いて押すか引く．柵やシーツを引っ張った場合は12点
端座位におけるバランス	座位をとり，床から両足を離して，30秒間保持．姿勢保持のために両手を支えにした場合，12点どのようにしても30秒間保持不可の場合，0点

スコアの判定基準
0点：自力で困難，12点：正常とは言えないが自力で可能，ベッド柵などを利用して可能，25点：完全に正常

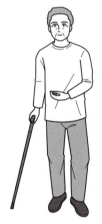

図6 ウェルニッケ・マン肢位

表9 筋緊張の亢進により生じやすい拘縮

肩関節	内転，内旋
肘関節	屈曲
手関節	掌屈
手指	屈曲
股関節	屈曲，内転，外旋・内旋
膝関節	屈曲
足関節	底屈
足部	内反
足趾	屈曲

9)．したがって，急性期から拘縮が生じやすい関節の可動域を測定し，予防に努めます．なお，肩関節亜脱臼のように正常な状態から逸脱した関節もあり，測定時には関節包内運動を意識して測定します．

5) 筋力測定

過去には脳卒中片麻痺に対する筋力増強運動が痙縮筋などの陽性兆候を増悪させるという考え方もありましたが，現在では『脳卒中治療ガイドライン2021（改訂2023）』[13]にて，「歩行障害が軽度の患者に対して，有酸素運動や筋力増強訓練を行うことが勧められる（推奨度A エビデンスレベル高）」と推奨されています．しかし，麻痺の程度によっては共同運動の影響や分離運動が困難などの制約があるため，脚伸展筋力（下肢荷重力）で

の計測が考案されました（図7）[14]．これは脳卒中片麻痺患者の下肢機能および体幹機能を総合的に評価できます．移動能力との関係から麻痺側の筋力評価には膝伸展筋力評価より脚伸展筋力（下肢荷重力）の評価のほうが有用との報告もあります[15]．

● 筋緊張の評価

筋は随意的に筋収縮していない時にも一定の緊張を保っています．いわゆる，骨格筋が活動する準備状態であり，姿勢保持や運動制御にもかかわっています．筋緊張を規定するおもな因子としては，筋固有の物理的粘弾性（非反射性要因）と筋の伸張反射（反射性要因）です．一般的に筋緊張を評価する場合は，安静時に関節を他動的に動かし，筋を伸張する際に生じる抵抗感から評価します．

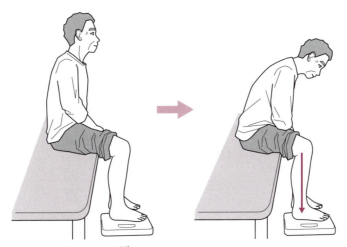

図7 下肢荷重力測定[14]
下肢で体重計を最大努力下で3秒押す．その際，殿部を治療台から離さないように留意する．

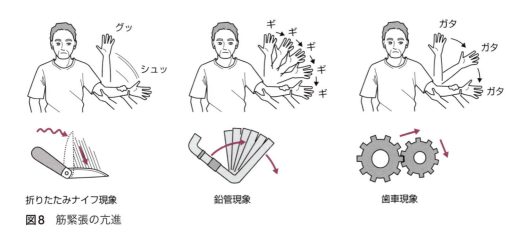

図8 筋緊張の亢進

1）異常な筋緊張

（1）筋緊張の低下

筋緊張の低下は，伸張反射回路が遮断され，安静時に筋を他動的に伸張しても抵抗が少なく，また消失した状態を示しています．中枢神経障害の急性期や乳幼児のミオパシー，フロッピーインファント，小脳の障害，ハンチントン舞踏病などにより生じます．

（2）筋緊張の亢進

筋緊張の亢進は，大きく錐体路障害と錐体外路障害の2つに分けることができます．錐体路障害によって生じる痙縮（spasticity）は，関節運動の速度が速いほど抵抗が増す傾向があります．とくに伸張の初期に抵抗が大きく，そのまま伸張を続けると急に抵抗が減弱する折りたたみナイフ現象がみられます．一方，錐体外路障害によって生じる固縮または強剛は，緊張性伸張反射が亢進している状態です．他動運動時の速度によって抵抗が変化することはありません．運動範囲全般にわたってほぼ一様の抵抗を示すものを鉛管現象といい，関節の運動時に断続的，律動的に抵抗を示すものを歯車現象とよびます（図8）．

2）筋緊張の評価の実際

筋緊張は精神状態，環境因子にも左右されることがあるため身体をリラックスさせた状態で行います．安静時の筋緊張を視診，触診である程度把握したのちに，伸展性，被動性，懸振性などを確認します．

表10 Modified Ashworth Scale (MAS)[16]

グレード0	筋緊張の増加なし
1	わずかな筋緊張の増加 四肢の屈曲・伸展の最終域で最小の抵抗感
1+	わずかな筋緊張の増加 ROMの半分以下の可動域を通して最小の抵抗感
2	より著しい筋緊張の増加 ROMのほとんどの範囲で抵抗感あるも関節運動は容易
3	著しい筋緊張の増加 他動的運動困難
4	患側四肢の屈曲または伸展が固い

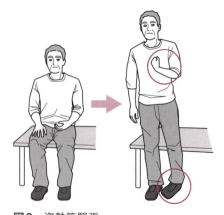

図9 姿勢筋緊張
座位に比べ立位になると上肢屈筋群，下肢伸筋群の緊張が増加する．

(1) 伸展性

関節をゆっくり動かしたときの筋の伸長度合いを評価します．筋緊張が低下している場合，伸展性は亢進します．

(2) 被動性

被動性は，他動運動に対する抵抗感を評価します．他動運動の速度を変化させて筋緊張の程度や質を評価します．はじめはゆっくり動かし，次に早さを変えて抵抗感の変化を確認します．筋の伸張速度に依存して筋の抵抗感が増す場合は痙縮と判断します．客観的な指標としては，Modified Ashworth Scale (MAS) (表10)[16]が一般的に用いられています．また，測定肢位と伸長速度を規定して他動運動に対する抵抗感やクローヌスと関節角度を評価するModified Tardieu Scaleも臨床での有用性が報告されています[17-19]．

(3) 懸振性

両上肢を下垂させた立位で行います．検者は後方から両方の肩か骨盤を持ち，体軸を中心に体幹を左右に回旋させたときの抵抗感や上肢の振れ幅の左右差を観察します．筋緊張が亢進していると振れ幅は少なく，筋緊張が低下していると振れ幅は大きくなり，揺れる時間も長くなります．

3) 姿勢筋緊張と動作時筋緊張

筋緊張は，姿勢（支持基底面や重心の位置）によって変化することがあるため，姿勢の変換前と変換後（たとえば背臥位と座位）の筋緊張を比較します（図9）．また，環境の影響で平坦な床面と凹凸のある床面を歩いた時でも筋緊張は変化することがあります．これらは動作観察時などに合わせて評価します．

以上の基本的評価のほかに深部腱反射や筋電図を用いて評価します．

● 感覚障害の評価

ヒトはある刺激により感覚受容器が刺激されると，その情報は上行性の神経伝導路をたどり，大脳皮質の感覚野に投射されます．その後，各連合野にて刺激の種類や状態を判別し，刺激に適切に反応して運動神経を介して運動が生じます（図10)[20]．感覚は体性感覚だけではなく，視覚，聴覚などの特殊感覚と内臓感覚に分けられます．

1) 感覚障害と脳卒中

脳卒中で感覚障害は重要な神経症候の一つです．運動麻痺と合わせて感覚障害が生じると，感覚フィードバックが障害されるため，さまざまな運動や巧緻動作が拙劣となります．

2) 感覚検査の目的

感覚検査の目的は，①神経病変の部位や程度を推測する，②障害の程度や回復の経過を評価する，③治療の阻害因子やリスクを知る，④理学療法計画立案の参考とする，⑤予後予測の参考にする，などがあります．

3) 感覚検査の注意点

感覚検査の結果は患者の主観に依存します．正

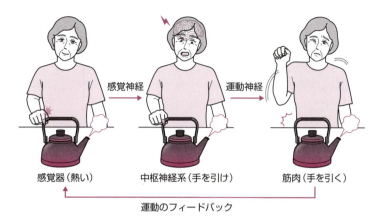

図10　感覚と運動の関係[20]

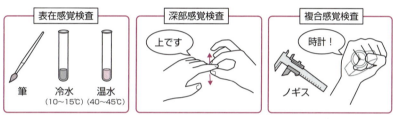

図11　感覚検査

確な結果を得るためには事前に患者の状態（とくに認知機能，意識レベル，精神状態）を正しく把握するために，事前にHDS-R，JCSなどを用いて認知機能や意識レベルを評価しておきます．また，感覚検査は集中力を要するため，疲労が生じないように短時間で効率的に行うことが重要です．そのため，検査の方法を十分に理解してもらえるために丁寧なオリエンテーションを実施します．

4）感覚検査の実際（図11）

一般的に感覚検査では表在感覚，深部感覚，複合感覚を検査します．

（1）表在感覚検査

表在感覚には，触覚，痛覚，温度覚があります．皮膚への接触刺激によって，その程度や感じ方を判定します．触覚は筆やガーゼ，痛覚は針など，温度覚は40～45℃の温水，10～15℃の冷水を入れた試験管を使用します．なお，触覚は皮膚に物が接触しているかどうかを判定する触覚と皮膚に対して圧が加わったかを判定する圧覚がありますが，厳密に区別することは困難です．判定は非麻痺側を正常の10としたときに麻痺側がどの程度感じるかを答えるようにします．また，触れている場所がわからない，違うもので触れている感じがするなどの感じ方も聴取します．

（2）深部感覚検査

深部感覚は関節覚（位置覚，運動覚）と振動覚があります．関節覚は関節がどの位置にあるか（位置覚），どの方向に動いたか（運動覚）を判別する感覚です．位置覚には他動的に動かした四肢が空間のどの位置にあるか答える口頭法と，他動的に動かした麻痺側を健側で真似させる模倣法があります．運動覚は手指や足趾を上下に動かしどちらに動いたかを答えてもらう受動運動覚で検査します．臨床上は位置覚と受動運動覚は厳密に区別する必要はないので，受動運動覚を関節覚として記載します．判定には数回テストを行い，その正答数を記録します（5回実施し，3回正答の場合は3/5）．最初に母指と母趾の遠位部で検査し，成績が良ければほかの手指は省略できます．深部感覚検査を行う際には，オリエンテーションと合わせて感覚検査に必要な関節可動域や筋力が保た

れていることを確認します.

(3) 複合感覚検査

大脳の感覚野が関与している感覚で，2点識別覚，皮膚書字覚，立体覚などがあります．検査は表在感覚や深部感覚が保たれていることが条件になります．2点識別覚はノギスやコンパスを用いて，2点間の距離徐々に狭くしていき，識別できる最小距離を求めます．皮膚書字覚は閉眼状態で手掌に書いた文字を判読できるかを判定します．立体覚は閉眼状態で腕時計や鉛筆など日常使用するものを手で触れさせて，それが何かわかるかを判定します．

● 反射の評価

反射とは，特定の刺激に対する反応が意識される事なく起こるものをいいます．深部反射と表在反射があります．

・反射の評価の目的

反射検査は，神経疾患の局在診断に役立てることができ，四肢の腱反射は亢進も消失も病的な意味を持ちます．腱反射の亢進は，反射弓より高位の皮質脊髄路(錐体路)の障害です．また，腱反射の消失は反射弓が障害されていることを意味し，求心路の感覚神経，遠心路の運動神経，反射弓の中枢である脊髄前角細胞の障害が考えられます．また，意識障害や高次脳機能障害などによって，検査に協力が得られない場合に重要な神経学的所見となります．

(1) 深部腱反射

深部腱反射は，伸張反射が正常に機能しているかを評価するものですが，筋緊張の程度を反映するものとして臨床上よく用いられています．反射弓のいずれかの部位が障害されていれば，深部腱反射は低下，または消失します．錐体路障害など上位運動ニューロンの障害では腱反射は亢進し，時にクローヌスが出現します．一般的に脳卒中では病変部の反対側の深部腱反射の亢進が認められます．下顎反射は反射の中枢が橋にあるため，脳病変と脊髄病変の鑑別に有用です．一般的には，正常，亢進，減弱，消失で判定します(図12)[21]．

(2) 表在反射

代表的なものとして，腹壁反射，軟口蓋反射，

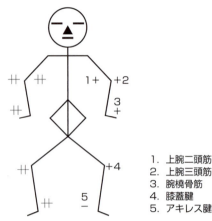

図12 深部腱反射判定の記述例[21]

1. 上腕二頭筋
2. 上腕三頭筋
3. 腕橈骨筋
4. 膝蓋腱
5. アキレス腱

角膜反射などがあります．表在反射では正常，低下，消失で判定します．腹壁反射の消失は錐体路徴候の一つです．また，足底反射は足底外側を踵から母趾の付け根まで針先でこすります．正常では母趾が屈曲する反射ですが，母趾が伸展し，他の足趾が扇状に拡がる現象をバビンスキー(Babinski)反射といいます．

(3) 病的反射

錐体路障害がある場合，病的反射が陽性になることが多いです．上肢の病的反射ではホフマン(Hoffmann)反射，トレムナー(Tromner)反射などがあり，Babinski反射を下肢の病的反射として分類する場合もあります．

● 疼痛の評価

脳卒中後の痛みとしては，従来から複合性局所疼痛症候群(CRPS)の一型として分類される肩手症候群が報告されてきましたが，脳卒中発作後に感覚神経中枢や伝導路が障害されたことによって生じる中枢性脳卒中後疼痛(CPSP)が近年注目されています．CPSPには，自発痛，痛覚過敏，アロディニアなどさまざまな感覚異常があり，視床痛も含まれます．脳卒中発症後2～3か月後に生じることが多く，鎮痛薬は無効で，難治性であるのが特徴です．痛みの評価は，量的な評価と質的な評価に分けて考えることが必要です．痛みの強度をはかる評価指標として視覚的アナログスケール(Visual Analog Scale：VAS)や数値評価スケール(Numerical Rating Scale：

NRS）がよく用いられます．

1）視覚的アナログスケール（VAS）

VASは100mmの線を用いて「痛みが全くない」を左端とし，右端を「今まで経験したなかで最も痛く耐えがたい痛み」として，線上で指し示してもらう方法です（**図13**）．

2）数値評価スケール（NRS）

NRSは，「痛みが全くない」を0，「今まで経験したなかで最も痛く耐えがたい痛み」を10として説明し，痛みの程度を数値で返答してもらい評価します．

3）Short-Form Mcgill Pain Questionnaire2（SF-MPQ-2）

SF-MPQ-2は「ズキンズキンする痛み」や「ビーンと走る痛み」などといった痛みを表現する状態と痛みの程度を0（なし）から10（考えられる最悪の状態）の11段階で点数化してもらい評価します．SF-MPQ-2は痛みの強度だけでなく，痛みの性質の評価でもあります．

● 上肢機能障害の評価

上肢・手指で行う動作は巧緻性を要するものが多いため，脳卒中片麻痺患者のうち，実用手を獲得可能な人は30～40％といわれています[22]．そのため麻痺側上肢は動かせる可能性があっても，不使用による学習が進行し，ますます麻痺側上肢の機能が弱化していく可能性があります．

上肢機能を調べる目的で作成された評価としては，ARAT（Action Research Arm Test）やWMFT（Wolf Motor Function Test）があります．とくにARATは，Fugl-Meyer assessmentの上肢項目とともに，上肢運動機能評価としても幅広く用いられています．

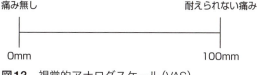

図13 視覚的アナログスケール（VAS）

1）ARAT

ARATは，日常生活に関連する上肢機能を調べるために開発された世界で標準的に使用されている上肢機能評価です．①つかむ，つまむ，握るといった手の動作，②前腕の回内外，③肘関節の屈曲・伸展，④上腕の挙上（肩関節の屈曲・外転）で構成された動作をつかみ，握り，つまみ，粗大動作の4つの下位項目に分けて特殊な器具を用いて評価を行います．採点方法は，0～3点の4段階で採点し，得点範囲は0～57点で評価します．また，ARATは重度の麻痺がある患者であっても前後・左右・上下の空間における評価ができ，上肢機能の変化が捉えやすい特徴があります．

2）WMFT

WMFTはCI療法の前後で上肢機能に対する治療効果を評価する目的で開発され，臨床や研究の場で広く用いられています．運動項目6項目と物品操作項目9項目からなり，それぞれの動作に要する時間を測定し，かつ質的に「まったく動かせない」から「健常に近い動作が可能」までの6段階で評価します[23]．

先輩からのアドバイス

脳卒中の障害は多岐にわたり，脳卒中に関する評価バッテリーもたくさんあります．総合評価のための評価バッテリーもありますが，それぞれが何を評価するものなのかを理解して使用するようにしましょう．動作観察は誰もが最初は難しく感じますが，評価バッテリーをうまく利用することで，何から・何を観察すべきか指針を与えてくれます．

確認してみよう！

- 症状が多岐にわたる脳卒中の理学療法評価を進めるにあたり，障害の構造についての理解が必要です．そのためには（　①　）の視点が大切です．
- 意識障害の評価には，3-3-9度方式の（　②　）と，開眼，言葉，（　③　）の3つで評価する（　④　）があります．
- 総合評価では（　⑤　）（　⑥　），NIHSS，（　⑦　）がよく用いられています．
- （　⑦　）には非麻痺側機能評価を含むことが特徴です．
- 筋緊張の評価では，筋緊張の亢進度合を（　⑧　）段階で評価する（　⑨　）やModified Tardieu Scaleがあります．（　⑩　）は運動機能を（　⑪　）と分離運動の視点から評価します．筋緊張の異常や麻痺が生じる脳卒中では拘縮が生じやすく，肩関節では（　⑫　），（　⑬　）拘縮が生じやすく，急性期から可動域の評価が必要です．
- 脳卒中の体幹機能評価としては，FACTや（　⑭　）があります．
- 痛みの量的評価としては（　⑮　）やNRSがあり，質的な評価としては（　⑯　）があります．

解答

①国際生活機能分類（ICF）　②JCS　③運動　④GCS　⑤FMA　⑥JSS　⑦SIAS　⑧6
⑨MAS　⑩BST　⑪共同運動　⑫内転　⑬内旋　⑭TCT
⑮VAS（視覚的アナログスケール）　⑯SF-MPQ-2
※⑤と⑥，⑫と⑬はそれぞれ順不同

（髙村浩司・成瀬　進）

引用・参考文献

1) 上田　敏：新しい障害概念と21世紀のリハビリテーション医学-ICIDHからICFへ-．リハビリテーション医学, 39(3)：123-127, 2002．

2) 木村貞二：理学療法における評価の考え方と進め方．理学療法学, 47(1)：93-101, 2020．

3) 太田富雄：意識障害スケール3-3-9度方式と今後の展開．日本臨牀, 64(増刊号7)：242-247, 2006．

4) Teasdale G, Jennett B：Assessment of coma and impaired consciousness, A practical scale．Lancet, 2(7872)：81-84, 1974．

5) 竹内栄一, 太田富雄：意識レベルの評価法．日本臨床, 55(増刊号1)：315-317, 1997．

6) 永田誠一：Fugl-Meyer評価法(FMA)．作業療法ジャーナル, 38(7)：579-586, 2004．

7) 後藤文男：日本脳卒中学会・脳卒中重症度スケール(急性期)の発表にあたって．脳卒中, 19(1)：1-5, 1997．

8) Lyden P, Brott T, Tilley B, et al：Improved reliability of the NIH Stroke Scale using video training. NINDS TPA Stroke Study Group. Stroke, 25(11)：2220-2226, 1994．

9) 千野直一・他(編)：脳卒中患者の機能評価―SIASとFIM(基礎編)．金原出版, 2020．

10) 千野直一・他：脳卒中のリハビリテーション-日米両国の比較-．総合リハ, 13(11)：825-829, 1985．

11) Brunnstrom S(著), 佐久間穣爾, 松村　秩(訳)：片麻痺の運動療法．pp38-62, 医歯薬出版, 1974,

12) 内山　靖, 岩井信彦(編)：標準理学療法学　理学療法評価学．pp315-343, 医学書院, 2001．

13) 日本脳卒中協会　脳卒中ガイドライン委員会：脳卒中治療ガイドライン2021(改訂2023)．p260, 協和企画,

14) 村田　伸・他：脳卒中片麻痺患者における下肢荷重力と立ち上がり・立位保持・歩行能力との関係．理学療法科学, 23(2)：235-239, 2008．

15) 川端悠士・他：脳卒中片麻痺患者における麻痺側下肢筋力と移動能力の関係，理学療法科学26(3)：377-380, 2011．

16) Bohannon RW, Smith MB：Interrater Reliability of a Modified Ashworth Scale of Muscle Spasticity. Phys Ther, 67(2)：206-207, 1987.

17) 竹内伸行・他：Modified Tardieu Scaleの臨床的有用性の検討．理学療法学, 33(2)：53-61, 2006．

18) Boyd RN. Ada L；Physiotherapymunagemellt of spas−t. icity. In：Barnes MP, JohnsonGR{ed} Upper MQtorNeurone Syndrome and Spasticity. CtinicalManagementand Neurophysiology, Cambridge Univ Press, 2001. pp96 −121.

19) Ward AB：Assessment of muscle tone. Age and Ageing 29：385−386, 2000.

20) 上杉雅之(監), 成瀬　進：イラストでわかる理学療法概論．p239, 医歯薬出版, 2020．

21) 田崎義昭・他：ベッドサイドの神経の診方, 改訂16版．pp67-76, 南山堂, 2007．

22) 藤原俊之：脳卒中片麻痺．総合リハ, 35(11)：1303-1308, 2007．

23) 髙橋香代子・他：新しい上肢運動機能評価法・日本語版Wolf Motor Function Testの信頼性と妥当性の検討．総合リハ, 36(8)：797-803, 2008．

第6章

脳卒中の評価②
―姿勢，動作分析，ADL，バランスなど―

エッセンス

- 姿勢・動作分析は，対象の動作を観察し，各相に分けて分析することで，正常な動作から逸脱している点や，その原因を探ることを目的とします．そのためには，正常な動作を理解したうえで，姿勢や動作の観察を行います．
- ADLは日常生活に必要な基本的な身の回りの動作である基本的ADL（basic ADL）と社会生活において必要な動作である手段的ADL（instrumental ADL：IADL）に大別されます．
  また，ADL評価を行う際には，「しているADL」と「できるADL」のどちらを評価しているかを認識したうえで実施します．
- 姿勢の安定性には身体重心と支持基底面が大きく関与します．一般的に支持基底面が広く，身体重心が支持基底面の中心にあり，なおかつ重心が低いほど姿勢は安定します．また，バランスは動的バランスと静的バランスに分けることができ，それぞれに適した評価を選定します．
- 歩行はヒトが移動するための一般的な手段ですが，一定以上の歩行スピードや持久力がなければ日常生活が制限されてしまいます．歩行評価では，10m歩行テストや6分間歩行距離などによる歩行機能評価や歩行分析による歩容の評価を行い，歩行の異常や実用性を検討します．

姿勢・動作分析

●姿勢・動作分析の目的

姿勢・動作分析の目的は，対象者の姿勢や動作の異常を観察・分析することにより，その異常が生じている原因を探り，改善に導くための情報を得ることです．また，治療の前後で分析することにより，治療の効果判定を行うことができます．

・リハビリテーションプログラムと姿勢・動作分析

臨床では，リハビリテーションプログラムの目標が姿勢・動作の改善となる場合も多くあります．したがって脳卒中患者などの身体機能に制限がある患者に対し，機能改善を目的としたリハビリテーションを実施するとともに，患者の残存機能をうまく利用し，姿勢や動作の改善を図る指導が必要になります．

●姿勢・動作分析の実際

適切な姿勢・動作分析をするためには，まず健常者の正常な姿勢・動作がどのようなものであるかを理解します．具体的な方法としては，三次元動作解析装置，筋電図などの機器を使用する分析方法と，動作の観察を中心とした分析方法に分けられますが，臨床では機器を使用しない観察による姿勢・動作分析が多用されます．また，運動機能が低下し，姿勢や動作に異常が観察されるような場合は，健常者に比べ環境面が動作に大きく影響を及ぼすことを考慮します．

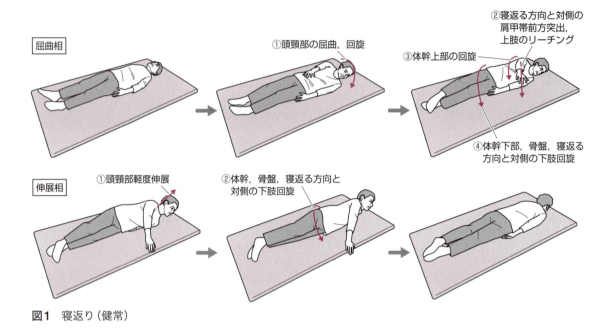

図1 寝返り（健常）

●姿勢・動作分析の方法

姿勢・動作分析は原則，次の手順にしたがって行われます．

1）分析対象の動作を実施させ観察する

まずは動作を全般的に観察します．この際，患者の病態や機能障害を把握しておくことで，着目すべきポイントをある程度推測できます．動作観察に慣れていない場合や，着目すべきポイントが絞れない場合は，動画などを撮影し，繰り返し観察することで詳細に動作分析ができます．

2）動作をいくつかの相に区分する

動作を細分化することで，動作の詳細を把握します．

3）相（区分）ごとに，動作の状況（姿勢の変化や関節運動）を記載する

4）その動作を呈している原因を探る

ほかの検査・測定結果と動作分析の結果から，正常な動作から逸脱している部分，またその原因を探り，必要であれば再度評価を行います．

基本動作の分析

●寝返り

背臥位から腹臥位への寝返り動作について示します．寝返りは屈曲相（背臥位から側臥位まで）と伸展相（側臥位から腹臥位まで）の2相に分けられます（図1）．

・脳卒中患者の代表的な寝返り動作（図2）

屈曲相で頭頸部の屈曲・回旋が不十分になることがあります．また，片麻痺患者では一般的に麻痺側と対側への寝返りを行うことが多いですが，麻痺側の肩甲帯前方突出，上肢のリーチングが不十分になる場合があります．さらに，屈曲相の④では，骨盤，下肢の回旋が不十分になり，側臥位への体位変換が困難になる場合があります．このような場合は健側で麻痺側上下肢を誘導するなどの動作指導が必要です．

●起き上がり動作

起き上がり動作は背臥位から長座位，背臥位から端座位などの方法があり，その動作パターンも個人によってさまざまです．今回はそのなかでも，臨床で最も実施する機会が多いベッドからの起き上がり動作について示します（図3）．

起き上がりは屈曲相〔背臥位から側臥位になり，on elbow（肘で体幹を支持する）まで〕と伸展相〔on elbowからon hand（手で体幹を支える）を経て，座位まで〕の2相に分けられます．

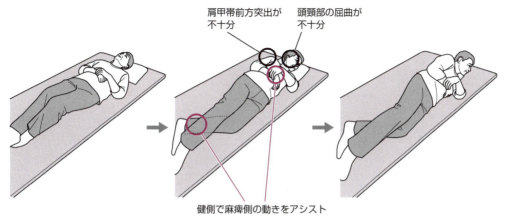

図2 寝返り（右片麻痺）

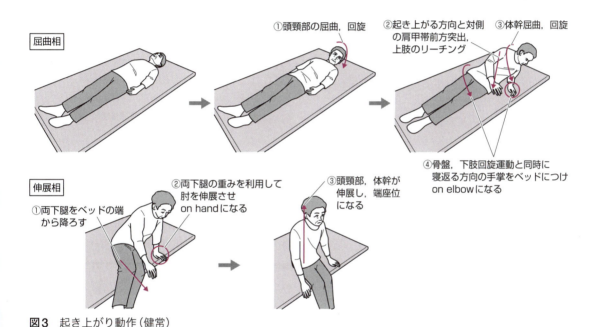

図3 起き上がり動作（健常）

・脳卒中患者の代表的な起き上がり動作（図4）

　屈曲相で頭頸部の屈曲や，肩甲帯前方突出，体幹の屈曲が不十分であると，肘に上半身の重心を移動させることが難しく，on elbowになれない場合があります．また，on elbowからon handに移行する際も，努力性になると共同運動や連合運動を誘発し，上半身の重心が前方に移動できなくなり，動作が困難になる場合があります．

● 座位

　座位は，端座位，長座位，正座などいくつかに分類されます（図5）．なかでも端座位は車椅子のシーティングなどにも関係するため，非常に重要です．

　座位の姿勢観察は前額面，矢状面で行います．前額面の観察ではおもに左右の対称性を確認します．前方，後方から観察し，頭部・肩甲帯・脊柱・骨盤・四肢のアライメントを把握します．矢状面での観察では，骨盤や脊椎のアライメントを中心に観察します．矢状面で観察される姿勢として，仙骨座りが挙げられます（図6）．これは骨盤後傾，胸腰椎後彎，それに伴う頭部伸展，頸部屈曲位を示す姿勢です．この姿勢では前方への重心移動が不十分になりやすく，立ち上がりにくくなります．

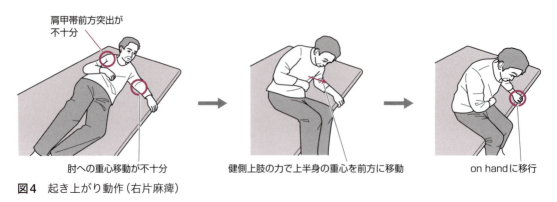

図4 起き上がり動作（右片麻痺）

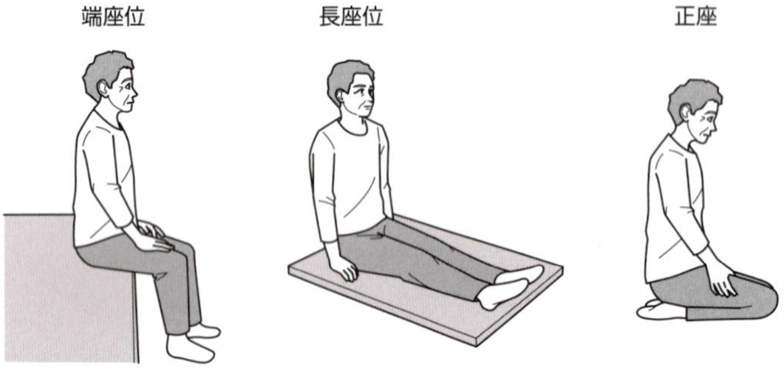

図5 座位

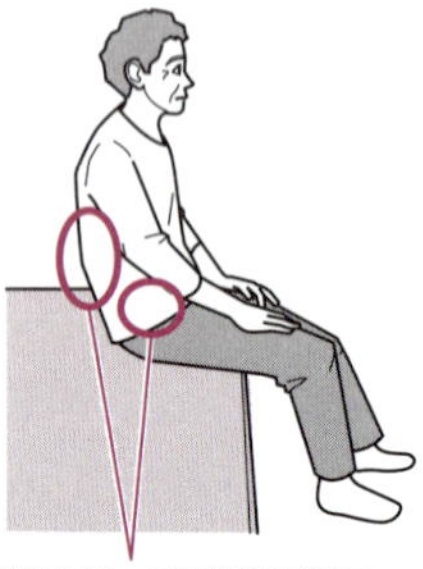

図6 仙骨座り

●立ち上がり動作

　椅子座位からの立ち上がり動作について示します．立ち上がり動作は屈曲相（座位から中腰位まで）と伸展相（中腰位から立位まで）の2相に分けられます（図7）．

・脳卒中患者の代表的な立ち上がり動作（図8）

　屈曲相での骨盤前傾が不十分で，重心の前方移動が制限され，座面からの離殿が困難になる場合があります．また，麻痺側の骨盤が後方回旋している場合，前方への重心移動が不十分になり，麻痺側下肢への荷重が困難になるため，健側優位の立ち上がり動作になる場合があります．

●立位

　立位姿勢における重心位置は足底から計算し，男性で56％，女性で55％の高さに位置し，骨盤内で第2仙椎の前方にあります．安静立位姿勢における理想的な重心線と解剖学的指標の関係を示します（図9）[1]．これを指標に前額面，矢状面で姿勢を観察し左右の対称性や重心線の変位を確認します．

・脳卒中患者の代表的な立位

　片麻痺患者の典型的な姿勢として上肢の屈曲運動パターンと下肢の伸展運動パターンが優位に出現するウェルニッケ・マン肢位が知られています．

 先輩からのアドバイス

　脳卒中患者など，運動機能が低下している患者の動作分析では，患者がどのような動作で努力性になるかを観察し，手すりなどの環境設定が動作に与える影響を評価することも重要です．

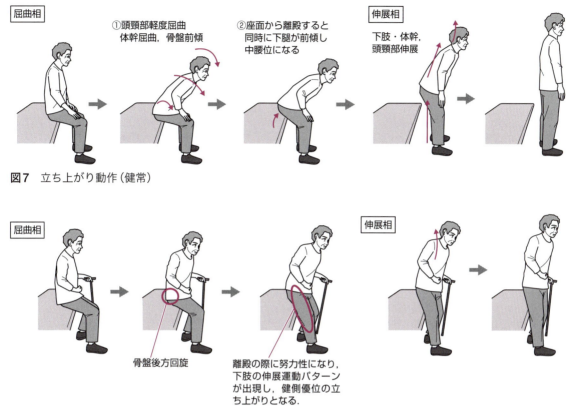

図7　立ち上がり動作(健常)

図8　立ち上がり動作(右片麻痺)

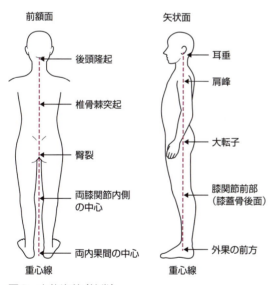

図9　立位姿勢(健常)

ADL評価

●ADLとは

　日常生活動作(activities of daily living：ADL)は日本リハビリテーション医学会によって「一人の人間が独立して生活するために行う基本的な,しかも各人ともに共通に毎日繰り返される一連の身体的動作群をいう」と定義されています[2].また,ADLの範囲は家庭における身の回り動作を意味し,広義のADLと考えられる応用動作は生活関連動作(activities parallel to daily living：APDL)というべき,と記載されています.APDLはLawtonらにより提唱された**手段的ADL(instrumental ADL：IADL)** と同様のものであり,ADL動作を**基本的ADL(basic ADL)** と**手段的ADL**の2つに大別しています.基本的ADLは日常生活に必要な基本的な身の回りの動作を指し,手段的ADLはより複雑で社会生活において必要

93

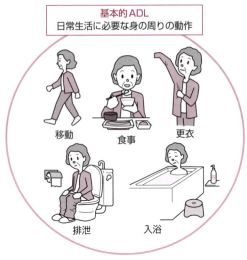

図10 基本的ADLと手段的ADL

な能力を指します（図10）.

● ADL評価の目的

リハビリテーション介入初期にADL評価を実施する目的は，患者の残存動作能力を把握し，主訴に対するニードの設定を行うための指標の一つとすることです．また，得られたADL評価の結果は，そのほかの理学療法評価の結果やニードと合わせ，リハビリテーションプログラムの作成，ゴール設定の指標になります．さらに，リハビリテーションプログラム実施後に再度ADL評価を行い訓練の効果判定を行うことで，社会復帰に向けて必要な具体的な動作能力を把握することができます．このようにリハビリテーションの経過に伴い，ADL評価の目的・意味合いは変化するため，目的を明確にし，ADL評価を実施します（図11）.

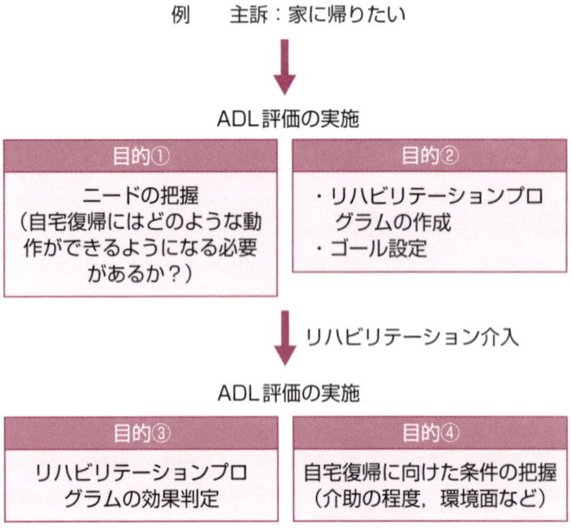

● 「できるADL」と「しているADL」

「できるADL」とは評価や訓練の際などのリハビリテーション介入時に確認されるADL能力を指します．それに対して「しているADL」は病棟や実際の生活で実行しているADLを指します．臨床では，この2つのADL能力に差異が生じることがあり，「できるADL」に比べ「しているADL」が低くなる傾向があります．たとえば評価や訓練の際に動作ができていても，病棟や実際の生活の場ではその動作ができていない（していな

図11 リハビリテーションの経過に伴うADL評価の目的

い）場合があります．この要因としてはリハビリテーション介入時と実生活での環境の違いや，患者の介助者への依存などが考えられます．この場合，患者が本来有する能力を実生活に反映することが困難になり，機能向上の妨げになる場合もあります．そこで，リハビリテーションでは，身体機能の向上を図り，ADL評価やそのほかの検査・評価結果を参考に，患者の「できるADL」を把握し，環境面の設定などを含め，「しているADL」の拡大を目標としたリハビリテーション介入を行います（図12）.

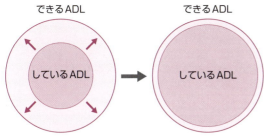

図12 「できるADL」と「しているADL」の関係

ADL評価の実際

脳卒中患者では運動麻痺だけでなく，高次脳機能障害や認知機能の低下がADL動作の遂行に影響を与えます．したがって，評価や動作指導の際の声かけや，環境設定に注意が必要です．また，ADL動作を介助する際には，患者の残存機能を生かすためにも過度な介助は好ましくありません．適切な介助量を見極めるためには，まず脳卒中患者の典型的なADL動作を理解する必要があります．そのうえで前述の動作分析を参考に，正常な動作から逸脱している箇所をみつけ，介助することが重要です．

● 代表的なADL評価

1) Barthel Index（BI）（表1）[3]

10項目からなる評価スケールです．10項目すべてが自立している場合，合計点が100点になります．BIは比較的簡便で，短時間で実施することができますが，その一方で評価項目が限られているので，BIが仮に100点であった場合でも，IADLなどのより複雑な動作を遂行することができず，生活が困難となる場合もあります．また，判定基準が大まかなところがあり，動作能力を細かく判定できません．

2) functional independence measure（FIM）（表2, 3）[4]

世界的に広く使用されている評価方法で，BIとの相関も非常に高いことが知られています[5]．評価項目は，運動項目13項目，認知項目5項目の計18項目から構成されています．BIと異なり認知項目があり，コミュニケーションと社会的認知が評価に含まれます．介助量などによって各項目1点から7点で評価され，すべての項目が完全に自立している場合，合計点が126点になります．また，自立していても補助具などを使用している場合（修正自立）は6点となり，満点になりません．辻らは脳血管障害患者190名を対象とした検討により，FIMの運動項目の合計点別に5つのグループにまとめ，運動項目の総得点のもつ意味を報告しています（表4）[6]．

● 代表的な手段的ADL評価

1) LawtonのIADL

手段的ADLに相当する8項目から構成されています（電話の使用，買い物，食事の支度，家事，洗濯，移動手段，服薬管理，財産管理）．手段的ADLは対象者の年齢，性別，生活環境によって重要な項目が異なります．したがってLawtonのIADLにおいては，男性は8項目のうち食事の支度，家事，洗濯を除いた5項目で評価し，女性は8項目すべてで評価します．評価尺度は各項目3から5段階の活動が「できる」か「できない」で判定し，できる場合は1点，できない場合は0点とします．

2) 老研式活動能力指数[7]

おもに高齢者の活動能力を測定するための評価バッテリーであり，手段的ADL5項目，知的能動

 先輩からのアドバイス

リハビリテーション室では実施できているADL動作でも，病棟や自宅では実施できていない場合が多々あります．ADL評価を行う際には，病棟スタッフ（看護師など）やご家族と情報交換を行い，「できるADL」と「しているADL」の差を含めて把握します．

表1 Barthel Index (BI)[3] より改変引用

項目	判定	点数	基準
1. 食事	自立	10	手の届く所に食べ物が置かれれば，自分で食べることができる．必要であれば自助具を使用し，食事を切り分けるなどの作業を行えれなればなりません．これらを妥当な時間内に実行しなければなりません．
	要介助	5	食事を切り分けるなどの作業で多少の介助が必要．
2. 車椅子とベッド間の移乗	自立	15	すべての動作が自立している．車椅子で安全にベッドに近づき，ブレーキをロックし，フットレストを持ち上げ，安全にベッドに移動し，横になれる．また，ベッドの横に座り，必要に応じて車椅子の位置を変え，安全に車椅子に乗り移ることができる．
	要介助	10	上記の動作において最小限の介助，もしくは注意の促しや監視が必要．
		5	2人目の介助を必要とせず，座位になれるが，ベッドから持ち上げる必要があるなど，多くの介助を必要とする．
3. 整容	自立	5	手と顔を洗い，髪をとかし，歯を磨き，ひげを剃ることができます．刃の付け替えも自分で可能．女性患者は，必要な場合，自分で化粧をすることができますが，髪を整える必要はありません．
4. トイレ動作	自立	10	トイレの出入り，衣服の上げ下ろし，衣服の汚れ防止，トイレットペーパーの使用が介助なしでできる．必要に応じて，手すりなどを使用してもよい．トイレの代わりに差し込み使用する必要がある場合は，使用後に洗浄管理ができる．
	要介助	5	バランスを崩した際や，衣服の取り扱い，トイレットペーパーの使用に介助を必要とする．
5. 入浴	自立	5	バスタブに入る，シャワー，清拭のすべてが介助なしで実施可能．
6. 平地歩行（車椅子操作）	自立	15	介助や監視なしで45.7m以上の距離を歩くことができる．装具または義足の着用や松葉杖，杖，車輪付き以外の歩行器を使用してもよい．装具使用の場合は，装具のロックとロック解除，セッティングができなければならない．
	要介助	10	上記のいずれかで介助または監視を必要としますが，少しの介助で45.7m以上の距離を歩くことができる．
	車椅子駆動	5	歩行はできないが，車椅子の駆動が自立している．角を曲がったり，振り向いたり，テーブルやベッド，トイレなどへの車椅子の移動ができる．車椅子を45.7m以上の距離を駆動することができること．平地歩行で得点を獲得した場合は，この項目の得点は付けません．
7. 階段昇降	自立	10	介助や監視なしで階段昇降を安全に実施できる．必要に応じて手すり，杖，松葉杖を使用してもよい．階段昇降時に杖や松葉杖を運ぶことができる．
	要介助	5	上記の項目のどれか1つでも介助や監視を必要とします．
8. 更衣	自立	10	衣類の着脱，靴紐を結ぶことができる．コルセットや装具が処方されている場合は，その着脱や固定ができる．必要に応じて，サスペンダー，ローファーシューズ，前開きのドレスなどを使用することができる．
	要介助	5	衣服の着脱に介助を必要とするが，半分以上の作業を自分で行う．妥当な時間内にこれを達成しなければならない．
9. 排便制御	自立	10	排便コントロールができ，失敗もない．必要に応じて座薬を使用したり，浣腸をすることができる．
	要介助	5	座薬の使用や浣腸に介助を必要とする．または時折失敗がある．
10. 排尿制御	自立	10	昼夜を問わず排尿コントロールができる．脊髄損傷者が尿集バッグなどを装着する場合は，その清掃や管理が自立している．
	要介助	5	時々失敗がある．尿瓶の使用やトイレへの移動が間に合わない．尿集バッグの管理に介助を要する．

性4項目，社会的役割4項目の計13項目から構成されています．質問形式で行い，「はい」，「いいえ」で回答し，「はい」の数を点数とします．

●そのほかのADLに関する評価

・Modified Rankin Skale（mRS）（表5）[8]

mRSは脳卒中患者の障害の程度，日常生活活動の自立度を評価するためのスケールです[8]．簡

易的な評価であるため，世界的に広く使用されていますが，BIやFIMに比べADL能力の変化が反映されにくいです．判定は0（全く症候がない）から6（死亡）までの7段階で評価されます．基本的に患者への質問によって評価します．

バランス評価

●バランスとは

バランス能力とは一般的に姿勢保持，動作遂行のための姿勢調整を行う能力です．バランス能力には身体の状態を把握するための感覚機能，その感覚情報を伝達，統合するための神経機能，姿勢を保持するための効果器である筋や骨・関節機能などさまざまな機能が関与します．

ヒトの基本的な姿勢は脳幹や脊髄で末梢からの感覚入力（頭部の傾きや回旋などを感知する前庭迷路系，視覚，足底感覚などの体性感覚，身体各部位の相対的な位置を把握する位置覚など）に応じた姿勢反射・反応を用いて作り出されます．そ

表2 FIMの評価項目[4]

運動項目	セルフケア	1. 食事
		2. 整容
		3. 清拭
		4. 更衣（上半身）
		5. 更衣（下半身）
		6. トイレ動作
	排泄コントロール	7. 排尿管理
		8. 排便管理
	移乗	9. ベッド・椅子・車椅子
		10. トイレ
		11. 浴槽・シャワー
	移動	12. 歩行・車椅子
		13. 階段
認知項目	コミュニケーション	14. 理解
		15. 表出
	社会的認知	16. 社会的交流
		17. 問題解決
		18. 記憶

表4 FIM総得点（運動項目）のもつ意味[6]

総得点	グループ
80点台後半	屋外歩行自立群
80点台前半	屋内歩行自立群
70点台	セルフケア自立群
50〜60点台	半介助群
50点未満	全介助群

表3 FIMの判定基準[4]

得点	運動項目	認知項目
7	自立	自立
6	修正自立 （用具の使用，安全性の配慮，時間がかかる）	軽度の困難，または補助具の使用
5	監視・準備	90%以上している
4	75%以上，100%未満している	75%以上，90%未満している
3	50%以上，75%未満している	50%以上，75%未満している
2	25%以上，50%未満している	25%以上，50%未満している
1	25%未満しかしていない	25%未満しかしていない

表5 mRSの判定基準[8]より改変

	modified Rankin Scale	参考にすべき点
0	まったく症候がない	自覚症状および他覚徴候がともにない状態である．
1	症候はあっても明らかな障害はない：日常の勤めや活動は行える．	自覚症状あるいは他覚徴候はあるが，発症以前から行っていた仕事や活動に制限はない状態である．
2	軽度の障害：発症以前の活動がすべて行えるわけではないが，自分の身の回りのことは介助なしに行える．	発症以前から行っていた仕事や活動に制限はあるが，日常生活は自立している状態である．
3	中等度の障害：何らかの介助を要するが，歩行は介助なしに行える．	買い物や公共交通機関を利用した外出などには介助（手助け，指示，見守り）を必要とするが，通常歩行（主に平地歩行．補助具の使用は可），食事，身だしなみの維持，トイレなどには介助を必要としない状態である．
4	中等度から重度の障害：歩行や身体的要求には介助が必要である．	通常歩行，食事，身だしなみの維持，トイレなどには介助を必要とするが，持続的な介護は必要としない状態である．
5	重度の障害：寝たきり，失禁状態，常に介助と見守りを必要とする．	常に誰かの介助を使用する状態である．
6	死亡	

して大脳がこの反射や反応を調整することでバランスを保ちながら動作を実行できます．

●**身体重心・支持基底面**

姿勢の安定性に関しては身体重心と支持基底面も大きく関与します．支持基底面とは体が床に接している部分の外周によって作られる面積であり，重心が支持基底面から逸脱するとバランスを崩し，その位置に止まることができません（図13）．一般的に支持基底面が広く，身体重心が支持基底面の中心にあり，なおかつ重心が低いほど姿勢が安定していると考えます．

●**静的バランス・動的バランス**

バランスは大きく静的バランスと動的バランスに分けることができます．静的バランスとは，一定の姿勢を保持し続けようとすることを指し，支持基底面の移動を伴わず，姿勢を保持するために身体重心を常に支持基底面のなかに保っている状態です．これに対して，動的バランスとは身体重心や支持基底面が移動するなかで姿勢を保持することを指します．たとえば立位時に後方から外力を加えられ，身体重心が支持基底面から逸脱してしまった場合，ステッピングを行い，支持基底面を移動させることで姿勢を保持できます（図14）．

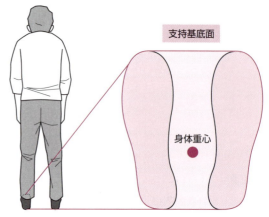

図13 立位時の支持基底面と身体重心

バランスにはさまざまな評価方法が存在しますが，以下に代表的なものを説明します．

バランス評価の実際

●**静的バランス評価**（図15）

1）ロンベルグ試験（図15-a）

閉脚立位（足をそろえた状態での立位）で前方を見て立ちます．この立位姿勢の保持を開眼時と閉眼時で行い身体動揺の程度を比較します．

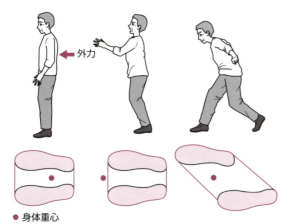

● 身体重心

図14　身体重心の移動に伴う支持基底面の変化

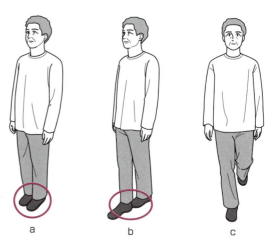

図15　静的バランス評価
a：ロンベルク試験．足をそろえた状態で立つ．
b：マン試験．踵とつま先をつけた状態で立つ．
c：片足立ち試験．

本来，ロンベルグ試験は失調症の原因を鑑別するものですが，静的立位のバランス評価としても用いられることがあります．開眼時に比べ閉眼時に身体動揺が著しく大きくなり倒れてしまうような場合を**ロンベルグ徴候陽性**と判断します．ロンベルグ徴候陽性は脊髄後索の障害に起因する深部感覚障害によって生じます．つまり，深部感覚障害を呈している場合，視覚情報があれば姿勢の保持が可能であっても，閉眼してしまうと姿勢調整を行うための感覚入力が少なくなり，姿勢の保持が困難になります．一方で，開眼時から大きな動揺が観察される場合は小脳障害に起因する失調が疑われます．

2）マン試験（図15-b）

つま先と踵をつけ，両足を一直線にした状態で上肢を体側に垂らし正面を向いて立ちます．前後の足を入れ替え，開眼時，閉眼時で姿勢保持時間を測定します．開眼時，閉眼時ともに姿勢を30秒保持することが困難な場合を陽性と判定します．

3）片足立ち試験（図15-c）

検者が片足立ちになるよう指示し，足が床から離れた時点から測定を開始します．左右の足を入れ替え，開眼時，閉眼時で保持時間を測定します．測定肢位（手の位置，足を上げる程度）や最長測定時間についてはさまざまなバリエーションが存在するため，実施前に条件を定め，統一した方法で実施する必要があります．片足立ち試験に関しては多くの指標があり，日本めまい平衡医学会は，開眼時30秒以下，閉眼時10秒以下を異常と定めています[9]．しかし，片足立ち保持時間は加齢と共に減少するため，年齢を考慮した解釈が必要となります．また，片足立ち保持時間は転倒リスクや歩行能力などと相関があることが知られており，**5秒間姿勢を保てない場合は，転倒リスクが高いことが報告されています**[10]．

●動的バランス評価

1）ファンクショナルリーチテスト（functional reach test：FRT）（図16）

足を肩幅に開き安定した立位を保ち，肩関節屈曲90°まで上肢を前方に挙上します．次いで，挙上した上肢の拳を軽く握り，床面に対し水平を維持したままできる限り前方へ上肢をリーチさせ，拳の移動距離を測定します（第3指中手骨で測定）．この際，ステッピング（支持基底面の移動），体幹の回旋が生じないよう注意します．一般的に壁面にメジャーや印を付け測定しますが，測定器や測定棒を使用する場合もあります．リーチ動作の際には壁に体が触れないように注意します．また，転倒のリスクが高い被験者の場合はリーチ動作中の測定は避け，速やかに印などを付け，被験者が安定した姿勢に戻ってから実測するなどの対処が必要になる場合もあります．

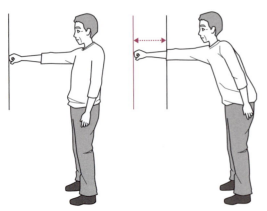

図16　ファンクショナルリーチテスト

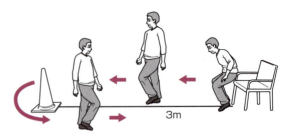

図17　Timed Up and Go Test

18cm以下で転倒のリスクが高いとの報告や，歩行能力との関連を示した報告があります[11]．

2) Timed Up and Go Test（TUG）（図17）

背もたれ・肘掛け付き椅子（座面の高さ44～47cm）に座り，合図に合わせて3m先の目標物まで歩き，方向転換し再び着座するまでの時間を測定します．歩行速度は快適速度とし，装具や杖などを使用している場合は，使用した状態で計測します．この検査は，立ち上がり，歩行，方向転換，着座の動作が含まれており，**ADL能力との相関がみられます**．10秒以内で実施可能な場合は正常です．また，20秒以下であれば，比較的難易度の高い浴槽やシャワーへの移動や階段昇降が自立していることが多く，30秒以上になると椅子やトイレなどの移乗でも介助を要する場合が多いことが報告されています[12]．

●複合的なバランス評価

バーグ・バランス・スケール[13]

バーグ・バランス・スケール（Berg Balance Scale：BBS）は高齢者のバランス能力を評価するために開発されたものであり，静的バランスと動的バランスに関する項目を組み合わせた**総合的にバランスを評価するための評価バッテリー**です．評価内容は代表的な日常動作からなる14項目で構成されており，課題の遂行状況により0～4の5段階で評価します．転倒者のスクリーニング基準点は45点とされており，BBSの総得点が45点未満であると，12カ月以内に転倒するリスクが2.7倍になります[14]．

●バランス評価を実施する際の注意点

バランス評価では転倒のリスクがあるため，検者は被験者がバランスを崩した際にすぐに対処できるような立ち位置を常に意識して評価を実施します．また，評価の際には単に姿勢の保持や動作の実施の可不可のみでなく，バランスを崩しやすい方向や，特徴的な反応を観察します．

歩行評価

歩行はヒトが移動するために用いる一般的な手段であり，全身の協調的な運動が要求される複雑な動作です．歩行能力が低下すると，日常生活でさまざまな問題を引き起こすため，対象者の歩行能力を正確に評価する必要があります．評価の内容としては，歩行の速度や持久性，歩行分析によ

 先輩からのアドバイス

バランス評価では患者にとって難易度の高い姿勢，動作を要求する場合もあります．したがって多くの項目を実施するテストでは患者の疲労が評価結果に影響を与える場合がありますので，必要に応じて休憩を入れるなどの注意が必要です．

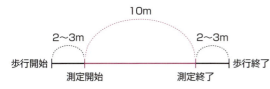

図18 10m歩行テスト

る歩容の評価などが挙げられます．

● 代表的な歩行評価

1）10m歩行テスト（図18）

10m歩行テストは，臨床で一般的に使用されている歩行機能評価であり，10mを歩くのに要する時間，歩数を測定します．測定の際には，実測する10mの前後で2～3mほどの距離を歩いてもらいます．また，必要に応じて快適歩行速度，最大歩行速度の2パターンで実施します．評価の指標として一般的な歩行速度である1m/秒が1つの目安になります．また，健常高齢者を対象とした研究では，歩行速度の低下がADL能力低下や身体機能の予後に関連していることが示唆されています．

歩行は通常であれば，それほど多くの注意を払うことなく，ほとんど無意識に行うことができます．しかし，高齢者や脳卒中患者はさまざまな原因により歩行に際して多くの注意を向ける必要があります．そのため，歩行中に簡単な計算問題や質問を行う二重課題条件下では，歩行に向けられる注意量が減少し歩行速度の低下や歩行の中断などが観察されることがあります．そしてこのような傾向がみられるヒトは転倒リスクが高い傾向にあります[15]．

2）歩行率

歩行率とは，単位時間当たりの歩数を示し，ケイデンス（cadence）ともいいます．歩行率は身長，年齢，性別などの影響を受けます．歩行率は一般的に男性に比べ女性が高く，また小児で高く，高齢者で低下する傾向があります．

3）6分間歩行距離

6分間歩行距離は，6分間できるだけ早く歩いた際の歩行距離を測定するものです．本来は，呼吸器疾患患者や心疾患患者の運動耐容能を評価す

表6 Borgスケール[16]より改変引用

6	
7	非常に楽
8	
9	かなり楽
10	
11	楽
12	
13	ややきつい
14	
15	きつい
16	
17	かなりきつい
18	
19	非常にきつい
20	

6から20までの15段階のスケールである．年齢，運動の種類，環境，精神状態などの要因による影響を受けるため一概には言えないが，6から20の値は，60拍/分から200拍/分の範囲の心拍数を仮定しているとされている

るものですが，歩行の持久力を評価する際にも用いられます．装具や杖などを使用している場合は，使用した状態で実施します．また，歩行距離に加え，自覚的運動強度を測定するBorgスケールなどを用いて疲労レベルを判定できます（表6）[16]．さらに，疲労した際の歩容の変化を観察することは，患者の実生活での歩行能力を評価するうえで有益な情報となります．

4）生理的コスト指数

生理的コスト指数（physiological cost index：PCI）は歩行速度と心拍数を指標に歩行の効率を評価します．一般的に200m，もしくは3分間の歩行を行い，心拍数，歩行速度を算出して求めます（図19）．健常成人の基準値は0.2～0.4であり，快適歩行速度で最小値を示します．生理的コストが1に近づくほど歩行の効率が悪く，歩行時の負荷が大きいです．

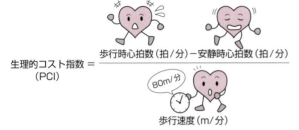

図19 生理的コスト指数の求め方

5)歩行分析

　歩行分析は運動学的評価と運動力学的評価に分けられますが，姿勢・動作観察と同様に臨床では，おもに観察をもとに歩行を分析します．歩行観察をもとに歩行周期(片側の踵が床面に接地し，次に再び同足の踵が接地するまでの動作)の各相(立脚相と遊脚相)は各期に細分化され，姿勢や関節運動の変化を記載し問題点を検討します．

＊歩行に関しては第9章を参照してください．

先輩からのアドバイス

　脳卒中患者など歩行能力が低下している患者では，リハビリテーション室での歩行は安定していても，床面や路面の変化，周囲の環境によって歩行が不安定になることが多々あります．したがって，患者の生活環境に応じて，さまざまな環境で歩行評価を実施します．

トピックス

・脳卒中は生存率の向上に伴い長期的な経過をたどるため，より長期的なADL能力を把握する必要があります．Roderick WondergemらのレビューによるとADL能力の改善はおもに発症後3〜6カ月の間に起こり，発症後1〜3年はADL能力が安定します．しかし，その一方で身体活動量や認知機能，抑うつ，易疲労性などがADL能力の低下に影響を与える可能性があります[17]．

🔍 確認してみよう！

- 立位姿勢における重心位置は足底から計算し，男性で56％，女性で55％の高さに位置し，骨盤内で（　　①　　）の前方にあります．
- 上肢の屈曲運動パターンと下肢の伸展運動パターンが優位に出現する片麻痺患者の典型的な姿勢を（　　②　　）といいます．
- ADL動作は，日常生活に必要な基本的な身の回りの動作を指す基本的ADL（basic ADL）とより複雑で社会生活において必要な能力をさす（　　③　　）に大別されます．
- FIMは運動項目と（　　④　　）から構成されています．また，修正自立（自立していても補助具などを使用している場合）は（　　⑤　　）点となります．
- 姿勢は一般的に支持基底面が（　　⑥　　），なおかつ重心が（　　⑦　　）ほど安定していると考えることができます．
- ロンベルク試験では開眼時に比べ閉眼時に身体動揺が著しく大きくなり姿勢保持が困難な場合を陽性と判断します．ロンベルク徴候陽性は脊髄後索の障害に起因する（　　⑧　　）で生じます．
- 単位時間当たりの歩数を（　　⑨　　），またはケイデンス（cadence）といい，一般的に高齢者で（　　⑩　　）する傾向があります．
- 生理的コスト指数は，歩行時心拍数（拍/分）から（　　⑪　　）を引いた値を歩行速度（m/分）で除した値であり，歩行効率の指標となります．

解答

①第2仙椎　②ウェルニッケ・マン肢位　③手段的ADL（IADL）　④認知項目　⑤6
⑥広く　⑦低い　⑧深部感覚障害　⑨歩行率　⑩低下　⑪安静時心拍数（拍/分）

（玉木　徹）

引用・参考文献

1) 中村隆一・他（編）：基礎運動学，第6版．p352，医歯薬出版，2018．
2) 日本リハビリテーション医学会：ADL評価について．リハ医学，13：315，1976．
3) Mahoney FI, Barthel DW：Functional evaluation：The Barthel Index. Md State Med J, 14：56-61, 1965.
4) 千野直一・他：脳卒中の機能評価—SIASとFIM［基礎編］．pp83-85，金原出版，2012．
5) 園田　茂・他：FIMを用いた脳血管障害患者の機能評価．リハ医学，29（3）：217-222，1992．
6) 辻哲也・他：入院・退院時における脳血管障害患者のADL構造分析–機能的自立度評価法（FIM）を用いて．リハ医学，33（5）：301-309，1996．
7) 古谷野亘：地域老人における活動能力の測定〜老研式活動能力指標の開発．日本公衆衛生誌，34（3）：109-114，1987．
8) 篠原幸人・他：modified Rankin Scaleの信頼性に関する研究—日本語版判定基準書および問診票の紹介—．脳卒中，29（1）：6-13，2007．
9) 日本平衡神経科学会（編）：平衡機能検査の実際，第2版．pp121-124，南山堂，1992．
10) Vellas BJ, et al：One- leg balance is an important predictor of injurious falls in older persons. J Am Geriatr Soc, 45（6）：735-738, 1997.
11) DuncanPW, et al：Functional Reach：predictive validity in a sample of elderly male veterans. J Gerontol, 47（3）：M93-98, 1992.
12) Podsiadle D, et al：The timed "Up & Go"：a test of basic functional mobility for frail elderly persons. J Am Geriatr Soc, 39（2）：142-148, 1991.
13) 奈良　勲，内山　靖（編）：姿勢調節障害の理学療法，第2版．p389，医歯薬出版，2012．
14) Berg KO, et al：Measuring balance in the elderly：validation of an instrument. Can J Pub Health, 83 suppl 2：S7-11, 1992.
15) Lundin-Olsson L, et al："Stops walking when talking" as a predictor of falls in elderly people. Lancet, 349（9052）：617, 1997.
16) Borg GA：Psychophysical bases of perceived exertion. Med Sci Sports Exercise, 14（5）：377-381, 1982.
17) Wondergem R, et al：The Course of Activities in Daily Living：Who Is at Risk for Decline after First Ever Stroke？Cerebrovasc Dis, 43（1-2）：1-8, 2017.

第7章 各期における理学療法介入
―概論編―

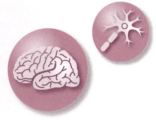

エッセンス

- 脳卒中は，一般的に**急性発症する疾患**です．発症により身体機能が損なわれますが，**神経組織の自発的な回復**と**可塑的変化**，**残存機能**の適切な活用により，能力回復が図られます（**図1**）[1,2]．
- わが国では，脳卒中リハビリテーションは，一般的に発症日を起点に急性期・回復期・生活期（維持期）に分類されます．これらの病気の時期や期間は明確ではありませんが，それぞれ神経学的な回復過程やリスク管理の特徴があり，理学療法士は，各期に合わせた介入を行います．
- 急性期の理学療法のポイントは，個々の症例に合わせたリスク管理を行ったうえでの**早期離床**です．安全に理学療法を進めるために，疾患そのものの理解はもちろんですが，急性期に起こる合併症，開始や中止基準を理解し，過剰な安静状態を避けます．また，医学的管理が特に重要な時期であるため，医師の管理のもと，多職種協働でかかわることが重要です．
- 回復期の理学療法のポイントは**課題指向型アプローチ**です．患者のセルフケアや移動能力の回復を最大限に引き出し，社会復帰を目指します．
- 生活期（維持期）の理学療法のポイントは，**再獲得した機能と活動能力を維持し，参加の機会を広げる**ことです．生活期には，対象者それぞれの個人因子，環境因子が活動や参加に大きく影響します．生活者の視点から支援内容の工夫が求められる時期です．
- 脳卒中患者の多くが何らかの後遺障害とともにその後の人生を歩みます．だからこそ，患者の可能性を最大限に引き出し，持続させていくために，各期にかかわる理学療法士は客観的な評価を怠ることなく行い，可能性を見逃さない努力が必要です．

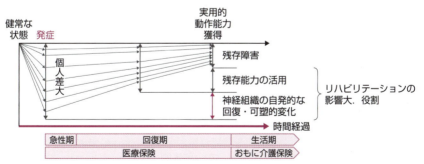

図1 脳卒中片麻痺患者の能力回復の道のり
脳卒中による障害の重さは，障害部位や病型により個人差が大きいです．また，発症後の回復には，リハビリテーションが大きな役割を果たします．

急性期の理学療法

●急性期の理学療法の目的

脳卒中は発病により, 片麻痺や感覚障害, 意識障害, 高次脳機能障害などを急性発症します. その症状の重症度は病態により異なるものの, 多くの場合活動性が大きく低下します.

急性期理学療法の目的は, 発症後に起こる再発・増悪と廃用・誤用を予防しながら早期に運動を開始し, 離床を図ることです.

『脳卒中治療ガイドライン 2021(改訂 2023)』では急性期リハビリテーションについて,「十分なリスク管理のもとに, 早期座位・立位, 装具を用いた早期歩行訓練, 摂食・嚥下訓練, セルフケア訓練などを含んだ積極的なリハビリテーションを, 発症後できるだけ早期から行うことが勧められる(推奨度 A エビデンスレベル中)」とあります[3]. 早期離床や理学療法を含む早期リハビリテーションは, 神経組織の可塑的な再組織化の促進をはじめ, 筋骨格系, 循環器系, 呼吸器系などの廃用性変化の予防のために重要です.

●開始基準, リスク管理

1) 開始基準

『脳卒中治療ガイドライン 2021(改訂 2023)』に

は「発症後できるだけ早期から」とありますが,「時期」については明確な基準はありません.

ベッドサイドでの良肢位保持や体位変換, 他動的な関節可動域運動などは病態や医学管理の制約はあるものの, できるだけ早期に行うべきです.

一方で, 離床練習は同じようにはいきません. 原によると, 脳卒中の早期離床開始基準の一般原則として, 意識障害が軽度(Japan Coma Scale にて 10 以下)であり, 入院後 24 時間神経症状の増悪がなく, 運動禁忌の心疾患のない場合には離床開始とする, と同時に, 病型や血圧管理などによる基準も述べています(表1)[2]. また, 患者のもともとの健康状態や医療体制, 設備によっても開始の判断は異なります.

脳卒中の発症直後は神経症状の増悪, 再発, 合併症などの発生や予防のためにさまざまな医学的管理を必要とするため, 一般的に医師が開始の判断を行います. そのなかで, 理学療法士はリスクを伴う離床を進める立場として, 病態理解とリスク管理について十分な知識を有しておく必要があります. また, リハビリテーション開始後も, 医師, 看護師などの多職種に情報共有を行いながら進めます.

表1 早期離床開始基準[2]より改変

一般原則		意識障害が軽度(Japan Coma Scale にて 10 以下)であり, 入院後 24 時間神経症状の増悪がなく, 運動禁忌の心疾患がない場合は, 離床開始とする
病型別基準	脳梗塞	入院 2 日目までに MRI/MRA を用いて, 病巣と病型の診断を行う
	・アテローム血栓性脳梗塞	MRI/MRA にて主幹動脈の閉塞ないし狭窄が確認された場合, 内頸動脈系は 24 時間, 椎骨動脈系は 72 時間, 神経症状の変動を観察して離床を開始する
	・心原性脳塞栓	左房内血栓の有無, 心機能を心エコーにてチェックし, 左房内血栓と心不全の徴候がなければ離床開始とする. 経過中には出血性梗塞の発現に注意する
	・ラクナ梗塞	診断日より離床開始する
	脳出血	発症から 24 時間は CT にて血腫の増大と水頭症の発現をチェックし, それがみられなければ離床開始する 脳出血手術例; 術前でも意識障害が軽度(Japan Coma Sccale にて 10 以下)であれば, 離床開始する. 手術翌日から離床開始する
離床開始できない場合		ベッド上にて拘縮予防のための関節可動域運動と健側筋力訓練は最低限実施する
血圧管理		離床時の収縮期血圧上限を, 脳梗塞では 200〜220 mmHg, 脳出血では 160 mmHg と設定し, 離床開始後の血圧変動に応じて個別に上限を設定する

2）リスク管理

①意識レベル，バイタルサイン

脳卒中の急性期にはさまざまな再発，増悪リスクがあります．病型ごとの増悪リスクを含め，病態や基礎疾患をよく理解したうえで，介入することが重要です．特に重症例では，発症直後に意識レベルの低下を認めることも少なくありません．原因は疾患そのものによるものもあれば，医学管理上，鎮静がかけられている場合もあるため，治療，医学的管理がどのように行われているかを把握しておく必要があります．意識障害の評価は，一般にJapan Coma Scale (JCS) やGlasgow Coma Scale (GCS) が用いられます（詳細は第5章76頁参照）．

バイタルサイン（血圧，脈拍，呼吸，体温など）の把握も大切です．脳卒中は循環器系疾患であるため，血圧，脈拍はこまめにチェックします．

一般的に血圧は，脳梗塞では血圧の低下，脳出血では血圧の上昇に注意します．健常者は，身体血圧が変化しても脳内の血流量は一定の範囲内に保たれるように，常に自動的に調節されています．脳卒中の急性期には，病巣周辺を含めた**脳血流量の自動調節能**が損なわれます[4]．その結果，身体の血圧の変化に脳血流量が影響を受けます．この影響を大きく受けるのが脳梗塞です．脳梗塞で脳血流の自動調節能が破綻した状態で血圧の低下が起こると，脳血流の低下を招く可能性があります．その結果，症状の増悪をきたすことがあるため，座位，立位練習などの頭部挙上を伴う練習時は血圧の管理に注意を払う必要があります．一方，脳出血例では，多くが基礎疾患に高血圧を有しています．再出血を起こさないよう，血圧の上昇に注意します．

脈拍は，脈拍数の把握も大事ですが，**不整脈**の出現にも注意します．基礎疾患に心疾患を有している症例は不整脈を認めることが多く，理学療法施行時にも脈拍のチェックだけでなく，心電図所見やベッドサイドでは心電図をモニタリングしながら運動負荷をかける必要がある場合もあります．

症例ごとの異常の察知を早めるために，意識レベル，バイタルサインだけでなく，カルテ情報などをもとに，理学療法施行以外の時間の状態を把握しておきます．

以上の項目の把握と患者からの自覚症状の訴え，表情，顔色，発汗などを含めた他覚症状の変化の観察により，リスク管理を行います．特にコミュニケーションが難しい患者に関しては少しの表情の変化も見落とさないように注意します．また，意識障害の有無にかかわらず，常に患者にこれから行うことや様子を尋ねる声掛けを怠らないことも大切です．実際の理学療法時の開始・中止・継続に関する基準として，日本リハビリテーション医学会がガイドラインを作成しています（**表2**）[5]．一般的によく知られているアンダーソン・土肥の基準に加え，血中酸素飽和度（SpO2）や体温，バイタルサイン以外の注意を必要とする状態が示されています．これらの基準は，前述の開始基準同様，患者の個別的な状況に合わせて変化します．必ず主治医と相談して運動負荷時の基準を決定し，指示がない場合は主治医に確認をしたうえで，理学療法を開始します．

②急性期に起こりやすい合併症[6]

脳卒中の急性期に起こりやすい合併症を**表3**[6]に示します．合併症を発症すると，安静期間の延長など，リハビリテーションの進行に影響を与えます．合併症の症状や発症のメカニズムを理解し，理学療法士に実施できる部分は予防策を講じるとともに，患者の変化に気づくことができるように知識をもっておきます．

●急性期の理学療法の内容

1）離床・座位・立位練習

①座位耐性練習

前述の開始基準，リスク管理を徹底しながら行います．離床を進める手続きに関しては，**表4**[7]に示す林田らが作成した基準が紹介されていることが多いですが，実際は，最初のヘッドアップ（頭位の挙上）は段階的，かつ頻回にバイタルサインのチェックを行い，慎重に全身状態を評価しながら進めます．体幹がほぼ起きたところで血圧変動がリスク管理内であれば，下肢を下垂したベッド端座位，車椅子座位へと進めることを検討します（**図2**）．

表2　リハビリテーション中止基準[5]より改変

積極的なリハビリテーションを実施しない場合	・安静時脈拍40/分以下または120/分以上 ・安静時収縮期血圧70mmHg以下または200mmHg以上 ・安静時拡張気血圧120mmHg ・労作性狭心症の場合 ・心房細動のある方で著しい徐脈または頻脈がある場合 ・心筋梗塞発症直後で循環動態が不良な場合 ・著しい不整脈がある場合 ・安静時胸痛がある場合 ・リハビリテーション実施前にすでに動悸・息切れ・胸痛がある場合 ・座位でめまい・冷や汗・嘔気などがある場合 ・安静時体温が38.0℃以上 ・安静時酸素飽和度（SpO2）が90%以下
途中でリハビリテーションを中止する場合	・中等度以上の呼吸困難，めまい，嘔気，狭心痛，頭痛，強い疲労感などが出現した場合 ・脈拍が140/分以上を超えた場合 ・運動時収縮期血圧が40mmHg以上または拡張期血圧が20mmHg以上上昇した場合 ・頻呼吸（30回/分以上），息切れが出現した場合 ・運動により不整脈が増加した場合 ・徐脈が出現した場合 ・意識状態の悪化
いったんリハビリテーションを中止し，回復を待って再開	・脈拍数が運動前の30%を超えた場合．ただし，2分間の安静で10%以下に戻らないときは以後のリハビリテーションを中止するか，または極めて軽労作のものに切り替える ・脈拍が120/分以上を超えた場合 ・1分間10回以上の期外収縮が出現した場合 ・軽い動機，息切れが出現した場合
その他，注意が必要な場合	・血尿の出現 ・喀痰量が増加している場合 ・体重が増加している場合 ・倦怠感がある場合 ・食欲不振時・空腹時 ・下肢の浮腫が増加している場合

註：太字はアンダーソン・土肥の基準と重複項目

表3　脳卒中急性期における合併症[6]

神経系	脳卒中の進行/増悪/再発 けいれん発作
精神系	せん妄 抑うつ状態
呼吸器系	誤嚥性肺炎
循環器系	不整脈 心不全 深部静脈血栓症
消化器系	消化管潰瘍
感染症	胆のう炎
皮膚系	褥瘡

②立位・歩行練習

　座位耐性練習同様に，バイタルサインの管理を十分に行いながら進めます．特に虚血性疾患の患者では血圧の低下に注意します．

　立位練習は，介助下で行えることが多く，ベッド上ヘッドアップでのバイタルサインの安定が認められたら早期に開始します．下肢の支持が困難で，介助量が多い患者では**長下肢装具**などの補助具の使用も積極的に検討します．また，立位をとらせることが困難な場合には，**ティルトテーブル**を用いて，足底に荷重をかけます．

　介助下でも立位が保持できれば，歩行練習や階段昇降練習など，より動的な課題へ移ります．階段昇降練習は「難易度が高い」として初期には敬遠されがちですが，手すりを用いれば実施できる

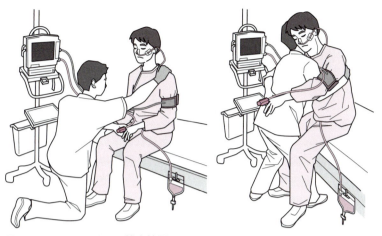

図2 ベッドサイドでの離床練習
急性期の患者には多くの管理物（膀胱留置カテーテル，経鼻栄養チューブなど）があるため，抜去に注意する．

表4 座位耐性練習の実施基準[7]

・開始前，開始直後，5分後，15分後，30分後に，血圧と脈拍を測定する
・ギャッチアップは30度，45度，60度，最高位（80度）の4段階とし，いずれも30分以上可能となったら次の段階に進む
・まず1日2回，朝食，昼食時に施行し，安定したら食事ごととする
・最高位で30分以上可能になったら車椅子座位練習を開始する

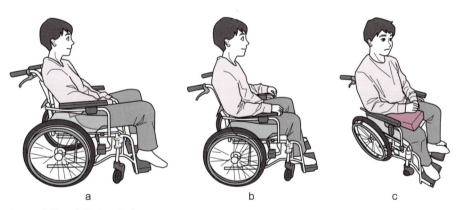

図3 車椅子座位時の注意
a：麻痺の重い症例や高齢の症例は，仙骨座りになりやすい．
b：不良姿勢による褥瘡リスクを予防し，体幹筋の抗重力活動を高めるためにも，車椅子座位にも注意を払う．
c：座位時は，麻痺側肩甲上腕関節は重力下に置かれるため，上肢の麻痺が重い例には膝上にクッションを置き，上肢を支持するなどの工夫を行う．

患者は少なくありません．非麻痺側の筋力強化練習，麻痺側下肢への荷重練習になるのと同時に，階段を昇降できたことで心理的効果を得ることもできます．

立位での練習は，廃用の予防，非麻痺側筋力の強化，抗重力筋の促通，覚醒の改善にも効果があります．

3）起き上がり・起立着座練習

起き上がりや立ち上がり動作は姿勢の保持と比較し，介助量が多く，実施の難易度が高いです．特に，片麻痺患者にとって背臥位からの起き上がり動作は，難易度が高いです．ほかの姿勢・動作練習と並行して，動作獲得を進めるなどの工夫が必要です．

端座位からの起立着座自体が離床にとって重要な動作であるだけでなく，下肢筋力強化やバランス機能練習にもなり，歩行能力の改善，動作に必要な関節可動域の練習にもなります．座面の高さを工夫するなどして，ベッドサイドでの介入時から導入します．

2）体位変換と良肢位保持（ポジショニング）

急性期理学療法で行うべきことは，リスク管理を徹底したうえで早期離床を図ることですが，発症直後は医学的管理や意識障害によりベッド上安静を求められることもあります．また，脳卒中は急性発症するため，発症直後の患者は健康体でいたときの身体感覚です．加えて，一次性障害として麻痺肢の感覚障害も有していることが多いです．たとえばベッドと身体の間に麻痺側上肢が敷きこまれていても気がつけないといった症例も少なくありません．

急性期の不動や不良姿勢はその後の疼痛の出現や褥瘡，関節可動域制限などの原因にもなるため，積極的な離床を目指すと同時に，麻痺肢管理と良肢位保持管理も並行して行います．

良肢位保持はベッド上臥位時だけでなく，離床が進み，座位姿勢をとるようになった後にも気をつける必要があります．特に歩行自立前の症例は車椅子座位を取る時間が長くなります．患者ごとに調整可能な車椅子が利用できれば理想的ですが，標準タイプの車椅子を利用する際にも，各パーツの高さ調整はもちろんですが，クッションやタオルなどを使用した微調整を行い，不良姿勢を長時間取ることがないようにします．また，座位を取った際には，麻痺側上肢は重力の影響を受けます．麻痺が重い患者には，肩甲上腕関節に過度なストレスがかからないように，膝上にクッションを置く，アームスリングを用いるなどの配慮を行います（図3）．

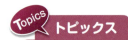

Topics トピックス

急性期理学療法の開始時期と介入時間

超急性期のリハビリテーション介入と効果についてはさまざまな研究が行われています．オーストラリアを中心に行われているAVERT（A Very Early Rehabilitation Trials）研究[13-15]では，これまでにStroke Unit（脳卒中に特化したICU）入院患者の活動性の実態調査や超急性期に行うリハビリテーションの安全性や妥当性についての研究・報告が行われ，急性期リハビリテーションのあり方に影響を与えています．

特に，2015年に報告された「発症後24時間以内の超急性期に実施する密度の高いリハビリテーションは予後に負の影響を与える」という報告は，大きな話題になりました．

AVERTの研究グループは，同対象に別の解析を行い，介入の頻度，量について，①離床回数が多く，②1日における離床時間が少なく，③より早期に離床を開始したほうが，予後が良好であったと報告をしています[16]．

藤井はAVERTの研究結果は，やみくもに離床を進めることへの警鐘であり，よりリスクが少なく効果的な介入を行うためには，個々の患者の状態や病型，リスクを評価したうえで個別のマネージメントを行うことが必要であると述べています[16]．

急性期の介入については，その時期，量，介入の方法ともに最終的な結論が得られたわけではなく，今後のエビデンスの構築が待たれています．

3）関節可動域練習

医学的管理で安静を余儀なくされる場合や，患者自身で関節運動ができない場合など，関節可動域の維持はもちろんですが，不動による深部静脈血栓症の予防や筋のデコンディショニングの予防のためにも行います．

急性期には麻痺側の筋緊張が低下していることが多く，関節包などの軟部組織は損傷を起こしやすい状態にあります．また，意識障害や高次脳機能障害などにより意思疎通が困難な場合では，痛みなどの反応が捉えにくいことも少なくありません．そのため，この時期に行う関節可動域練習は関節のアライメントに注意し，愛護的に行います．特に，肩関節は回復期以降，高頻度で疼痛と関節可動域制限が発生します．原因は麻痺が生じた関節筋を他動的に動かすことで関節包を損傷する，あるいは座位・立位など抗重力位をとる時間が長くなることで起こる肩関節の亜脱臼，肩手症候群などが考えられます．これらの合併症の知識がないまま他動運動を行うことで起こることが指摘されています[8]．ポジショニングとともに，十分な配慮のもと行う必要があります．

麻痺側の随意運動がわずかでも可能になれば，自動介助運動に切り替え，随意運動の練習も実施していきます．

4）筋力維持改善練習

脳卒中発症後は安静時間が長く続くほど，麻痺側だけでなく，非麻痺側にも筋力低下が生じます．実際，発症後1週間経過時には麻痺側だけでなく，非麻痺側にも筋力低下を認めます．筋力低下はその後の機能予後に影響を与えることも指摘されているため予防が必要です[9, 10]．

予防のためには，早期離床・荷重練習が重要ですが，積極的な離床ができない患者にはベッド上でもできるブリッジや徒手抵抗練習なども取り入れられます．また，特に意識障害例や随意運動が乏しい麻痺肢への筋萎縮予防に，神経・筋への電気刺激療法を検討することもあります[11, 12]．

5）チームアプローチ

急性期は全身状態や医学的管理のために，理学療法士が介入できる時間は限られます．処置の時間，食事といった生活のさまざまな場面がリハビリテーションの機会になります．多職種協働で日常生活動作や基本動作の情報を共有し，実践できれば，患者の活動機会を有意義なものにできます．多職種と積極的にコミュニケーションを図ることが望まれます．

回復期の理学療法

● 回復期の理学療法の目的

回復期は急性期治療を脱した後，おおむね6カ月程度の期間を指します．最も脳機能の可塑的な変化を期待できる時期で，この時期の関わりは患者の予後に大きく影響を与えます．理学療法士は機能障害の回復を促し，二次障害発生の予防に努めながら，基本動作能力，歩行能力の再建を図り日常生活動作能力の向上を目指します．

● 回復期の理学療法の内容

理学療法を行うにあたり，患者の機能・能力の評価に加え，病態や画像所見から予後予測を行い，神経科学，運動学に基づいた介入方法を選択します．

1）課題指向型アプローチ

神経科学を基盤としたニューロリハビリテーションでは，その介入を規定する要素として，練習量，練習法，環境の3つが挙げられています（図4）[17]．課題指向型アプローチは，要求される運動課題そのものや課題の遂行に関連する運動課題の学習を繰り返し行うことで，日常生活動作を再学習する練習方法です．図4のなかでは「練習量」に含まれていますが，練習量，練習法，環境の3つの要素を包含する介入方法です．課題指向型アプローチの要素として，Timmermansらが掲げる15項目の要素を満たすことが重要です（表5）[18, 19]．

課題指向型アプローチは，「歩行」や「椅子からの起立着座」など，日常使用する動作そのものを課題として練習します．しかし，やみくもに動作練習を繰り返すのではなく，適切な難易度設定を行います．難易度の高すぎる課題は患者の自信を喪失させ，意欲が低下する原因となり，逆に難易度の低すぎる課題は患者の学習にはならず，機能

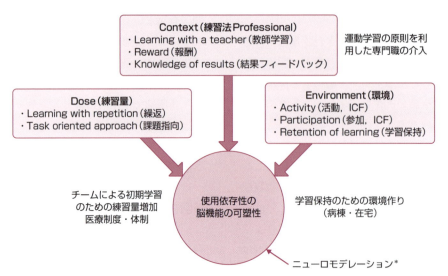

図4 機能回復促進のための神経リハの3要素（dose：練習量，context：練習法，environment：環境）と可塑性の修飾（neuro-modulation）[17]より改変
＊：デバイスを用いて電気磁気刺激か薬剤の投与を行ない，神経活動を調節する治療法．

表5 課題指向型アプローチを構成する要素[18,19]より改変

1.	機能的運動	目標のない単関節運動や単一面のみの運動課題は行わない
2.	明確な機能的目標	日常生活や趣味などに関する明確な機能的目標のある課題を行う
3.	クライアント中心の目標	対象者の価値や嗜好，もちうる経験や知識，求めるニーズを尊重する
4.	過負荷	過負荷の原則
5.	実生活での物品操作	通常の日常生活で取り扱う物品の操作課題を行う（例：箸，スプーンやヘアブラシなど）
6.	課題固有の環境	特定の課題環境に等しい（または，模擬的に想定した）練習環境を整備する
7.	練習の進行	課題は対象者の改善に合わせて漸増する
8.	多様な練習	課題は多様に提示する
9.	フィードバック	適切なフィードバックを行う
10.	複数の運動面	複数の関節自由度を要する運動課題とする
11.	総合的なスキルの練習	先行して部分的な練習を行うかどうかにかかわらず，動作としての練習を行う
12.	個別にカスタマイズしたトレーニング負荷	個別の治療目標（持久力，調整，筋力トレーニングなど）と患者の能力に適したトレーニング負荷量を設定する
13.	課題の提示順序	課題はランダムに提示する
14.	分散練習	課題に費やす時間は分散して行うよう計画する
15.	両手練習	両手を用いる課題を取り入れる

改善に結びつきません．課題の量や難易度の設定，実施環境は，患者の現在の能力と今後の予後予測に従い，理学療法士が細かく設定を行います．

また，何より大事なのは，患者自身が「これができるようになりたい」という**能動的な意志**をもって取り組むことです．患者自身が行為を行うのだという意志と課題をクリアできる達成感を実体

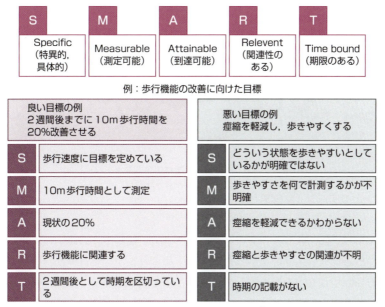

図5 課題指向型アプローチの目標設定 (SMART)[20]

験するために目標は具体的かつスモールステップで設定します．大畑によると，目標は漠然としたものではなく特異的で，その達成度が測定可能かつ，到達可能性があり，目標とする課題と関連し，達成までの期限が決められていることが望ましいとして，**図5**[20]のような目標設定方法を示しています．評価，目標設定，治療戦略に基づいた練習，達成を繰り返し，最終的には実際に患者が生活する環境での能力獲得を目指します．

<u>ロボット</u>を利用した課題指向型アプローチを行う回復期リハビリテーション施設も増えています（**図6**）．ロボットを使用する練習の利点として，①多関節を同時にコントロールできる，②常に一定の負荷が加えられる，③負荷の量を自由に調節できる，④結果の提示が即時にできるなどが挙げられます[21]．ただし，機能面の改善は認められているものの，日常生活動作の改善は乏しいとされているため利点を活かしながら，日常生活への汎化を図るプログラムを進める必要があります．これは，治療用として用いる装具療法についても同様です．

2) 日常生活に必要な基本動作の練習

階段昇降と床への着座・床からの立ち上がりといった動作は入院中には使うことはほとんどありませんが，退院後の在宅生活・社会生活では必須の動作です．これらの動作練習は，回復期理学療法の大切な課題です．両者とも下肢運動機能の量的な練習になり，バランス機能の改善練習としての役割も果たします．また，これらの動作は理学療法士が基本的な方法と各症例に合わせたバリエーションを指導できるかどうかで，「できる」「できない」が分かれる動作でもあります．手すりを使用する，手をつく台を準備するなど，難易度の調整をすれば歩行自立前の症例にも適用することができます．階段昇降は実現できることで患者の自信につながる利点があります．床への着座・立ち上がりは重心移動が大きいため，発症から時間が経過するほど，恐怖心をもちやすい動作でもあるため，安全面を担保したうえで早期から実施することが望まれます．

3) 疼痛への対応

回復期に最も多く出現するのが麻痺側肩関節の<u>疼痛</u>です．疼痛は複雑な要因が指摘されていますが[8]，離床時間が増え上肢の下垂時間が増えることで亜脱臼が進み，アライメントが不良になる中で練習を行うことなどが理由として挙げられます．亜脱臼が進むリスクがある患者には，立位・歩行練習時には<u>アームスリング</u>などで肩を保護

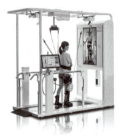
ウェルウォーク
（トヨタ自動車株式会社製）

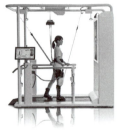
ロボットスーツHAL®
（Cyberdyne社製）

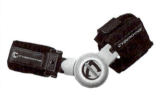
HAL®医療用単関節タイプ
（Cyberdyne社製）

図6　ロボットリハビリテーション機器

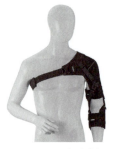
オモニューレクサ（オットボック社製）

図7　アームスリング

し，疼痛出現を予防することが大切です．ただし，一般に普及しているアームスリングや三角巾は上肢を体幹の前方で固定させ，上肢を隠してしまうことによるデメリットも生じます．アームスリングは，装着することにより上腕骨を関節窩方向へひきつけ，上腕骨頭が関節窩から離れていくのを予防し，かつ，肩関節運動の自由度は保証しつつも麻痺による過剰な運動を抑制する機能を持ちます（図7）．

4）筋力・持久力強化

過去には脳卒中患者に対する筋力強化の必要性が議論されたこともありましたが，脳卒中患者にとって麻痺による筋力低下は主要な機能障害であり，トレーニングを行うことで筋力強化が図れることが報告されています[22]．しかしながら，脳卒中の運動麻痺の特性上，個別の筋の筋力トレーニングは必ずしもパフォーマンスの改善には結びつきません．また，健康時と比較すると活動量はどうしても低下するため，持久性の改善も回復期の課題です．転倒などの事故に留意し，理学療法以外の時間にも活動量を拡大していくために，見守りなどの多職種との協力を得ながら，ベッドサイドでの起立着座動作などの自主練習指導や，身体機能にあわせた生活の活動範囲の拡大を検討します．

5）歩行補助具の選定

理学療法を実施しながら，機能の改善と，安全な移動能力獲得の目的で，患者の歩行補助具を選定します．治療用としての歩行補助具と生活用の歩行補助具は異なることも多く，必要性の有無，導入，使用中止の時期の決定など多くの選択を求められます．歩行補助具の知識をもち，患者の希望を傾聴しつつ，機能評価に基づいて最も機能改善を図れ，安全に移動できる手段を選択します．

生活期の理学療法

●生活期の理学療法の目的

生活期の理学療法の対象者は，退院後間もない方から発症後数十年経過した方まで幅広い発症後期間の方が対象になります．障害の重症度や生活様式，活動状況，取り巻く環境などもさまざまなため，個別性がより高くなり，対象者の希望も多様になります（図8）．重度の運動麻痺や高次脳機能障害などで回復期までの能力獲得が順調でない場合は，生活期に改善が認められる例もあります．

生活期の理学療法の主たる目的は，脳卒中発症後に再獲得した機能と活動能力を維持し，参加の機会を広げることです．生活期の理学療法サービス提供体制は多様です（図9）．対象者個別の障害，病歴，ニーズに応じた理学療法サービスを提供します．

●生活期の理学療法の内容

生活期に入ったからといって，理学療法の内容が大きく変わるわけではありません．ただし，一般的に障害の機能変化は時間経過とともに緩やかになり，発症後半年を過ぎるころからは大きくは変化しなくなります．また，日本の医療・介護の制度上，個別に関わることができる時間が短くな

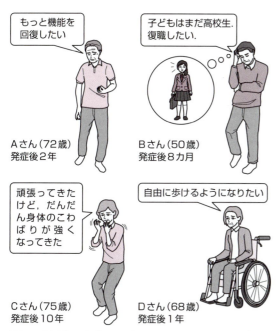

図8 生活期の対象は発症後期間も希望もさまざま

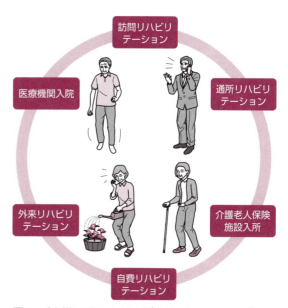

図9 生活期のおもなリハビリテーションサービス
急性期・回復期はおもに医療機関で理学療法が実施されていたのに対し，生活期は対象者の状況に合わせてさまざまなサービスが準備されている．

るため，積極的な機能改善を求める関わりから，回復期までに獲得された機能・能力の環境への適応，およびその維持のための関わりへと変化します．

具体的には，対象者がより活動的に生活を行うために，狭義の理学療法に加え，自身で身体機能を維持管理するための教育・指導，家屋調査を含めた生活環境調整，外に出る機会，他者と交流する機会を積極的に作ることを，多職種協働で支援を行います．対象者が，この後の人生をどのように過ごしたいか，生活したいと思っているかをしっかりと聞き取り，それらを実現するために評価を行いながら関わることが大切です．

● 生活期に起こりやすい問題点と理学療法士のかかわり

1） 活動量の変化

在宅生活に戻り，社会復帰など活動量が増える対象者がいる一方で，活動範囲が狭まり，活動量が減少する対象者もいます．理学療法士はADLを評価するとともに，定期的に麻痺側機能だけでなく，筋力・体力などの運動機能評価を行い，活動量の維持が図れる環境設定や活動機会の提案，有酸素運動やストレッチ・筋力強化など運動プログラムの立案・指導を行います．定期的な運動は認知機能の維持改善にも効果があります[23]．

脳卒中者に対する筋力強化練習は，歩行や起立着座動作といった改善したい課題の反復練習を通して行うことが効果的です．生活のなかで行える動作練習を積極的に本人，家族に指導していく必要があります．歩行量の確保が廃用性筋力低下の予防に有効であり，その目安として1日4,000歩～8,000歩の歩行が推奨されています[24]．

2） 過用・誤用による二次的な運動器の障害

身体機能障害をもちながら活動を続けることで二次的な運動器の障害や疼痛などを抱えることがあります．具体的には，麻痺側足関節の荷重痛，麻痺側・非麻痺側膝関節痛，麻痺側上肢・手指の関節可動域制限，非麻痺側上肢の疼痛，腰痛などが多くみられます．加齢の影響に加え，左右非対称な運動機能，筋緊張異常，感覚障害などをもちながら，ストレスがかかる姿勢で活動を続ける結果，機械的ストレスが繰り返されることで二次被害が発生します．理学療法士は活動の維持・拡大を促しながら，二次的な障害を予防するために，定期的な評価とともに，対象者の生活を支える補助具のメンテナンスや，より有効なツールの捜

索・選定にも関わります．

3）歩行補助具としての杖・装具の管理

歩行補助具は，対象者の移動の安全と継続を保証する大切な道具ですが，発症からの期間が長い方の中には破損や汚れが目立つものや，サイズの合わなくなったものをそのまま使い続けている場合があります（**図10**）．本来の機能を果たさなくなった補助具は，転倒などの事故の危険や，活動性の低下や関節障害などの二次障害を誘発します．医療機関退院後，修理の依頼場所やメンテナンスの必要性が十分理解されていないことも一因です．「装具ノート」などの連携ツールを作成することで，シームレスに情報をつなぎ，所有装具の情報を伝えやすくする工夫も行われています（**図11**）[25, 26]．歩行能力を長く維持するためにも，生活期は移動能力の要となる対象者の装具のチェックを行い，適切な事業者への引き継ぎや情報提供を行うことも理学療法士の大切な役割です．

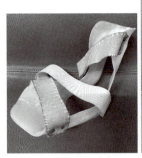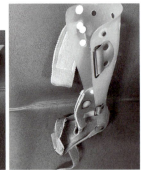

図10 修理が必要な装具

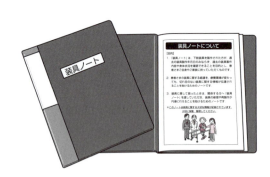

図11 装具ノート[25, 26]

先輩からのアドバイス

　生活期は，画像情報を含め，医学的情報が乏しい傾向にあります．しかし，できる限り対象者の脳画像情報は入手し，評価する努力を行ってほしいと思います．患者のなかには，全身状態や環境の問題などから，入院中に十分な機能回復が得られないまま，退院される方もいるからです．生活期で担当する際に画像情報をチェックすることで，対象者がもつ可能性の一端をみつけることができる可能性があります[27]．ぜひケアマネジャーや主治医の協力も仰ぎ，画像情報を入手してください．

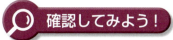

- 脳卒中は，基本的には（　①　）する疾患で，発症により身体機能は損なわれますが，その後，神経組織の（　②　）な回復と（　③　）な変化，（　④　）機能の適切な活用により，能力回復が図られます．
- 急性期の理学療法では，十分な（　⑤　）管理のもと，早期に（　⑥　）を図り，（　⑦　）の再獲得を目指します．
- 回復期は，（　⑧　）が安定し，最も脳機能の（　③　）な変化を期待できる時期です．
- 回復期の理学療法では，（　⑨　）の回復を促し，（　⑩　）発生の予防に努めながら，（　⑦　），（　⑪　）の再建を図ります
- 生活期の理学療法の主たる目的は，脳卒中発症後に再獲得した機能と活動能力を（　⑫　）し，（　⑬　）の機会を広げることにあります．

解答

①急性発症　②自発的　③可塑的　④残存　⑤リスク　⑥離床　⑦基本動作　⑧全身状態　⑨機能障害　⑩二次障害　⑪歩行能力　⑫維持　⑬参加

（松田淳子）

引用・参考文献

1) Swayne OB, et al：Stages of motor output reorganization after hemispheric stroke suggested by longitudinal studies of cortical physiology. Cerebral Cortex, 18（8）：1909-1922, 2008.
2) 原　寛美：急性期から開始する脳卒中リハビリテーションの理論とリスク管理〔原　寛美, 吉尾雅春（編）：脳卒中理学療法の理論と技術第4版〕. pp167-199, メジカルビュー社, 2022.
3) 日本脳卒中学会 脳卒中ガイドライン委員会（編）：脳卒中治療ガイドライン2021（改訂2023）. pp49-50, 2023.
4) 杉森宏, 伊林雪郎：自動調節能, 血管反応性〔山口武典, 岡田　靖（編）, よくわかる脳卒中のすべて〕. pp289-298, 永井書店, 2006.
5) 日本リハビリテーション医学会診療ガイドライン委員会（編）：リハビリテーション医療における安全管理・推進のためのガイドライン. pp2-17, 医歯薬出版, 2006.
6) 前野　豊：合併症とその管理. 総合リハ, 45（2）：123-127, 2017
7) 林田来介, 他：急性期脳卒中患者に対する座位耐性訓練の開始時期. 総合リハ, 17：127-129, 1989.
8) 吉尾雅春：回復期の理学療法で留意すべき事項〔原　寛美, 他編：脳卒中理学療法の理論と技術第4版〕. pp353-361, メジカルビュー社, 2022.
9) 北村友花, 他：軽症脳梗塞患者における急性期病院入院中の身体活動量と身体機能との関係. 理学療法学, 43（3）：230-235, 2016.

10) Nozoe M, et al：Non-paretic lower limb muscle wasting during acute phase is associated with dependent ambulation in patients with stroke. Clin Neurosci, 74：141-145, 2020.

11) Kwakkel G, et al. Intensity of leg and arm training after primary middle-cerebral-artery stroke：a randomised trial. Lancet, 354(9174)：191-196, 1999.

12) Bernhardt J, et al：Inactive and alone. Physical activity within the first 14 days of acute stroke unit cate. Stroke, 35(4)：1005-1009, 2004.

13) Bernhardt J, et al. A very early rehabilitation trial for stroke (AVERT)：phase II safety and feasibility. Stroke, 39(2)：390-396, 2008.

14) AVERT Trial Collaboration group. Efficacy and safety of very early mobilisation within 24 h of stroke onset (AVERT)：a randomised controlled trial. Lancet, 386 (9988)：46-55, 2015.

15) Bernhardt J, et al. Prespecified dose-response analysis for A Very Early Rehabilitation Trial (AVERT). Neurology, 86(23)：2138-2145, 2016.

16) 藤井浩優，山田　深：急性期・高密度型脳卒中リハビリテーションの有効性-最近公表されたAVERT研究結果の概要およびその評価．総合リハ，45(2)：103-108，2017.

17) 宮井一郎：ニューロリハビリテーションはヒトの生物学的運命を変えるか？．理学療法学，40(8)：604-608，2013.

18) 竹林　崇：課題指向型アプローチとしてのCI療法の位置づけ．Journal of clinical rehabilitation, 27(6)：524-531，2018.

19) Timmermans AA et al：Influence of task-oriented training content of skilled arm-hand performance in stroke：a systematic review. Neurorehabil Neural Repair, 24(9)：858-870, 2010.

20) 大畑光司：脳血管障害後片麻痺患者に対するトレーニング(1) 課題指向型トレーニングと運動学習の理論的背景〔石川　朗 (編)：神経障害理学療法I〕．pp85-92，中山書店，2020.

21) 近藤和泉，他：ロボットを使用した課題指向型リハビリテーション医療．Journal of clinical rehabilitation, 27(6)：538-542，2018.

22) Ouellette MM et al：High-Intensity Resistance Training Improves Muscle Strength, Self-Reported Function, and Disability in Long-Term Stroke Survivors. Stroke, 35(6)：1404-1409, 2004.

23) 木村美子：片麻痺患者の廃用症候群と理学療法〔吉尾雅春 (編)：脳損傷の理学療法2, 第2版〕．pp95-101，三輪書店，2005.

24) 近藤照彦，他：筋力の評価〔医療体育研究会 (編)：脳血管障害の体育-片麻痺の体力評価とトレーニング〕．pp69-70，pp131-148，大修館書店，1994.

25) 大垣昌之：脳卒中患者に対する歩行機能再建と理学療法技術の検証〔福井　勉・他 (編)：理学療法技術の再検証　科学的技術の確立に向けて，1版〕．pp43-57，三輪書店，2015.

26) 大垣昌之：脳血管障害患者へ下肢装具を使う組織的戦．https://www.p-supply.co.jp/topics/index.php?act=detail&id=164&type=1 (2023年11月5日参照)

27) 松田淳子：発症後1年2か月経過後から在宅生活で能力向上を認めた症例．脳卒中リハビリテーション，2(4)：69-78，2020.

第8章

各期における理学療法介入
―臨床編―

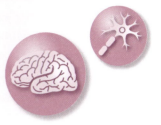

エッセンス

・脳卒中片麻痺は突然発症し，最初は**弛緩性麻痺**や**低緊張症状**を呈する場合が多いです．**姿勢コントロール**や**動作の問題**が生じ，麻痺の程度によっては座位・立位や寝返り・起き上がり・立ち上がりなどの動作が困難になります．

・脳卒中の原因の多くは**脳出血**や**脳梗塞**が占めます．近年は食生活の欧米化・糖尿病などの基礎疾患から脳梗塞を発症する割合が増えています．好発部位の中大脳動脈領域の梗塞により**中枢部の低緊張症状**を呈することが多いです．

・理学療法では原則として**筋緊張**を整え，姿勢保持や動作・歩行・上肢機能の再獲得を目指します．麻痺側の**機能改善**を目指し，再獲得が難しい機能には**装具**や**福祉機器**を導入して**日常生活動作**（Activities of Daily Living：ADL）の自立を目指します．

・脳卒中片麻痺の二次障害である変形や拘縮，**痙縮の増大**に対する予防が重要です．

急性期の理学療法

●急性期の理学療法の進め方

脳卒中患者の急性期理学療法の目的は，**廃用症候群**の予防と，**褥瘡**（床ずれ）予防，関節可動域の維持・改善，麻痺側の機能改善です．廃用症候群には**筋萎縮**（筋肉がやせてしまうこと），**関節拘縮**（関節が硬く動きにくくなること），廃用性骨萎縮（骨の強度が落ちてしまうこと），起立性低血圧（立ちくらみ），精神的合併症，排尿排便障害などがあり，これらの予防・改善に**早期離床**と運動療法が効果的です．

褥瘡の発生には体動の乏しさやベッド面への押し付けが影響しており，予防には寝返り動作の獲得やポジショニングが重要となります．**看護師と連携**してリハビリテーション以外の時間の過ごし方も考える必要があります．軽度～中等度の対象者にはリスク管理をしながら早期から端座位や立位を実施し，作業療法士などの多職種と協力して**ADL**の改善にも早期から取り組みます[1]．起立性低血圧がある場合は，リハビリテーション開始時は注意して**ギャッジベッド**などを使用し，座位をとります．リスク管理として，拡張期血圧**120mmHg**以上の者には訓練を行わないほうがよいとされています．また，運動中，収縮期血圧**40mmHg**以上または拡張期血圧**20mmHg**以上の上昇を認めた場合は，途中で運動を中止します（7章108頁**表2**参照）[2]．

●急性期の背臥位の特徴と介入方法

急性期は**筋緊張の低下**や**弛緩性麻痺**を呈することが多いため，背臥位での体動や，寝返り動作が困難になります．また，麻痺側の**中枢部の連結**が乏しくなることで，対象者は麻痺側に吸い込まれ

119

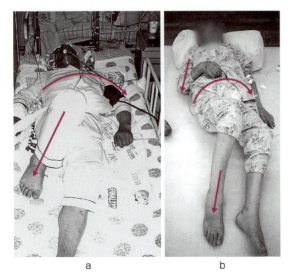

図1 急性期の背臥位
a：低緊張により骨盤と胸郭の間が連結しない．
b：非麻痺側の右肘，右下肢で麻痺側に押し込んでいる．

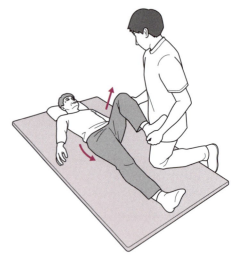

図2 急性期の麻痺側左下肢の持ち方
大腿を少し牽引し骨盤の後傾を促す．

るような感覚や落ちていく感じがすると表現することが多いです（図1-a）．このような支持面への不適応（床面と情報交換ができずリラックスできない）により，対象者は非麻痺側の過剰連結や代償固定の状態になりがちです．対象者によっては非麻痺側の下肢や肘，後頭部などで床面を押し付け，麻痺側に身体を押し込むような反応を認めます．そのため，過緊張を呈する筋が早期から存在し，麻痺側の機能回復を妨げます（図1-b）．麻痺側股関節周囲筋の低緊張により麻痺側下肢は外旋方向に倒れやすいため，関節可動域訓練やポジショニングを行う際には，股関節外旋筋群の短縮を防ぐ介入が必要となります．また，肩甲帯周囲・肩関節は低緊張により良肢位を取りにくく，関節可動域訓練やポジショニングが必要となります．

1）急性期の背臥位での運動療法

背臥位で関節可動域訓練などの運動療法を行う際には，中枢部が不安定になりやすいため配慮が必要です．不安を感じる不用意な動かし方をすると不適応反応が起き，非麻痺側の過剰連結や代償固定が強まり，非対称姿勢を助長します．通常，手足を動かすと先行随伴性姿勢制御（Anticipatory postural adjustment：APA）が働いて中枢部の安定化が起こりますが，急性期の対象者ではAPAが起こりにくいです．そのため，足の重みで骨盤がぐらつかない誘導が重要です（図2）．背臥位で殿部の位置を変えたり，体幹の活動と選択的な股関節の動きを引き出したりするために早期からボトムリフティングを行います（図3）．ボトムリフティングは尾骨から骨盤を持ち上げて下ろし，骨

 先輩からのアドバイス

予測的姿勢制御（Anticipatory Postural Adjustment：APA）とは，生理学用語で姿勢制御の神経学的メカニズムのことを指し，手足などの末梢を動かす前にフィードフォワードのメカニズムとして体幹や骨盤周囲が安定する方向に活動を準備することです．そのため，末梢を動かす前に中枢部の姿勢コントロールの準備が整っているか確認をすることが大切です．準備が整っていないと不安定になり，代償固定が増強します．

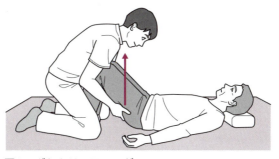

図3 ボトムリフティング
大腿二頭筋の近位から選択的な股関節伸展を促す.

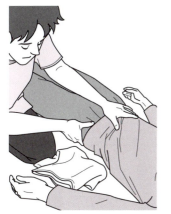

図4 ポジショニングの過程
中枢部を安定化させながらタオルなどを隙間に詰める.

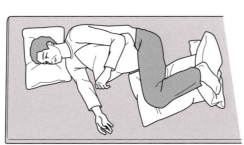

図5 側臥位でのポジショニング（麻痺側左）
前後に不安定にならないように大腿を前に出す.

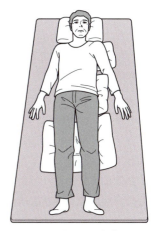

図6 背臥位でのポジショニング
下肢，骨盤が不安定にならないようにタオルなどを挿入する.

盤底筋や腹部の活動とともに股関節伸展，大腿二頭筋の近位部の活動を促通します．

2）背臥位・側臥位でのポジショニング

ヒトの身体は，後頭部・胸郭・仙骨部・下腿後面といった各部位の底面が**船底型**になっており，適度な筋緊張で各部が連結していれば**広い支持面**をとることができます．しかし，近位部の低緊張により各部が中枢部と連結していないと不安定な姿勢になります．船底型の部分にはタオルや砂袋を詰めてポジショニングを行い，**安定化**を図ります（**図4**）．側臥位では麻痺側の肩の保護と前後に倒れることを防ぐために枕を抱えるようにし，股関節と膝関節を90度屈曲して安定化を図ります（**図5**）．背臥位では隙間にタオルなどを入れて安定させ，押し付けているところがないか評価しな

がら，タオルなどを入れる部分の中枢部の安定化を図ります（**図6**）．また，臥床時間が長い対象者は足関節背屈制限が起きやすいのでポジショニングで麻痺側足関節を背屈位に保つか，装具（ナイトスプリント）の装着を行う場合もあります．

● 急性期の寝返り・起き上がり動作の特徴と介入方法

急性期の寝返り・起き上がり動作は，背臥位で非麻痺側での押し付けや過剰固定を伴ったまま，非麻痺側上肢でベッド柵を引っ張って行うことが多いです．その結果，麻痺側の体幹の連結が起こりにくくなり，麻痺側上肢が取り残されるような動作になります．正しい運動を誘導すれば麻痺側にも寝返り・起き上がり動作が行える可能性があります．

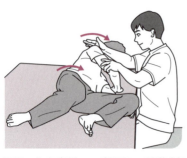
図7 非麻痺側への寝返りの誘導（麻痺側右）
上半身から誘導して，骨盤が追従してくるようにする．

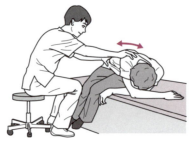
図8 非麻痺側からの起き上がり動作（麻痺側右）
非麻痺側で押し上げやすいように上肢の上まで上部体幹を十分に誘導する．

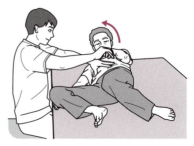
図9 麻痺側への寝返り（麻痺側右）
頭部を挙上し，体幹が働くように誘導する．

1) 急性期の寝返り・起き上がり動作の練習方法

　非麻痺側への寝返りの練習では，まずは膝立て位から両下肢を非麻痺側に倒します．

　非麻痺側への寝返り動作は肩甲帯の前方突出が伴うように麻痺側上肢を誘導し，骨盤・下肢が連結して追従してくるようにします（図7）．非麻痺側側臥位を経由した起き上がり動作は，非麻痺側での押し付けや引き込みを防ぎながら，非麻痺側上肢の上まで上半身の重さが乗るような側臥位を経由し，股関節を屈曲して端座位に移行します．麻痺側上肢の忘れや連合反応により過緊張が増強することを予防した効率の良い起き上がり動作を目指します（図8）．

2) 急性期の寝返り・起き上がり動作の誘導方法

　麻痺側への寝返り動作も頭部挙上から体幹が働くように誘導すると，麻痺側肩甲帯も外転しやすく，肩関節が胸郭の前に位置することで，肩の痛みが生じにくいです（図9）．

● 急性期の端座位の特徴と介入方法

　発症直後の端座位では麻痺側体幹・股関節周囲筋の低緊張により麻痺側への転倒・転落のリスクがあります．代償固定や非麻痺側上肢でベッド柵に掴まることで端座位が可能となる場合もありますが，非対称姿勢を強めてしまいます．体幹は屈曲し，骨盤は後傾位をとりやすいため，非麻痺側の下肢で地面や座面の押し付けにもつながります．非麻痺側の殿部や坐骨で重心移動をすることが難しい患者も少なくありません（図10）．また，ベッドが柔らかいと支持面からの情報が乏しく，

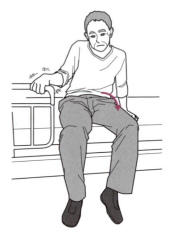
図10 端座位姿勢（麻痺側左）
麻痺側に骨盤がくずれ，麻痺側上肢で手すりを引き寄せている状態．

骨盤を前傾させることが難しいため余計に屈曲姿勢を強めます．

　肩甲帯周囲の低緊張により，麻痺側上肢帯の重さが体幹伸展を阻害し，非麻痺側の体幹の短縮を強めてしまうため，萎縮予防として広背筋・僧帽筋・菱形筋などの体幹伸展，肩甲骨の内転下制に作用する筋群の賦活を早期から行います．U字柵を使用すると端座位での不安感が軽減しますが，観念失行（道具や物の使い方や順序がわからなくなる障害）などには配慮が必要です．

・急性期の端座位の練習方法

　骨盤前傾位での体幹抗重力伸展を伴った端座位を目指します（図11）．上部体幹が伸展するためには肩甲骨の内転下制と上腕の外旋コントロール

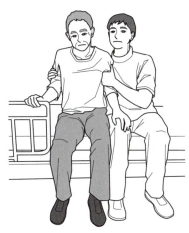

図11 端座位姿勢への介入（麻痺側左）
骨盤が前傾した対称的な端座位の学習を目指す．

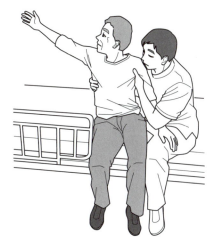

図12 非麻痺側への重心移動とリーチ（麻痺側左）
非麻痺側へ重心移動しながら非麻痺側体幹の伸張を促す．

が重要です．麻痺側体幹・股関節周囲筋の活動性を高めながら対称的な端座位を学習し，非麻痺側への重心移動や非麻痺側上肢の空間での使用を促します（**図12**）．また，立ち上がりや前方へのリーチ活動につなげるために，前方荷重で麻痺側下肢の中間位でのコントロールを促します（**図13**）．

● 急性期の立位・立ち上がり動作の特徴と介入方法

　麻痺側の下肢の支持性低下や膝折れがみられる場合では，非麻痺側優位での非対称な立位姿勢となります．非麻痺側上肢で柵や手すりを把持して立ち上がれても，麻痺側下肢への荷重が困難となり，非麻痺側の下肢をステップすることが難しくなります．また，座位で非麻痺側下肢の押し付けと非麻痺側体幹の側屈が強い場合には，プッシャー様現象を認めていなくても，体幹伸展位での立位保持が困難で，非麻痺側下肢に重心が移動してしまうため，手すりなどを離すと麻痺側の後方に崩れる場合もあります．また，端座位と同じように肩甲帯の重さにより体幹の抗重力伸展活動が阻害されるため，早期から肩甲帯周囲の安定性，上腕の外旋コントロールを意識した治療介入が重要です．

1）立ち上がり動作の誘導方法

　立ち上がり動作の誘導では，離殿時に体幹・麻

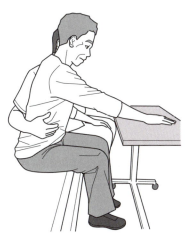

図13 端座位での前方荷重（麻痺側左）
体幹伸展，骨盤前傾位で両下肢への荷重を促す．

痺側下肢の活動促通と非麻痺側への側屈や過剰固定を防ぎながら対称的な立ち上がり動作を目指します（**図14**）．『脳卒中治療ガイドライン2021（改訂2023）』では，麻痺側下肢の支持性が低い場合でも，短下肢装具や長下肢装具を用いて早期から立ち上がり動作や立位での活動を行うことを推奨しています[1]．

　体幹や下肢の麻痺が重度の場合は，前方からの介助・誘導が有効な場合もあります．介助者の膝

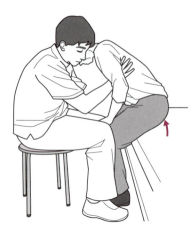
図14 対称的な立ち上がり練習（麻痺側左）

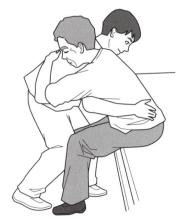
図15 正しい立ち上がり介助方法（麻痺側右）
理学療法士の両膝で患者の麻痺側膝を挟み、お互いの重さがつり合うようする．

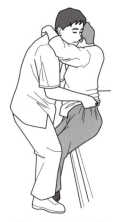
図16 間違った立ち上がり介助方法（麻痺側右）
理学療法士の首にしがみつかせ、下衣を引き上げると床反力が感じにくくなる．

で対象者の膝折れを防止しながら，一旦**体幹が前傾**して離殿したのち殿部が足部の上に向かってくる（介助者と片麻痺者の殿部がお互いに近づく）誘導を行います（**図15**）[3]．ズボンを持って上に引きあげる方法は，運動視の変化情報によるフィードバックが得られにくいことに加え，麻痺側下肢への荷重が促されず，介助者が覆いかぶさるような介助・誘導になってしまいます（**図16**）．正しい介助方法は早期離床を目的とした車椅子への移乗動作でも行われるべきであり，理学療法士は他職種に正しい立ち上がりの介助方法を指導します．

2）急性期の立位の練習方法

立位バランス練習では非麻痺側の体幹を過剰に短縮・固定しないように**対称的な立位姿勢**を目指します．膝折れに対しては膝を理学療法士の膝で挟むような介助を行うか，装具を用いて荷重を促します（**図17**）．可能であれば上部体幹の伸展と肩甲帯の安定化，そして上腕の外旋コントロールを促します．麻痺側への荷重がある程度可能であったら，非麻痺側下肢のステップ動作の練習を行い，**移乗時の方向転換**や**歩行の立脚期**につなげていきます（**図18**）．

＊歩行に関しては第9章を参照してください．

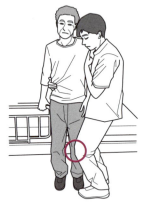
図17 立位保持練習（麻痺側左）
麻痺側下肢の膝折れを防ぎながら，体幹伸展位で麻痺側への荷重を促す．

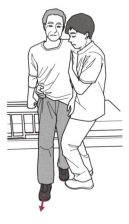
図18 立位で非麻痺側下肢のステップ（麻痺側左）
麻痺側下肢への十分な荷重を促したら，非麻痺側を前にステップさせ，麻痺側下肢の支持性の向上を促す．

回復期の理学療法

●回復期の理学療法の進め方

回復能力の高いこの時期（回復期）に密度の高いリハビリテーションを行うことが重要です．理学療法士，作業療法士，言語聴覚士による専門的なリハビリテーションはもちろん，医師・看護

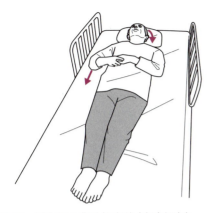

図19 回復期の背臥位姿勢（麻痺側左）
回復期になっても非麻痺側上肢や後頭部で押しつける反応が残存していると，体幹の抗重力活動が起こりにくくなる．

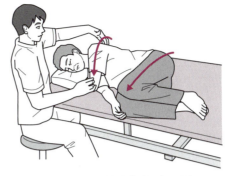

図20 側臥位での背部の可動性改善（麻痺側左）
膝立て位から麻痺側に両膝を倒していき，非麻痺側体側・腰部の可動性を引き出すとともに，非麻痺側にも骨盤を回旋しつつ側臥位になり，股関節と膝関節を90度屈曲位にして前後の安定性を保証してから，麻痺側肘を前方の地面に下ろすことで背部の可動性を引き出します．

師・管理栄養士も加わった集中的なリハビリテーションが行われます．

脳卒中患者への回復期の理学療法では，さらなる麻痺側の機能改善や歩行機能の再獲得とADLの再獲得を同時進行で目指すことが目的になります．FIMの指数が診療報酬につながるとはいえ，ADLの再獲得だけに焦点を当てた非麻痺側を強化する機能訓練ではなく，麻痺側からの高頻度の情報入力や麻痺側下肢への荷重などを考慮した理学療法を実施します[4]．『脳卒中治療ガイドライン2021（改訂2023）』では課題志向型アプローチも推奨されており，実際の動作を繰り返し練習します[1]．

また，手すりの使用方法や段差・階段昇降の方法も回復期の理学療法場面で指導します．在宅に戻る際に発症前と比較し機能の低下を認め介助が必要となった場合は家族指導も行います．

●回復期の臥位・起居動作の特徴と介入方法

基本的な非対称姿勢の特徴は急性期と同じですが，回復期の特徴としては同じ姿勢を取り続けたことによる筋の短縮や関節拘縮，痙縮が出現します（図19）．痙縮は連合反応による過緊張で麻痺側上肢が屈曲位，あるいは麻痺側下肢が底屈位になります．過緊張状態の筋があると相反的に中枢部の低緊張が生じ，低緊張でありながらも筋線維の短縮が起こり始めます．そして，活動が乏しい

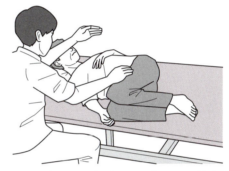

図21 側臥位での上部体幹・胸郭の可動性改善（麻痺側左）

ことによる筋萎縮も起こり始めます．

・回復期の臥位・起居動作の練習方法

背臥位では股関節屈曲・外旋位，膝関節軽度屈曲位，足関節底屈位となり，可動域の確保と低活動の筋に対する賦活が必要です．

急性期に比べて体幹の可動性が乏しくなっている場合は，背臥位にて体幹の回旋を促します（図20）．同様に後方に胸を開いていくよう促し，上部胸郭の伸展と可動性も引き出します（図21）．どちらも自主トレーニングとして行う際には，呼吸に合わせて重力に従い沈み込んでいくように意識するよう指導し，過剰努力を避けます．起き上がり動作では急性期と比較して非麻痺側での肘の押し付けや代償固定が強まり麻痺側上肢の連合反応や麻痺側への置き忘れが起こるので肩の痛みの

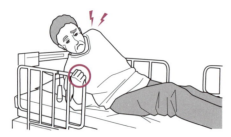

図22 回復期の起き上がり動作（麻痺側左）
ベッド柵を引っ張ったり，非麻痺側肘で床面を押し付けたりすると麻痺側の連合反応が助長される

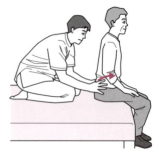

図23 端座位での対照的な骨盤前傾・脊柱伸展への介入（麻痺側左）
坐骨の上に抗重力での体幹伸展を促すために，骨盤の前傾を誘導する．

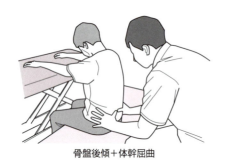

骨盤後傾＋体幹屈曲　　　　　骨盤前傾＋体幹伸展

図24 端座位での上肢の重さを軽減した姿勢での対称的な体幹伸展の促通（麻痺側左）
上肢の重さを昇降ベッドなどで免荷すると骨盤の前後傾や体幹の伸展が促しやすくなる．

出現に注意します（図22）．

●回復期の端座位の特徴と介入方法

回復期では非対称姿勢が増強し，麻痺側の体幹の短縮や後退を認めるため，立ち上がり時の麻痺側下肢への荷重が難しくなります．

1）回復期の端座位の練習方法

端座位では骨盤前傾と上部体幹伸展，肩甲帯の内転下制が対称的に起きるように誘導します（図23）．上部体幹の伸展を促す際には前方に昇降ベッドなどを置き，上肢の重さを免荷して脊柱や肋骨の動きを引き出します（図24）．

2）車椅子駆動

安定した端座位がとれるようになったら，車椅子駆動を検討します．車椅子駆動は原則非麻痺側の上下肢で駆動し，上肢が推進力，下肢でかじ取りをする方法を指導します（図25）．背もたれに背中を押し付けると殿部が前に滑るので，骨盤の上に上半身が伸展位で保持できるように練習しま

す．半側空間無視があると車椅子駆動の際に麻痺側の廊下の壁や人，物にぶつかりやすいため注意が必要です[5-7]．

●回復期の立ち上がり動作の特徴と介入方法

回復期ではADLの再獲得が目標となるため，非麻痺側上肢で手すりや柵を力任せに引っ張る立ち上がり動作練習が行われがちですが，それらの動作は麻痺側上肢の連合反応を助長し，筋の過緊張状態を増強させてしまいます（図26）．

・回復期の立ち上がり動作の練習方法

十分に前傾して両下肢に均等な荷重を行い，対称的な立ち上がり動作を目指します（図27）．低い座面から立ち上がると過剰努力が助長される場合は，座面を高くします（代用）．楽に立ち上がれるようになったら徐々に座面を低くし，難易度設定を行います．自主トレーニングとして立ち上がりを行う際には，難易度設定を行ったうえで，「手すりや柵は引っ張ったり，真下に押し付けた

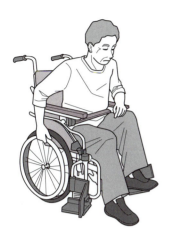

図25 車椅子の片手片足駆動（麻痺側左）

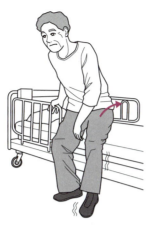

図26 努力的で非麻痺側優位の立ち上がり動作（麻痺側左）
非麻痺側下肢への荷重が不十分な状態で立ち上がると，麻痺側骨盤は後退し，麻痺側下肢は支持性を失う．

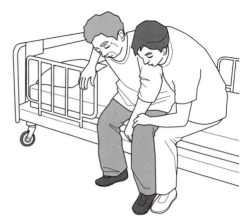

図27 対称的な立ち上がり動作の誘導（麻痺側左）
麻痺側下肢を正しいアライメントに誘導する中で，十分な下肢への荷重と活動性向上を促す．

りするのではなく後方に押すことで重心が前に出やすくなります」などのコツを伝えます．

● 回復期の立位の特徴と介入方法

下肢の支持性が向上してくると，末梢の痙縮や麻痺側股関節の可動域（伸展・外転）制限，非麻痺側の過剰努力を伴った代償的な非対称立位姿勢が強まります．

・回復期の立位の練習方法

重心位置は，対称的で，かつ踵の上にある状態で高く保ち，上部体幹や上肢でバランスがとれる立位を目指します．選択的な股関節の伸展活動を促す際には骨盤の過剰な前傾を防ぎつつ，大腿二頭筋の近位が活性化するように誘導します（図28）．

麻痺側下肢が自由にステップできることは安全な移乗や歩行につながります．麻痺側下肢の支持性がまだ乏しい場合は理学療法士が骨盤を挟むように支持し，前腕で麻痺側股関節の伸展，骨盤の後傾を促しながら非麻痺側下肢のステップを誘導します（図29）．

非麻痺側であっても抗重力位で正しい片脚立位をとることは難しいですが，麻痺側の骨盤が側方傾斜で上に保たれた状態でターミナルスタンスから遊脚期へつながる倒立振り子（骨盤の位置エネルギーを前上方へ移動する）を実現するためには，非麻痺側へのローディングレスポンス（踵設置から片脚立位への伸展）が重要です．そのため歩行の準備として非麻痺側下肢で片脚立位をとる練習も行います（図30）．

＊歩行に関しては第9章を参照してください．

 先輩からのアドバイス

「代用」とは，難易度を設定した環境下で行うことで，非麻痺側の過剰な努力を伴った「代償」を軽減させ，半球間抑制＊や連合反応を軽減させることです．低い座面から立ち上がるために非麻痺側上肢で手すりを力ずくで引っ張るより，少し座面を高くして左右対称で麻痺側下肢が活動した立ち上がり動作を目指しましょう．
＊半球間抑制とは非損傷脳が過剰に働きすぎることで，損傷脳の可塑性適合を抑制することです．

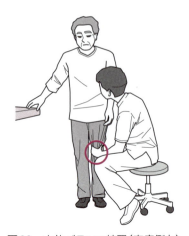
図28 立位バランス練習(麻痺側左)
麻痺側下肢の支持を介助しながら荷重させ,大腿四頭筋を把持して膝伸展を促通する.

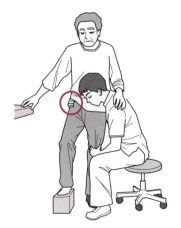
図29 非麻痺側下肢のステッピング(麻痺側左)
麻痺側下肢の支持性を高めるために非麻痺側の下肢を台に乗せる.その際,非麻痺側骨盤を上に保った状態で麻痺側股関節外転筋を促通する.

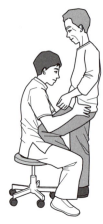
図30 非麻痺側の片脚立位練習(麻痺側左)
非麻痺側でバランスがとれるよう麻痺側下肢の重さを理学療法士の大腿で受けとめる.麻痺側骨盤を保った状態で非麻痺側でのバランス練習を行う.

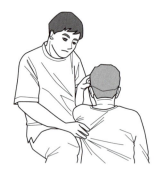
図31 上腕の外旋コントロールと肩甲帯セッティング(麻痺側上肢)
麻痺側上肢の重さを除いた状態で,肩甲骨の内転下肢と体幹の伸展を促す.

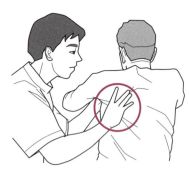
図32 上腕と肩甲骨の間の可動性を引き出す(麻痺側上肢)
麻痺側上腕を外旋位で保持し,肩甲骨を内転下制方向に操作することで円筋群等の可動性の改善を目指す.

● 座位や立位での麻痺側上肢への介入方法

皮質脊髄路の損傷があり,麻痺手が実用手まで回復する見込みが乏しい場合でも,補助手としての押さえ手機能の獲得や,立位や歩行で上肢も参加したバランスを取る機能(潜在能力)を評価します.作業療法士がいれば協力して麻痺側上肢へのアプローチを行います.

1) 端座位での介入

端座位ではリーチ活動に必要な肩甲帯周囲筋の安定性の向上を目指します.肩関節は内転内旋(位)拘縮がしばしばみられます.上肢の重さをとりながら上部体幹の抗重力伸展と共に広背筋や僧帽筋などの活性化を行い,上腕の外旋位でのコントロールを促します(図31).その際,腋窩の円筋群などが短縮し,肩甲帯と上腕の間の可動性が失われることがあるため伸長やモビライゼーションを行います(図32).

2) 麻痺手の回復を促す介入

麻痺手の回復を促す介入は,CI療法(Constraint-induced Movement Therapy:CIMT)で推奨されているような高頻度に麻痺手の使用を促す取り組みが効果的です.トランスファーパッケージ(Transfer package;対象者の行動変容を促し麻痺手の使用頻度を上げる)に作業

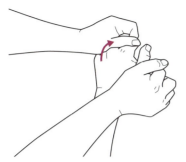

図33 麻痺側手の手内在筋の活性化
麻痺側の母指を保持した状態で他の指の指先をつかみ，MPの屈曲伸展を促す．

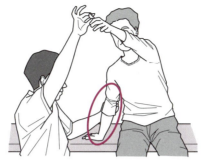

図34 麻痺側上肢の支持性強化（麻痺側右）
麻痺側上肢で体重を支持しながら非麻痺側上肢が正中を超えてリーチする方向に誘導する．

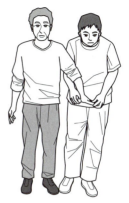

図35 立位で上肢から重心移動を誘導（麻痺側左）
麻痺側上肢を伸展し，外転方向に誘導しながら麻痺側下肢への荷重を促す．

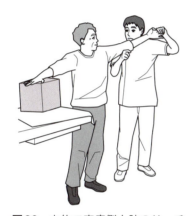

図36 立位で麻痺側上肢のリーチ活動を促す（麻痺側左）
重心移動を誘導するため，麻痺側上肢のリーチ活動を行う．

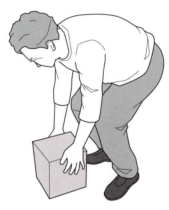

図37 床の物を拾う活動（麻痺側左）

療法士が取り組んでいる際には，理学療法士は手内在筋の促通や中枢部の安定性の向上を図り，麻痺手の活性化や可動性の確保に協力します（図33）[8]．

麻痺側上肢で身体を支える機能も重要です．麻痺側上肢で身体を支えながら非麻痺側上肢で正中線を超えたリーチ活動を促すことで，自動的な麻痺側上肢の支持性を強化します（図34）．

3）立位での介入

立位では肩甲帯が内転下制することで体幹の抗重力伸展が得られやすくなるため，両上肢から**外旋コントロール**を促しながら肩甲帯の内転下制を誘導します．その際，立位バランスを向上させるために上肢から重心を誘導します（図35）．ある程度の随意性がある場合は立位でのリーチ動作も練習します．麻痺側上肢のリーチに合わせて麻痺側下肢への荷重ができるように練習しておくことで，作業療法士が行うADL動作の練習の予備練習となります（図36）．上肢の麻痺が軽度であれば，両手で床の物を持ち上げる練習を行うこともありますが，その際は膝が突っ張らず真下に上肢を下ろせるように練習します（図37）．

4）麻痺側上肢に起こりやすい合併症

肩手症候群の運動時痛は肩関節に最も多く現れます．初期症状には**有痛性運動制限**，手指の**腫脹**，末期になると手の皮膚や筋，**骨の萎縮**がみら

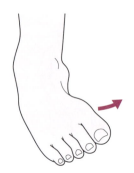

図38 麻痺側足部の内反変形

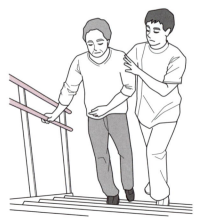

図39 階段昇降練習・昇段動作（麻痺側左）
上段に乗せた非麻痺側の下肢の上に体幹が伸展して昇降できるよう誘導する.

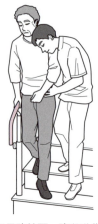

図40 階段昇降練習・降段動作（麻痺側左）
骨盤を前下方かつ麻痺側下肢が内転しないように誘導しながら下段に下ろしていく.

れます.

脳卒中片麻痺患者の肩関節亜脱臼では，上腕骨頭が大胸筋・広背筋に牽引されて内旋しながら内側へ移動します.

● 階段昇降・床へ座わる・床からの立ち上がり動作の特徴と介入方法

退院前には応用的な動作の学習，そして不安が残る対象者の家族には家族指導を行います.

階段昇降や玄関の上がり框では対象者の能力に合わせてやり方を変えるべきですが，一般的には非麻痺側上肢で手すりなどに掴まります.

1) 昇段動作

昇段動作では非麻痺側下肢から上段に乗せ，非麻痺側の下肢にしっかりと体幹を伸展させながら昇る動作を練習，指導します．その際，手すりを過剰に引っ張る，あるいは非麻痺側体幹を屈曲させ麻痺側下肢を上段に乗せると，麻痺側上肢が連合反応による過剰屈曲となり，麻痺側足部の内反変形（図38）やClaw Toe変形が強まるので，上段に乗せた状態で非麻痺側の下肢の上に重心を乗せながら体幹の伸展を促します（図39）.

2) 降段動作

降段動作では一般的には麻痺側下肢から下段に降ろしますが，上段に乗せた状態で非麻痺側股関節の過剰屈曲を強めた状態で，麻痺側下肢だけを下の段に降ろすと，麻痺側下肢が内転したり，下段に着いた麻痺側下肢が内反したりすることもあるので，非麻痺側体幹は伸展を保ったまま，骨盤ごと下段に降ろしていけるように練習します（図40）.

床に座ったり床から立ち上がったりする動作は，転んだときに一人で立ち上がれるようになるため，可能であれば覚えておきたい動作です．一般的な方法は，まず，非麻痺側上肢を床につき，非麻痺側の下肢を一歩後ろに引いて膝を下ろし，非麻痺側の側方に殿部を下ろします（図41）．直接地面まで手が伸ばせない場合には，台に手をついて膝を地面に下ろします．床からの立ち上がりは床へ座る方法の逆の手順で行います（図42）.

可能であれば外泊の提案や理学療法士も同伴して自宅や施設で実際に練習を行い，サービス担当者会議や地域ケア会議で作業療法士と共に住宅改修や福祉用具の意見交換の場を設けたうえで退院後の生活に備えます.

生活期の理学療法

● 生活期の理学療法の進め方

生活期は，自宅や施設などで，自己の能力を活用し，その人らしい生活を実現する時期です．回復期からの移行において，一時的に機能が低下することもありますが，生活期では獲得された能力

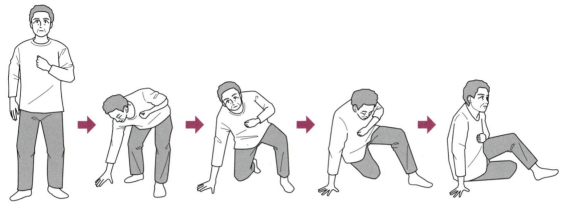

図41 床へ下りていく動作練習（麻痺側左）

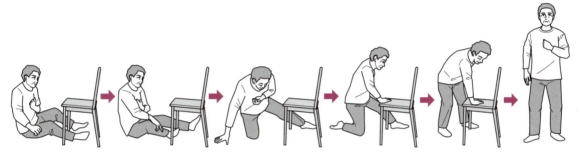

図42 床からの立ち上がり動作練習（麻痺側左）

の維持と向上を図り，状態悪化，再発を防ぐことが重要です．

理学療法士は，豊かに生きるためのサポートを行います．住宅改修や福祉機器の利用といった提案は暮らしやすい生活を調整するうえで重要です．また，対象者の能力を活かした介助方法など，家族への指導も行います[9]．

理学療法は活動と参加に必要な身体機能の低下予防や拘縮予防，福祉用具や装具の適応とチェックアウトを行いながら社会活動への参加を促します．介護保険では身体機能と介助量によって訪問リハビリテーションや通所リハビリテーション，介護予防を目的としたリハビリテーションなどが行われ，理学療法士はその運動面での中心的な役割を担います．ケアマネジャーや家族と連携をとりながら身体機能の低下予防に取り組みます．また，「できるADL」を「しているADL」に定着させるために一日の生活リズムや自主トレーニングメニューの自己管理を共有します．

●生活期の理学療法の介入方法

生活期の理学療法はまだ機能の回復が望まれる対象者なのか，十分な理学療法を受けて退院したが理学療法の頻度が減ることで身体機能の低下が予想される対象者なのかで理学療法の提供内容が変わります．

1）機能の回復が望める場合

機能の回復が望める場合は，急性期・回復期の理学療法内容に準じた歩行の再獲得や動作の自立を目指した運動療法を行いますが，回復期に比べて理学療法士のかかわる頻度は少なくなるため自主トレーニングメニューを行ってもらいます．

訪問リハビリテーションでは実際に使用する手すり（図43）を使った立ち上がり練習，実際の玄関の上がり框（図44）を使った昇降練習や階段昇降，自宅の改修したお風呂（図45）での入浴練習などを行います．手すりやステップ（上がり框の中段として設置）の位置や高さの設定についてはケアマネジャーや設置業者と検討します．

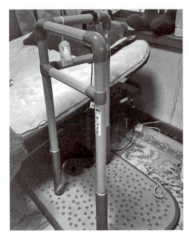 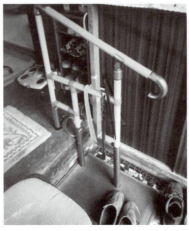 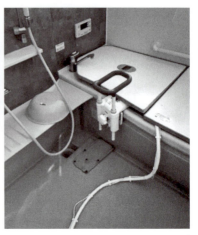

図43 自宅の作り付け手すり(ベッド脇)　図44 自宅の作り付け玄関手すりプラス中段ステップ追加　図45 自宅のお風呂の改修(バスボード・手すり)

2) 機能の低下が予想される場合

機能の低下が予想される場合では痙縮が強まり拘縮・変形の進行が認められることもあります．対象者によってはボトックス注射を打って痙縮を減弱させたうえで，変形予防のための理学療法が必要になることがあります．特に麻痺側足関節の内反変形やClaw toe変形は歩行能力に大きな影響を与えるため装具療法も含めた対処が求められます．

トピックス

・令和2年の診療報酬改定で「運動量増加機器加算」が新設され，ロボットの使用や上・下肢への機能的通電装置を用いたリハビリテーションが評価されるようになりました．ガイドラインで推奨されているように運動学習には「質」はもちろん，「量」も重要です[3]．

確認してみよう！

- 急性期は起立性低血圧に注意して初めは（　①　）などを使用し座位をとります．
- アンダーソン・土肥の基準より，拡張期血圧が（　②　）mmHg以上の者には訓練を行わないとしています．また，運動中，収縮期血圧（　③　）mmHg以上または拡張期血圧（　④　）mmHg以上上昇した場合，途中で訓練を中止しなければなりません．
- （　⑤　）は，道具や物の使い方や順序がわからなくなる障害です．
- （　⑥　）があると車椅子駆動の際に麻痺側の廊下によくぶつかることがあります．
- 肩手症候群の運動時痛は肩関節に最も多く現れ，初期症状には（　⑦　），肩と手指の（　⑧　），末期になると手の皮膚や筋，骨の（　⑨　）がみられます．
- 脳卒中片麻痺患者の肩関節亜脱臼では，上腕骨頭が大胸筋・広背筋に牽引されて（　⑩　）しながら（　⑪　）へ移動します．

解答

①ギャッジベッド　②120　③40　④20　⑤観念失行　⑥半側空間無視
⑦有痛性運動制限　⑧腫脹　⑨萎縮　⑩内旋　⑪内側

（伊藤克浩）

引用・参考文献

1) 日本脳卒中学会脳卒中ガイドライン委員会（編）：脳卒中治療ガイドライン2021（改訂2023）．pp256-299，協和企画，2023．
2) 土肥　豊：脳卒中リハビリテーション―リスクとその対策．Medicina，13：1068-1069，1976．
3) 佐々木正人：アフォーダンス-新しい認知の理論．岩波書店，1994．
4) Nudo RJ et al：Use-dependent alterations of movement representations in primary motor cortex of adult squirrel monkeys. J Neurosci, 16(2)：785-807, 1996.
5) 伊藤克浩：半側視空間無視を呈する左片麻痺者への歩行練習．理学療法ジャーナル，40(8)：613-617，2006．
6) 伊藤克浩：半側空間無視を伴う脳卒中片麻痺患者に対する歩行訓練の方法．Medical Rehabilitation，104：56-60，2009．
7) 伊藤克浩：ADLにおける知覚的操作と視覚情報〔吉尾雅春（総監修）：極める！脳卒中リハビリテーション必須スキル〕．pp206-210，株式会社gene，2016．
8) Taub E et al：Technique to improve chronic motor deficit after stroke. Arch Phys Med Rehabil, 74(4)：347-354, 1993.
9) 日本理学療法士協会：日本理学療法士協会理学療法ガイド．http://www.japanpt.or.jp/upload/japanpt/obj/files/aboutpt/2020JPTA_guide_200612.pdf（2023年11月5日参照）

第9章

脳卒中患者の歩行機能再建

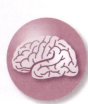

> **エッセンス**
>
> - 歩行を成立させるための基本的な条件は，①**前進**，②**安定**，③**適応**の3つです．
> - 一歩行周期は，立脚期が約**60%**，遊脚期が約**40%**を占めます．荷重の受け継ぎに重要となる役割は，①**衝撃吸収**，②**体重支持**，③**前進**の継続です．
> - 歩行中の質量中心（center of mass：COM）の変位量は，1歩行周期に**2回**の上下動，**1回**の左右動があります．歩行中の衝撃吸収や身体重心の円滑な前方移動にかかわる足部機構として，①**ヒール**ロッカー，②**アンクル**ロッカー，③**フォアフット**ロッカー，④**トウ**ロッカーの4つの機能があります．
> - 歩行の神経機構には①**随意的**プロセス，②**情動的**プロセス，③**自動的**プロセスの3つのプロセスがあり，脊髄には，歩行のリズムを生成する**中枢パターン発生器**（Central pattern generators：**CPGs**）とよばれる脊髄介在ニューロン群が存在します．脳幹では，歩行運動の制御に必要な**筋緊張**を適切なレベルに維持する役割があり，歩行運動の制御には末梢からの**感覚フィードバック**情報が重要な役割を果たします．
> - 脳卒中患者は，**運動麻痺**や**協調性**障害，**感覚**障害，さらに**認知**障害などにより，さまざまな歩行の問題を抱えます．また，両側立脚期で抗重力活動が発揮できず，COMを**最高位**に上昇させることができないため，**筋活動**のパターンが単純化します．
> - 脳卒中後の機能回復には，神経細胞そのものの**可塑性**と**神経ネットワーク**の再構築が関係しています．歩行機能の再獲得を目指すアプローチは，おもに**部分的**な練習と**複合的**な練習に分けて考え，複合的な練習では，実際に歩行練習の十分な**繰り返し**と**強度**を確保して**運動学習**へ繋げることが重要です．歩行が**実用的**になるためには，**意識**や**注意**の配分が減少して，**自動化**することが必要です．

歩行のメカニズム

●歩行における基礎知識

ヒトの直立二足歩行の特徴として，直立したときに頭部が体幹上に位置して上肢が解放されたことがあります．その結果，巧緻動作や投げるといった能力を獲得し，ほかの動物に比べ運搬能力も高いことが知られています．

歩行を成立させるための基本的な条件は以下の3つが挙げられます．

①Progression（前進）：身体を望む方向に動かすことができる基本的な移動能力．

②Stability（安定）：重力に抗して身体を支持するような安定性を維持する能力．

③Adaptation（適応）：不整地や段差など，さま

135

ざまな環境にも対応し，前述の前進と安定性を保つ能力．

歩行に関する記述では，足部が地面に接地している間を立脚期（立脚相：stance phase），足部が地面から離れている間を遊脚期（遊脚相：swing phase）とよびます．本章では「ランチョ・ロス・アミーゴ国立リハビリテーションセンター」の用語にしたがって記載します[1]．

片側足部の接地から次の接地までを歩行周期とよびます（図1）[2]．一般的に歩行周期は，立脚期が約60%，遊脚期が約40%を占め，歩行速度が変わると，この比率は変化します．ここからは，正常歩行におけるおもな機能について説明します．

● 歩行開始の一歩

立位時におけるヒトの質量中心（center of mass：COM）は，骨盤内（第2仙椎の前方）にあり，身長に対する比率としては足底から約55%の位置に存在します．われわれは，安定した立位姿勢から，前へ傾いて歩行開始の一歩を踏み出します．

● 歩行を構成する要素

1）荷重の受け継ぎ

足部が床面に触れた直後の立脚の初期を，初期接地（Initial Contact：IC）といいます．おもに，減速して足部が床へ接地するときの衝撃を吸収します．

接地後，反対側の下肢が振り出されてから足部が離床するまでの期間を荷重応答期（Loading Response：LR）といいます．おもな役割として，①衝撃を吸収する，②体重を支持して安定性を保証する，③前進を継続するの3つが挙げられます．

2）一側下肢での支持

立脚の中期から終期までの間で，反対側の下肢が遊脚期から再び立脚期を迎えるまでの一側下肢での支持が必要となる期間を立脚中期（Mid Stance：MSt）といいます．おもに，股・膝関節の伸展に伴って足関節が背屈することで上半身を前進させます．

踵部が挙上して体重が中足骨頭へと移動する時期を立脚終期（Terminal Stance：TSt）といいます．おもに，一側の下肢で体重を支持しながら，上半身をさらに前進させます．股関節が伸展位になるこの相が，ヒト特有の直立二足歩行の特徴です．

3）遊脚下肢の前進

足趾が離床するまでの立脚期の最終を，前遊脚

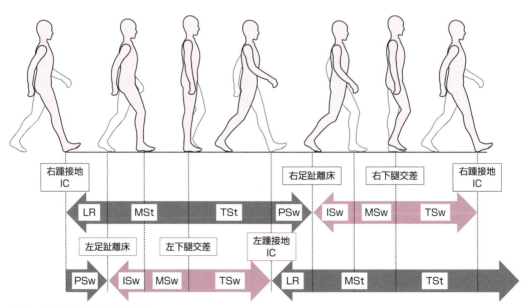

図1 歩行周期と反対側下肢
TStの反対肢はTSw，PSwの反対肢はICまたはLR，ISwの反対肢はMSt（初期），MSwの反対肢はMSt（後期），TSwの反対肢はTSt，MSwの反対肢はMSt（後期），TSwの反対肢はTSt

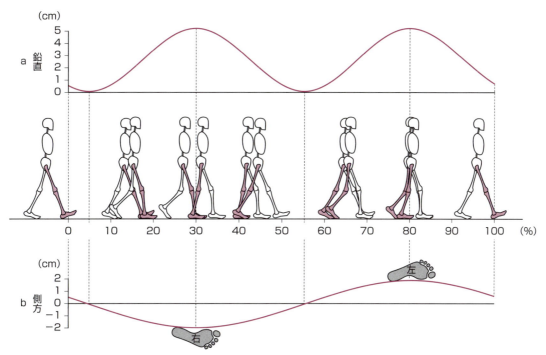

図2　1歩行周期のおける身体重心の移動[4]

期（Pre Swing：PSw）といいます．おもに，下肢の前進が加速されて振り出しの準備を行います．このときの上半身は前方に位置して，股関節は伸展位にあります．遊脚下肢の前進は，立脚相の終わりから足部を挙上して床面とのクリアランス（空間）を確保しながら下肢を振り出します．

床から足部が離れて，遊脚足部が反対側の立脚足部に並ぶまでの間を遊脚初期（Initial Swing：ISw）といいます．おもに，股関節伸展位での床からの足部挙上（フットクリアランス）を行います．

遊脚側足部が，立脚側足部に並んだ位置から前方へ振り出され，遊脚側下腿が床面と垂直位になるまでの間を遊脚中期（Mid Swing：MSw）といい，その後，遊脚側足部が床面に接するまでの間を遊脚終期（Terminal Swing：TSw）といいます．おもに，遊脚側の足部がフットクリアランスを確保して前進させます．

4）歩行における上半身の役割

上半身は全身の質量の約70％を占めるといわれ，歩行における上半身（頭-腕-体幹 Head-Arms-Trunk：HAT）の観察も重要です．歩行における下肢の交互運動の連続では，HATは常に安定性を保つ必要があります．また，HATのアライメントは，下肢の筋活動を左右する要因にもなります．

図2[4]は，歩行時にみられるCOMの変位量を示しています．上下（鉛直）方向の最高位になる相はMSt（反対側MSw）であり，最低位になる相はLR（反対側PSw）といわれ，1歩行周期に2回の上下動があります（図2-a）．左右（側方）への動きは，MStを中心とした単脚支持期にHATの移動は最大となり，1歩行周期に1回の左右動があります．それぞれ変位量は約4.5cmです（図2-b）．

5）歩行における足部の役割

前進する際に生じるCOMの移動は，足部と床が接触した部分にも影響を与えます．歩行時の一般的な足部の接触パターン（足圧分布）は，踵部の外側から小趾側を通って中足部へ移動し，前足部の母趾側へ移動します（図3）[5]．

歩行は，ICから前方への急速な荷重から始まるため，このときの足部の機能が重要です．歩行中の衝撃吸収や身体重心の円滑な前方移動にかか

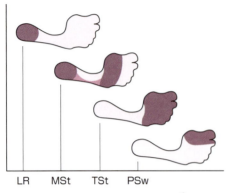

図3 歩行時の足部の接触パターン[5]

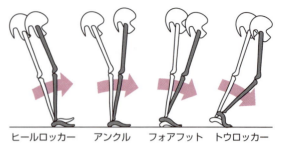

図4 足部のロッカー機能[1]

わる足部機構をロッカー機能とよびます．足部のロッカー機能には，ヒールロッカー，アンクルロッカー，フォアフットロッカー，トウロッカーの4つがあり，重要な役割があります（**図4**）[1]．

(1) ヒールロッカー

踵部を支点として足部が前方に転がり，若干底屈します．前脛骨筋の遠心性収縮により，前足部の落下は減速と同時に脛骨を前方へ引きつけます．この作用は，LRの終了まで持続して，立脚側下肢全体の前進を容易にしています．

(2) アンクルロッカー

足関節を支点として，脛骨と下肢全体が前方に転がります．足部が床に固定されるため，受動的に足関節が背屈して脛骨が前進を続けます．この脛骨の前進（前傾）する速度は，腓腹筋やヒラメ筋の遠心性収縮によって制動され，膝関節の伸展のための安定性を担います．

(3) フォアフットロッカー

踵部が挙上する際に，中足骨頭部で回転する作用をいいます．COMが足部の支持面を越えて落下すると前進はさらに加速され，歩行周期のなかで最も強い推進力となります．COMは，前下方へ落下するため，その速度を腓腹筋とヒラメ筋の強力な活動によって制動します．

(4) トウロッカー

PSwにおいて，前足部の内側と母趾が下肢を加速させ前進するための基部としての役目を果たします．また，足関節底屈筋群の弾性による張力により，脛骨を前方に押し進めます．

TStでは，足関節の運動が背屈から底屈へと移り変わり，絶妙なタイミングで足関節底屈筋群は遠心性収縮から求心性収縮へ変化します．このときの足関節底屈筋群の活動とMStから蓄積された腱や腱膜の弾性エネルギーによって，COMは前上方へ推進されます．

● 歩行の基礎知識のまとめ

歩行周期の力源に関しては，ICの股関節周囲とTStの足関節・股関節周囲の働きがメインとなります．膝関節周囲はそれらと連動して衝撃を吸収する役割があります．

上記の歩行周期は，一側下肢に対する記述であり，同時に反対側の下肢がどの相にあるのかを理解することが重要です．たとえば，基準側の下肢がICからLRの相にある際は，反対側の下肢が

先輩からのアドバイス

歩行分析には，観察による歩行分析用紙[6]が有効です．正常歩行の機能を知り，身体を動かしながら全身を確認すると，実際に片麻痺者の歩行を分析する際に役立ちます．どの部分が正常な機能から逸脱しているかという視点が定まってきますので，ぜひ何度も繰り返し練習しましょう．

PSwの相にあり，基準側の下肢がISwからMSwの相にある際は，反対側の下肢がMStの相にあります．図1を参考に，それぞれの相を把握することで，遊脚の際に足部が床へ引っかかる問題は，遊脚側（ISwからMSwの相）に問題がある場合と，反対側の立脚（MStの相）に問題がある場合が同時に仮説として考えられるようになります．

歩行の神経機構

ヒトは，1度歩行が開始されると，四肢や身体をとくに意識することなく，運動を継続することができます．ヒトの直立二足歩行は四足動物の移動に比べて不安定であり，制御をするには高度なメカニズムが必要となります．中枢神経系の働きにより歩行における四肢や体幹が自律的で非対称的な運動出力を可能にしています．なかでも，脊髄や脳幹などの皮質下の領域に，歩行の基本的なリズムを発生する神経機構（回路）が存在しており，運動の出力を生成または修正するようなメカニズムが備えられています．歩行に限らず，運動と姿勢の制御は，発達とともに学習され，高度にパターン化された運動が可能となることで自律的な動作が遂行できます．

●「予測的姿勢調節」と「代償性姿勢調節」

あらゆる運動を制御するためには，姿勢の制御が重要です．立位姿勢を制御するには，「予測的姿勢調節」と「代償性姿勢調節」とがあります[7]．予測的姿勢制御（Anticipatory Postural Adjustment：APA）は，目的の動作に最適な姿勢を予め準備しておく仕組みです．「頭上に手を伸ばして物を取る」という運動プログラムを実行するためには，上肢の運動が開始する前に，下肢・体幹などの姿勢調節が事前に働く必要があります．この働きはフィードフォワード型の姿勢調節です．また，代償性姿勢調節は，外乱刺激に対して姿勢を安定させる反応であり，感覚情報に依存するフィードバック型の姿勢調節です．たとえば，電車が急停車した際に，転倒を予防するためには素早い反応が求められます．素早く反応するためには，脳幹・小脳・脊髄が重要な役割を担っています．

●歩行を制御する3つのプロセス

歩行を制御するにはどのような神経機構が必要となるのでしょうか．ここからは，もう少し細かく歩行の神経機構について説明をします．歩行には3つのプロセスがあり，まず第1に，正確な制御を必要とする「随意的プロセス」があります．これは大脳皮質からの随意的な信号により四肢の運動が遂行されるプロセスです．第2は，捕食や逃避，逃走などの「情動的プロセス」です．これらは，大脳辺縁系や視床下部から脳幹への投射系が関与します．第3は，歩行におけるリズミカルな四肢の運動や姿勢調節などが無意識に遂行される「自動的プロセス」です．これらは，脳幹と脊髄における感覚と運動の統合（Sensori-motor integration）が重要な役割を果たします．上記に加えて，大脳基底核や小脳は，大脳皮質や辺縁系，視床下部，脳幹に作用して，歩行の調整や修正に役立っています．

Zehrは，歩行を調節する神経機構を，脊髄レベル，脊髄より上位のレベル，末梢からの求心性フィードバックの3つに分けて説明しています[8]．

1）脊髄レベル

脊髄には，歩行のリズムを生成するパターン発生器が存在します．中枢性パターン発生器（Central Pattern Generators：CPGs）は，脳幹と脊髄に存在し，咀嚼・呼吸・引っかき運動・歩行といったさまざまな運動に貢献しています．歩行では，基本的なリズムを生成して，歩行に参加する筋群の運動パターンを決定します（図5）[9]．

ネコなどの実験では，脊髄を上位中枢から切り離した後でも後肢に屈筋-伸筋の周期的な筋活動とステッピング運動が発現します．つまり，脳からの指令がなくても，歩行様の運動が可能であるということです．脊髄に内在するCPGsは，図6[10]のように上位中枢と脊髄運動ニューロンの中間に位置し，歩行運動の基本となる屈筋-伸筋間の周期的な運動出力を脊髄運動ニューロンに与えています．

2）脊髄より上位のレベル

大脳皮質から脊髄までの間には，歩行に関連するさまざまな神経機構が内在しています．ここで

は，簡単に歩行に関連する概要を説明します．

(1) 大脳皮質

大脳皮質は，歩行の開始（歩き始めの数歩）や停止，障害物をまたいだり方向を変えたりするなど，随意的な歩行のプログラムに直接関与しています．運動の計画や認知的側面，視覚情報と運動の協調性など，高次の機能を大脳皮質が担っています．

(2) 脳幹

歩行運動の基本的なパターンは脊髄で生成されますが，脳幹レベルには歩行運動の発現にかかわる歩行誘発野と呼ばれる神経制御機構が3つ（中脳歩行誘発野，視床下部歩行誘発野，小脳歩行誘発野）存在します．

また，歩行にはリズミカルな四肢の運動と共に，頭頸部・体幹・上下肢のアライメントや筋緊張の制御が必要です．脳幹では，筋緊張の抑制系・促通系の相互作用があり，その作用によって姿勢の変換や歩行リズム生成系として脊髄のCPGsを活動させたり，四肢の運動に関与したりして，歩行運動の制御に必要となる筋緊張を適切なレベルに維持しています．

(3) 大脳基底核

歩行における基底核からの出力は，脳幹に直接投射されます．基底核は，歩行運動の発現や筋緊張を調節して適切な歩行速度にするなどの役割を担っています．また，歩行中の自己の状態と外部環境からの情報を受け取り，その状況に適した運動の発現を促す役割と同時に，そぐわない運動を抑止します．パーキンソン病などによる大脳基底核の病変は小刻み歩行などの特徴的な歩行障害がみられることから，大脳基底核が歩行運動の随意的な制御に重要な役割を果たしていることが分かります．

(4) 小脳

小脳は，動作の予測と結果に関する情報の比較・照合を行い，運動出力の調節や修正をします．そのため，小脳に入るリアルタイムな感覚情報は，運動を調節するために非常に重要です．小

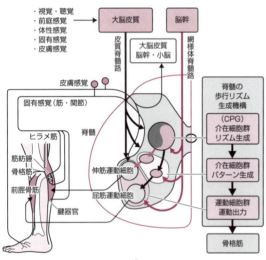

図5　運動制御の神経機構[9]

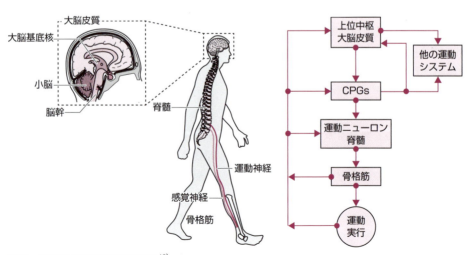

図6　歩行の運動制御の階層性[10]

脳は，歩行における身体内部・外部からの情報を集約し，脳幹の歩行誘発野や脊髄のCPGsとの機能的な連携を担います．歩行中は，歩行誘発野からの情報と四肢からの感覚フィードバック情報を受け取り，四肢間の協調や歩行周期でのリアルタイムな制御にかかわることで，歩行を正確に調節しています．

3）末梢からの求心性フィードバック

歩行運動の制御には感覚情報が重要な役割を果たします．実際に脳卒中片麻痺者へのリハビリテーションにおいて，感覚情報への配慮は重要です．では，なぜ歩行運動に，感覚情報が大切になるのでしょうか．

ヒトが立位において唯一，接触している部分は足底です．足底および足部からの感覚情報は現状を把握することや，立位を制御するために重要な情報源になります．足部の副運動（アクセサリームーブメント）は，立位を保持する時に自律的に起こります．下肢への荷重時に足部の運動性が乏しくなると，皮膚からの体性感覚や筋・腱紡錘からの固有受容感覚情報が減少し，立位バランス能力に悪影響を及ぼします．なかでも，筋・腱紡錘からの固有受容感覚情報は，歩行中に絶えまなく変化する筋の長さ・張力を検知し，脊髄や上位中枢へ末梢の状況を素早く伝達することで，前述した歩行の制御に大きく貢献します．

また，立脚期の後半に股関節が伸展（股関節屈筋群が伸張）する際の筋紡錘からの求心性入力は，立脚相から遊脚相へと股関節屈筋群の活動を切り替えるきっかけを担います[10]．

4）歩行の神経機構のまとめ

歩行の基本的パターンは，脳幹や脊髄で生成され，上位中枢がその活動を制御する階層性をもつため，高次の運動中枢は，歩行のリズムや大きさを随時制御する必要がなくなり，歩行運動の開始や終了，外部環境が変化したときにのみ対応すればよくなりました．つまり脳幹と脊髄で生成される働きは，上位中枢の負担は軽減し，ヒトが歩行に意識を向けなくても「○○しながら」長時間歩くことができるための重要な役割をもっています．

歩行の神経機構は，大脳皮質で歩行の開始や外乱に対する制御が行われ，大脳基底核や小脳などで歩行が調節されます．大脳辺縁系や脳幹，脊髄では歩行の実行に関連し，それぞれが，学習して獲得された高次の脳機能であることがわかります[12]．

脳卒中患者の臨床的問題

歩行に関する基礎知識と神経機構について述べてきました．脳卒中患者は，運動麻痺や協調性障害，感覚障害，さらに認知障害などにより，さまざまな歩行の問題を抱えます．

脳卒中患者が自立歩行を獲得する割合は63％と報告されています[13]．つまり約40％は，歩行が不可能または介助が必要です．脳卒中患者の理学療法において，歩行の自立は，患者本人に加えて家族の強い希望にもなるため，自立度を上げることが課題になります．

脳卒中患者が呈する歩行障害には，目に見える運動障害と同時に，目に見えない中枢神経系の損傷や筋骨格系の変化，学習された運動戦略などが包括されて現れます．たとえ障害部位が同じでも，出現する運動機能障害は異なり，個別性があります．また，発症前や発症後の経験にも影響されます．

●脳卒中患者の歩行の特徴

脳卒中により，大脳皮質や内包の損傷に伴う片麻痺症状を呈した症例では，Wernicke-Mann（ウェルニッケ・マン）の肢位（病変対側の上肢は屈曲位・下肢は伸展位）のような典型的な歩行パターンを示すことがあります（第5章80頁図6参照）．麻痺側上下肢の筋緊張亢進が歩行障害の主要な問題となる症例に加え，近年では，麻痺側だけでなく非麻痺側を含めた両側の下部体幹や肩甲帯・股関節周囲筋群の筋緊張低下が主問題となる症例も多くみられます．

一般的に知られている脳卒中患者の歩行の特徴は以下の通りです．
①歩行速度が遅い
②麻痺側下肢での立脚時間の減少
③歩行開始の一歩をどの方向へも麻痺側下肢から

第9章 脳卒中患者の歩行機能再建

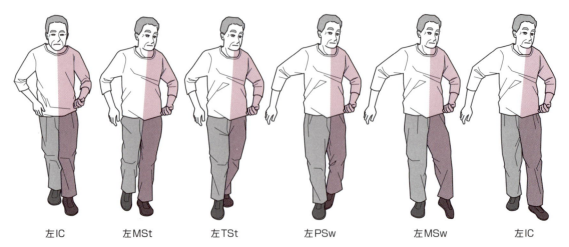

左IC　　　左MSt　　　左TSt　　　左PSw　　　左MSw　　　左IC

図7 脳卒中患者の歩容（左片麻痺）

振り出すことが多い
④麻痺側の踵接地が困難（前足部あるいは足底全体で接地）
⑤接地後に麻痺側足関節が内反（小趾側で支持）しやすく不安定
⑥立脚期に麻痺側膝関節が屈曲位または過伸展位（反張膝）である
⑦立脚後期（股関節伸展位）への移行が困難
⑧遊脚初期で麻痺側前足部の離れが悪く遊脚期にクリアランスがとれない（前足部が床に引っかかる）
⑨歩行中に麻痺側上肢の連合反応（肘関節の屈曲）が助長される
⑩歩行が意識的に行われるため二重課題が困難
⑪環境や課題に応じた歩行パターンの変化・対応が困難

などが挙げられます（**図7**）．

さらにこれらの代償活動として，遊脚期の下肢を分回して振り出す，股関節を過度に屈曲する，体幹を過度に前・後傾するなどの現象もみられます．

●脳卒中患者の歩行の問題

脳卒中患者の歩行の問題は，麻痺側の立脚初期から中期に身体重心が<u>上昇しない</u>ことです．健常者ではIC時に足関節背屈筋群が遠心性に作用して下腿を前傾させるとともに，股関節伸展筋群の活動によってHATは直立を維持しながら身体重心を前上方へ移動していきます．しかし脳卒中片麻痺者では，この時期の足関節背屈筋群や股関節伸展筋群ともに出力が不足しており，身体重心の上昇が得られず，麻痺側に体重をかけられない状況に陥りやすくなります．推進力に欠けるため，上半身の動きで身体重心を前方に移動する必要があり，立脚期を膝関節軽度屈曲位で荷重する場合や，体幹が前に出て腰が引けた状態かつ膝関節が過伸展位（反張膝）で荷重する場合があります．

●歩行障害の原因[14]

脳卒中患者は，体幹筋や四肢近位部筋群の神経筋活動と股関節伸展能力の弱化によって麻痺側立脚初期または中期から立脚後期への移行が不十分です．加えて，麻痺側足部の制御が困難で，歩行

 先輩からのアドバイス

歩行周期のどの場面で麻痺側上肢の連合反応が強くなるか（麻痺側MSt？ ISw？）などを見たり実際に触れたりして評価することで，問題点の抽出や下肢との関連性の理解に役立つ場合があります．

に必要な足部のロッカー機能が成立しないため，立脚期からスムーズに遊脚期へ移行ができません．その結果，リズミカルな歩行を実行するうえで重要なCPGsが機能しないことで歩行を意識せざるを得なくなります．

1）皮質網様体脊髄路や前庭脊髄路などの不活性に起因する姿勢筋（抗重力筋）の弱化や遅延

脳卒中患者は，立脚期における一側下肢での支持が両側ともに難しいことが問題です．原因として，前述の予測的姿勢調節が減弱または遅延することが考えられます．また，関節角度と関節モーメントの結果から，脳卒中患者の非麻痺側のデータは健常者よりもむしろ麻痺側に近いことがわかっています[15]．つまり，体幹や四肢近位部の抗重力伸展活動（フィードフォワード制御）が減弱することで，両側立脚期で十分な抗重力活動が発揮できず，COMを最高位に上昇させることができません．そのため，両側立脚期における非麻痺側下肢を含めた支持性の状況を把握することが，評価と治療の際に重要です．

2）外側皮質脊髄路の破綻に伴う足部の制御の困難さ

麻痺側下肢で障害物を回避する場合だけでなく，非麻痺側下肢で障害物を回避する場合においても，誤って障害物を踏んでしまう確率が高かったという報告があります[17]．この結果から，脳卒中片患者における障害物回避の困難さの問題は，麻痺側足部の局所的な随意運動の問題に限らず，両下肢の立位バランス制御がかかわる，より両側かつ全身的な問題であることがわかります．

上肢についても，痙縮や連合反応による麻痺側上肢の固定化や姿勢筋の弱化に対する非麻痺側上肢の代償活動は，物を持ちながら歩行する二重課題や歩行の推進をサポートする上肢の振りを妨げることになり，歩行機能が低下します．

3）歩行のCPGsの非機能化

ヒトの歩行はリズミカルで，一見簡単そうにみえますが，複数の関節や多数の筋群の協調的な活動により制御される複雑な運動課題です．ヒトは複雑な神経筋活動で巧みに動かし，あらゆる環境下でも適応して安定かつ安全な歩行を実現していま

す．

中枢神経系は，無数の神経筋活動の組み合わせ（筋シナジー）のなかから最適な一つを決定して歩行を実行します．ヒトの歩行においても，この筋シナジーによって，膨大な数の筋の制御を簡略化・効率化しています．脳卒中患者では著しく歩行が障害されることから，この歩行における筋シナジーの問題が推察されます．

多くの脳卒中片麻痺者では筋活動パターンが単純化していたという報告があります[18]．

脳卒中片麻痺者の歩行時の脳活動では，皮質脊髄路の障害によって病変側の一次感覚運動野における活性化の低下と，その機能を代償するため両側の運動前野，補足運動野，前頭前野などの広範囲な活性化を認めたと報告があります[19]．

このように，脳卒中後の機能回復には，神経細胞そのものの可塑性と神経ネットワークの再構築が関係しています．

つまり，歩行改善に向けた理学療法では，損傷を受けた病変側の皮質脊髄路の回復と同時に，両側の姿勢制御に関連する神経機構，高次運動野を始めとした他の大脳皮質との神経ネットワークの再構築が重要です．

●小脳性歩行失調について

失調性の歩行は，小脳障害において認められる運動障害の一つです．視床や頭頂葉などの障害による体性感覚系の問題においても失調症状が出現することがあります．これらは，閉眼により症状が悪化することから小脳性運動失調と区別が可能です．小脳性歩行失調では，両下肢は肩幅よりも広く接地し，歩行速度は遅く，歩行リズムや歩幅は不規則になります[20]．このような不安定な歩行は多関節間の協調的な動きの障害により生じます．とくにゆっくりとした動作の際には，体幹や下肢近位筋の筋緊張低下も関与して不安定さが著明になるため，素早く下肢を移動させようとする傾向にあります．

脳卒中患者における歩行改善に向けた理学療法介入

　脳卒中患者における歩行改善に向けた理学療法は，神経の可塑的変化を考慮して運動学習を促す必要があります．神経可塑性の原則は，使用頻度，運動の特性，強度や回数などに影響を受けます[21]．

●歩行障害へのアプローチ

　歩行障害へのアプローチでは，反復した練習や課題特異的なかかわりが推奨されます．また，小脳における運動学習を考えると，反復する回数（量）が重要ですが，同じことを繰り返すだけでなく，歩行の構成要素を部分的に分けた練習をした後に，複合的な要素を組み込んだ総合的な練習へと移行します．学習に時間がかかることや，モチベーションを考慮すると，実際の練習は容易なことから開始し，徐々に難易度の高い課題の習得を目指す練習へ移行します．

　歩行機能の再獲得を目指すアプローチは，おもに部分的な練習と複合的な練習に分けます．部分的な練習では，歩行を成立させる運動と認知の構成要素をいくつかの相に分けて練習を考えて実践します．重要なことは，両下肢での立位姿勢の改善を前提とした歩行の構成要素に沿った質的な練習を行うことです．複合的な練習では，実際に歩行練習を集中的に行うことで，動作の十分な繰り返しと強度（量）を確保して運動学習へつなげることを考えます．

　練習は，部分的から複合的な練習へとすべて一方向に定型化して行うのではありません．発症後の回復段階や症例の精神面も踏まえて適宜，練習内容を変更します．難しすぎても簡単すぎても運動学習にはつながらないため，状況に合わせて課題の難易度を調整します．

　次に，脳卒中患者の歩行再獲得に向けての評価と治療において，押さえてほしいポイントを説明します．

1）立位姿勢は二足で立てているか

　立位にて，両側肩甲帯・体幹・骨盤・股関節周囲などの抗重力筋の神経筋活動を確認します（図8，9）．とくに立脚期における股関節外転筋と大内転筋による骨盤の側方安定化は非常に重要です．評価を行ったのち，神経筋活動が減弱している側の股関節伸筋群と下腿底屈筋群を刺激して，筋収縮と収縮後の伸張を促すことで，直立二足姿勢の改善を図ります（図10）．また，下腿後面のゴルジ腱器官からの感覚情報は，脊髄小脳路を介して無意識な感覚情報として姿勢制御に重要な役割を果たすため，積極的な神経筋活動と筋や腱の長さが必要となります．

2）片脚立ち（Single leg stance），前後・左右にステップは可能か

　前後に加え左右へのステップは，自己の能力の見極めや危険を回避するスキルです．転倒の恐怖感を減少するためにも，さまざまな方向へのステップが可能となり，対応できる学習が必要です．とくに，両足部の中足趾節（metatarsophalangeal joint：MTP）関節での支持や足部回内・回外は，歩行や方向転換時に重要な役割があるため，評価・治療の対象になります．

　片側下肢での安定した支持の獲得には，股関節周囲に加えて，足部内在筋の活動が重要です．代表的な練習としてタオルギャザーがあります（図11）．足部の評価や部分練習の後に，実際の場面で，片脚立ち（図12-a）や前後（図12-b）・左右へのステップ（図12-c）を評価し，問題があれば原因を探りながら練習をします．

3）後方に足を残すことは可能か

　運動力学的にはTSt～PSwの股関節伸展と足趾伸展位におけるMTP関節での支持が重要です[23]．前述のCPGsにおいても，股関節伸展（股関節屈筋群の伸張）に対する評価と積極的な治療が必要です（図13）．両脚支持期での重心移動の制御は，①反対側の骨盤の側方傾斜，②水平面における骨盤の回旋，③足関節と膝関節の協調的な運動，④MStでの足関節背屈，⑤TStからの前足部支持とIC時の踵接地が重要となるため，評価と治療の際には考慮します．

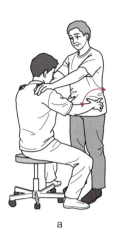 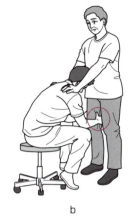 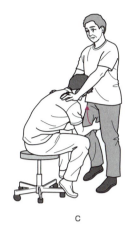

図8 骨盤と下肢荷重連鎖の評価
a：直立二足姿勢の制御がよい状態であれば，上半身の質量中心をなるべく下げずに，骨盤の選択的な前後傾の評価が可能です．
b：理学療法士の左右の手で直接大腿部の筋群を把持します．
c：骨盤の臼蓋方向へ圧を加えて筋活動の変化を評価します．

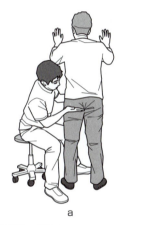 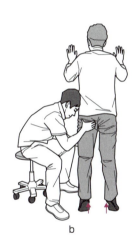

図9 股関節周囲筋の評価
a：大殿筋や近位ハムストリングスなどの股関節伸展筋群の神経筋活動を左右ともに評価します．
b：さらにつま先立ちの課題で，股関節に加えて膝蓋骨上での膝関節伸展筋群を同時に評価します．

●実際の治療場面の紹介

1）脳卒中患者の実際の歩行練習

　脳卒中患者に向けた5つの治療のポイントを整理して紹介します．

（1）着座動作の改善

　着座動作は，多くの運動の構成要素と運動の切り替えが必要であるため，運動・姿勢制御が困難になりやすいです．脳卒中患者は，両下肢ともに

 先輩からのアドバイス

　麻痺側下肢だけでなく，非麻痺側下肢での片脚立ちが難しい脳卒中患者も多いです．評価の際は，必ず両側ともに確認しましょう．

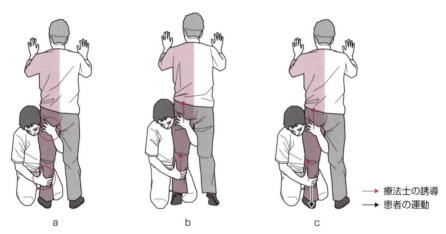

図10 麻痺側下肢筋群の張力を促し,張力と支持性を高める
a：麻痺側の股関節伸展筋群と下腿底屈筋群を把持します．
b：股関節伸展筋群と下腿底屈筋群を抗重力方向へ誘導し，踵が少し上がるように前足部へ荷重を促します．
c：股関節伸展筋群と下腿底屈筋群を把持した状態で踵を床に降ろしてもらいます（筋群の張力と支持性を高められます）．

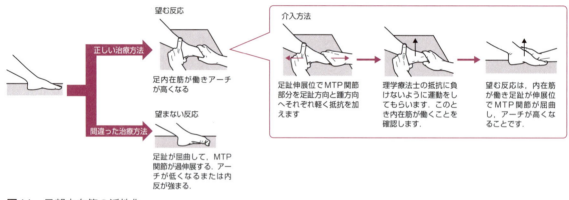

図11 足部内在筋の活性化
正しい治療方法：内・外側縦アーチの舟状骨や立方骨の位置が高くなるような筋活動を促すことで，足部や下肢の支持性の再獲得につながります．
間違った治療方法：足趾の屈曲を実施した際に，MTP関節が過伸展して横アーチが低下する場合があるため注意が必要です．

良好に支持していることは少なく，丁寧な評価と治療が必要です（図14）．

(2) 体幹機能の改善

歩行において，体幹の役割も重要な要素になります．脳卒中患者の肩甲帯・胸郭と骨盤の回旋は必ずしも左右対称であるとは限りません．臨床では多くの脳卒中患者が画一的な運動パターンに陥ります．歩行時における体幹部の体軸内回旋は，胸椎7〜8付近で上下の逆方向に回旋するため，高いレベルの制御が必要です．歩行の再獲得に向けて治療する際に，下肢や足部に限らず，非麻痺側を含めたHAT（上半身）の評価と治療が重要です（図15）．

(3) 立位における姿勢制御の改善

立位における姿勢制御の改善を図るためには，立位や歩行に必要な姿勢制御機構（皮質網様体脊髄路などの内側運動制御系）を活性化するための足関節底・背屈筋群の促通や足底への感覚入力を促すことが重要です（図16）．足関節の底背屈筋群の活動や足底の感覚情報を積極的に使って，立ち上がり動作の改善を図ります（図17）．

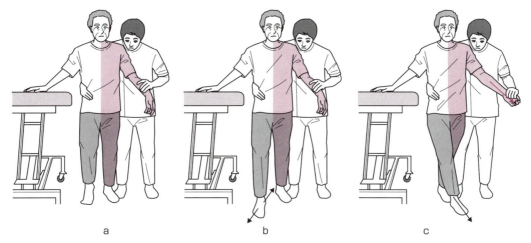

図12　下肢支持性の評価
a：非麻痺性側の踵を上げた状態または麻痺側片脚立位
b：非麻痺側の前・後ステップ
c：非麻痺側の左方ステップ

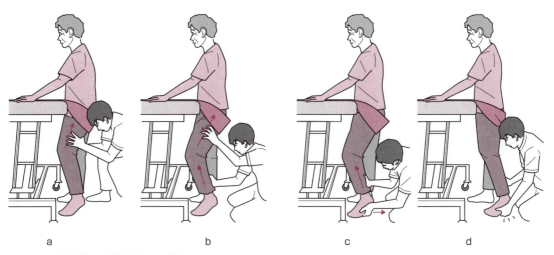

図13　立脚後期～前遊脚期の再獲得
a：多くの脳卒中片麻痺者は骨盤を平衡に保つことが困難であるため，ベルトなどを用いて骨盤を台に固定し，大腿部，足部への介入を行います．
b：HATが空間上で安定でき，右下肢の支持と左下肢の伸展からの段階的な減弱が重要となるため，骨盤や股関節周囲筋群が虚脱しないように股関節伸展筋群を刺激します．
c，d：後方へのステップは，股関節屈筋群や下腿後面筋の伸張や固有受容感覚情報をもとにした感覚運動経験を促します．

(4) 予測的姿勢調節の活性化

　歩行開始の一歩は，「両脚での支持をやめる」ことで前方へ下肢の移動が可能となります．とくに脳卒中患者では，麻痺側下肢から歩行開始の一歩を出すことが多いため，細かな評価と治療が必要です．

　できるだけ対称的な立位姿勢から，**非麻痺側下肢**を先行肢とした歩行を目指します．麻痺側下肢への荷重（股関節伸展と足関節の背屈）を促しながら，非麻痺側下肢の随意運動を誘導して，予測的姿勢調節の活性化を期待します（**図18**）．

(5) リズミカルな歩行の経験

　麻痺側股関節の屈筋群と下腿後面筋の伸張による抗重力活動と感覚情報は，CPGsの駆動（麻痺

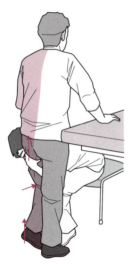

図14　着座動作の改善に向けた治療
立位が不安定な場合は近くに支持物を用意します．着座動作を改善するために，骨盤が下降せずに，片側下肢の踵をわずかに浮かせた状態で膝が前方へ移動可能かを左右共に評価します．骨盤が下降する場合や膝が前方へ移動できない場合は，股関節伸展筋群を把持し，抗重力方向へ刺激することで筋を活性化させます．また，把持した側とは反対の手で，膝または下腿後面から前足部の方向へ圧を加えながら膝を前方へ誘導します．

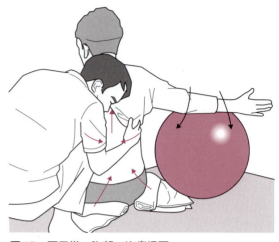

図15　肩甲帯・胸郭の治療場面
両側の広背筋を把持して，肩甲骨内転とともに胸椎伸展を促します．その際，バランスボールに置いた非麻痺側上肢を水平外転方向に動かしてもらい，さらに活動を高めます．

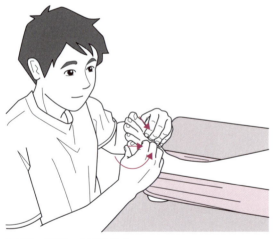

図16　足底への感覚入力
麻痺側の拇趾と小趾を包み込むように把持します．各中足骨の間や足底屈筋に対して刺激を加えます．特に拇趾側は底屈方向へ，小趾側は背屈・外反方向へ活動を促します．

側下肢の振り出しを容易にする）へのきっかけを作り出し，理学療法士のハンドリングによって脳卒中患者の リズミカルな歩行 と少し速めの歩行スピードを経験できます（図19）．最終的には，周囲の環境に対し注意を向けられるように歩きなが ら視線を変える，あるいは会話をしながらの二重課題の歩行練習や，物を持って歩く歩行練習，段差昇降といった応用歩行練習へと進めます．

●下肢装具の使用と目的

　急性期から生活期まで下肢装具の使用頻度も高いです．下肢の麻痺が軽度から重度の症例まで，幅広く使用されます．

　装具を早期から使用する目的は，下肢の支持性を助け，立位での活動で生じる膝折れなどを防ぐためです．さらに，歩行の獲得や改善に向けて治療用として一時的に装具を使用します．回復期後半から生活期では，日常生活での歩行のため長期的な装具使用（更生用装具）が目的となります．時期によって用いる装具や使用する目的が変わってくるため，歩行の基礎知識と装具がおよぼす運動力学的背景を理解して，適切な装具を選択します．

　以下に具体的な4つのポイントを紹介します．足関節底背屈機能の有無とその調整のしやすさを整理して下肢装具を理解すると，どの装具を使うのがよいか判断しやすくなります．
①遊脚相の足の引っかかりを軽減するための背屈位保持（初期角度）
②立脚相初期のヒールロッカーを再現するための背屈の遠心性活動の補助（底屈制動）

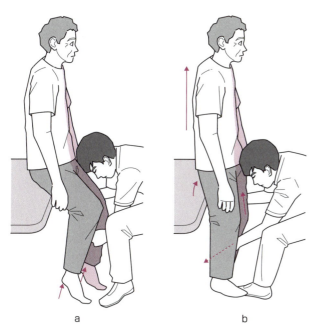

　　　　　a　　　　　　　　　　b

図17　立ち上がり動作の改善（麻痺側左）
体幹や股関節を過剰に屈曲することなく，抗重力方向へ直線的に立ち上がれることを目指します．
a：踵がやや浮いた高座位にします．
b：踵が接地した瞬間に離殿するように，股関節伸展と足関節背屈を促して立位まで誘導します．

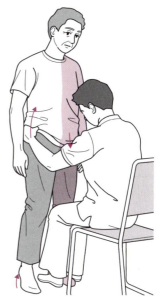

図18　歩行開始の治療（麻痺側左）
麻痺側下肢への荷重をしながら，骨盤の側方傾斜（股関節外転筋群の活動）と非麻痺側足関節の底背屈運動を促します．非麻痺側下肢から歩行を開始するためのHATの改善（予測的姿勢調節の活性化）を目指します．

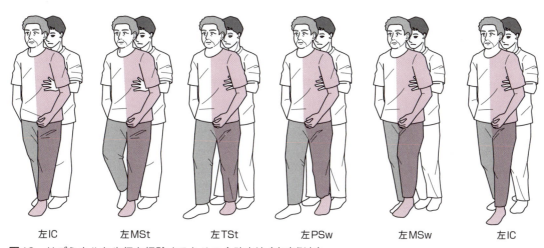

　　左IC　　　　左MSt　　　　左TSt　　　　左PSw　　　　左MSw　　　　左IC

図19　リズミカルな歩行を経験するための介助方法（麻痺側左）
IS：体幹が前屈し，左肩が前方に移動しすぎないように胸部からわずかに後方かつ上方に誘導してCOMを維持します．
MSt：支持側股関節が伸展して体幹が回旋するように前上方へわずかに誘導します．
TSt：胸部から伸展方向へ誘導して，COMが下がらないように維持します．
PSw：反対側の支持側下肢（対角）へ向けて体幹が回旋するように後ろ下方へわずかに誘導します．
MSw：胸部から伸展方向へ誘導して，COMが下がらないように維持します．
＊上記の誘導は片側のみを表現していますが，実際は左右でタイミングを合わせて誘導していきます．

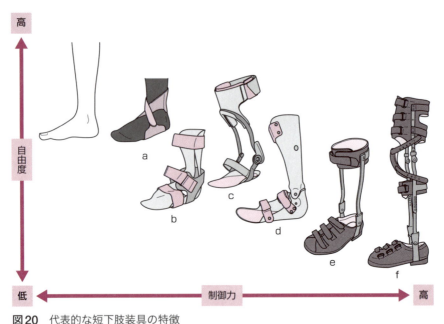

図20　代表的な短下肢装具の特徴
a：CEPA（セパ），b：オルトップAFO，c：ゲイトソリューションデザイン（GSD），d：継手付きプラスチック短下肢装具（タマラックAFO），e：金属支柱付短下肢装具，f：長下肢装具

③立脚相中期〜後期にかけてはアンクルロッカーを妨げない背屈の可動性（背屈可動性）
④立脚相の膝折れを防止するための伸展補助（背屈制限・制動）

代表的な短下肢装具の種類としては，①にはCEPAやオルトップAFO，②にはゲイトソリューション，③にはタマラック，そして④にはSHBや金属支柱付き短下肢装具（ダブルクレンザック継手）が該当します（図20）．

急性期から回復期初期において，麻痺側下肢の支持性が低い患者に対しては，早期に長下肢装具を使用した立位練習や歩行練習が適応となる場合があります．脳卒中患者では，経過とともに運動機能の改善がみられる場合も多くあり，長下肢装具から下腿装具へ変更する，あるいは補助の少ない装具への変更を検討します．

装具は，適応の幅が広く，種類も多いことから，適切な下肢装具を選択または使用するためには，歩行分析をはじめ，各装具の特性（メリット・デメリット）を知ることが重要です．

● 近年の脳卒中患者への歩行改善を目的としたリハビリテーション

『脳卒中治療ガイドライン2021（改訂2023）』において，「歩行機能を改善させるために，頻回な歩行訓練を行うことが勧められる（推奨度A エビデンスレベル高）」と示されています[24]．なかでも，体重免荷トレッドミル歩行トレーニング（body weight supported treadmill training：BW-STT）やロボット歩行トレーニング（robot-assisted gait training：RAGT）などが紹介されています．機器を用いて下肢の使用頻度を高める課題特異的な練習ができるものの，一般医療機関での導入は少なく，実施することが難しいのが現状です．一方で，下肢装具を利用した練習は，どの一般医療機関でも実施可能であり，生活期や在宅復帰後も継続が可能です．装具の効果には，おもに歩行速度（快適速度と最大速度における10m歩行テスト）の増加，ステップ長やストライド長の増加，バランス（重心動揺，荷重の対称性）が改善できます[25]．油圧式制動機能付短下肢装具（GS）は，着地直後の荷重応答期において足関節の底屈方向への制動を助けます．前脛骨筋が活動して，下腿三頭筋の過剰な活動を抑制し歩行パターンの改善を認めるため，装具を適切に選択することはより高い効果を得るために重要です．

また，痙縮に対するボツリヌス療法や非損傷側

半球への反復性経頭蓋磁気刺激 (rTMS) を併用して，歩行改善に最大限の効果を得ようとする試みもあります．ロボット機器や再生医療など，効果的な治療方法の発展が期待されています．

まとめ

　理学療法士が介入する歩行練習は，日常生活のなかで単に歩ければよいというわけではなく，できないポイントを反復するものでもありません．これまで，運動力学的視点や神経機構を踏まえた内容に触れてきましたが，それらをよく理解したうえで，脳卒中片麻痺者の運動戦略の問題やその原因を検証して理学療法を提供する必要があります．

　脳卒中により障害を負うと，常に立位バランスの制御と運動の制御が同時に求められ，意識的な歩行となりやすいです．日常生活での歩行は，歩行への意識・注意の配分が減少し自動化していくことで，実用的になることを目指します．運動学習の視点から，練習の始めは，理学療法士のハンズオン (ハンドリング) によるフィードバックが重要です．経過と学習過程に沿って，理学療法士によるハンドリングによる介入は，必要最小限のかかわりに減らし，ハンズオフすることが望ましく，脳卒中患者が自らの能動性と潜在能力を最大限に引き出す工夫が重要です．

　誌面の都合上，本章で取り上げた話題は極めて限定的です．筋骨格系，神経系，呼吸・循環器系の運動機能面に加えて，情緒・認知などの精神機能面，生活環境や歩行補助具に関する工学的側面，社会制度などの理解を深めていき，多角的な視点と対応が理学療法士には必要です．

第9章　脳卒中患者の歩行機能再建

確認してみよう！

・荷重の受け継ぎに重要となる役割は，（ ① ）を吸収する，（ ② ）を支持する，（ ③ ）の継続です．

・歩行の神経機構には（ ④ ）プロセス，（ ⑤ ）プロセス，（ ⑥ ）プロセスの3つのプロセスがあります．

・歩行運動の制御には末梢からの（ ⑦ ）フィードバックが重要な役割を果たします．

・脳卒中片麻痺者は，（ ⑧ ）や（ ⑨ ）障害，（ ⑩ ）障害，さらに（ ⑪ ）障害などにより，さまざまな歩行の問題を抱えます．

・脳卒中後の機能回復には，神経細胞そのものの（ ⑫ ）と（ ⑬ ）の再構築が関係しています．

・歩行機能の再獲得を目指す複合的な練習では，実際に歩行練習の十分な（ ⑭ ）と（ ⑮ ）を確保して（ ⑯ ）へつなげることが重要です．

・日常生活において歩行が（ ⑰ ）になるためには，（ ⑱ ）や（ ⑲ ）の配分が減少して，（ ⑳ ）することが必要です．

解答

①衝撃　②体重　③前進　④随意的　⑤情動的　⑥自動的　⑦求心性　⑧運動麻痺

⑨協調性　⑩感覚　⑪認知　⑫可塑性　⑬神経ネットワーク　⑭繰り返し　⑮強度

⑯運動学習　⑰実用的　⑱意識　⑲注意　⑳自動化

＊④〜⑥，⑨〜⑪，⑭〜⑮，⑱〜⑲は順不同

（福富利之）

引用・参考文献

1) Perry J, Burnfield JM（著），武田 功・他（監訳）：ペリー歩行分析 正常歩行と異常歩行，原著第2版．医歯薬出版，2014．

2) 畠中泰彦：歩行分析・動作分析のグローバル・スタンダード．理学療法学，40（8）：567-572，2013．

3) Cau N, et al：Center of pressure displacements during gait initiation in individuals with obesity. J Neuroeng Rehabil, 11：82, 2014.

4) 山﨑 敦：正常歩行の運動学とバイオメカニクス．理学療法ジャーナル，47（5）：429-437，2013．

5) Götz-Neumann K（著），月 城慶一・他（訳）：観察による歩行分析．p28，医学書院，2005．

6) Pathokinesiology Service and Physical Therapy Department.Observational Gait Analysis. 4th ed. Downey, CA：Los Amigos Research and Education Institute, Inc, RanchoLos Amigos National Rehabilitation Center；2001

7) 高草木薫：歩行の神経機構 Review．Brain Medical，19（4）：307-315，2007．

8) Zehr EP：Neural control of rhythmic human movement：the common core hypothesis. Exerc Sport Sci Rev, 33（1）：54-60, 2005.

9) 土屋 和雄，高草木薫，荻原直道（編著）：シリーズ 移動知 第2巻 身体適応―歩行運動の神経機構とシステムモデル―．pp46-49，オーム社，2010．

10) 河島則天：歩行運動における脊髄神経回路の役割．国立リハ研紀，30：9-14，2009．

11) 高草木薫：歩行の安全性にかかわる神経整理機構．理学療法ジャーナル，51（5）：389-396，2017．

12) Takakusaki K：Functional Neuroanatomy for Posture and Gait Control. J Mov Disord, 10（1）：1-17, 2017.

13) Jørgensen HS, et al：Recovery of walking function in stroke patients：the Copenhagen Stroke Study. Arch Phys Med Rehabil, 76（1）：27-32, 1995.

14) 髙村浩司：脳卒中による歩行障害の評価と治療．理学療法ジャーナル，54（11）：1280-1284，2020．

15) Yoo JS, et al. Characteristics of injury of the corticospinal tract and corticoreticular pathway in hemiparetic patients with putaminal hemorrhage. BMC Neurol, 14：121, 2014.

16) 山本澄子：脳血管障害の歩行分析．理学療法科学，17（1）：3-10，2002．

17) Den Otter AR, et al：Step characteristics during obstacle avoidance in hemiplegic stroke. Exp Brain Res, 161（2）：180-192, 2005.

18) 横山 光，中澤公孝：正常・異常歩行の神経生理学的理解のポイント―筋シナジーに基づいて―．理学療法，35（2）：120-128，2018．

19) Miyai I, et al：Premotor cortex is involved in restoration of gait in stroke. Ann Neurol, 52（2）：188-194, 2002.

20) Morton SM, Bastian AJ. Cerebellar contributions to locomotor adaptations during splitbelt treadmill walking. J Neurosci, 26（36）：9107-9116, 2006.

21) Kleim JA, Jones TA. Principles of experience-dependent neural plasticity：implications for rehabilitation after brain damage. J Speech Lang Hear Res, 51（1）：S225-S239, 2008.

22) Farris DJ, Birch J, Kelly L. Foot stiffening during the push-off phase of human walking is linked to active muscle contraction, and not the windlass mechanism. J R Soc Interface, 17（168）：20200208, 2020.

23) Hsiao H, et al：The relative contribution of ankle moment and trailing limb angle to propulsive force during gait. Hum Mov Sci, 39：212-221, 2015.

24) 日本脳卒中学会脳卒中ガイドライン委員会（編）．脳卒中治療ガイドライン2021（改訂2023）．pp269-271，協和企画，2015．

25) Tyson SF, Kent RM. Effects of an ankle-foot orthosis on balance and walking after stroke：a systematic review and pooled meta-analysis. Arch Phys Med Rehabil, 94（7）：1377-1385, 2013.

第10章

脳卒中と高次脳機能障害

エッセンス

- 理学療法士が高い頻度でかかわる高次脳機能障害に**失語，注意障害，半側空間無視，身体失認，病態失認，失行，pusher現象**などがあります．
- 失語とは**優位半球損傷後にみられる言語機能の障害**です．大きく**流暢性**と**非流暢性**に分類されます．非流暢性の失語には**全失語**と**Broca失語**があり，流暢性の失語には**Wernicke失語**と**伝導失語**があります．
- 注意障害とは，**ミスが多く，テキパキと処理できない**といった症状が出現する障害です．
- 半側空間無視とは**劣位半球損傷後にみられ，損傷半球と対側の空間における刺激に対する反応の低下や欠如を認める障害**です．
- 身体失認とは，**自己身体について認知ができない障害**であり，病態失認とは**片麻痺の否認を指します**．自己の身体機能について正しく認識できないため，リハビリテーションにおける障壁となります．自己身体の状態に適さない行動を招く要因ともなるため，時には危険を伴う行動につながります．多くの場合，急性期を過ぎると消失します．
- 失行とは**優位半球損傷後に生じ，すでに習得された日常的な行動に伴う行為の障害**です．運動麻痺や感覚障害がない，あるいは軽度であるにもかかわらず，これまで当たり前のように行えていた行為が遂行できなくなる状態を指します．
- pusher現象は**麻痺側へ身体軸が傾き，非麻痺側の上下肢を使って麻痺側へ倒れるように床や座面を押し，姿勢を修正しようとする他者の介助に抵抗してしまう著しい姿勢定位障害**です．この姿勢定位障害には理学療法士が最も深くかかわることになります．この現象の多くは経過とともに改善していくことが知られていますが，改善に時間がかかるほど予後が不良となるため，Pusher現象を早期に消失させるためにどのような理学療法を実施すべきか十分に理解する必要があります．

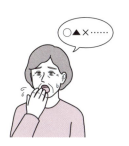
失語

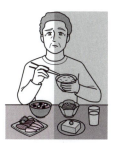
半側空間無視

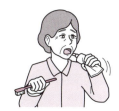
失行

高次脳機能障害とは

●ヒトの高次脳機能とその障害とは

ヒトが日頃から当たり前のように行っている動作はかなり複雑です（図1）．このように考えると実に複雑な認知過程を経たうえで日常の行為は行われていることになります．このような能力は子どものころからさまざまな体験を通じて，学習され，徐々に習得されていきます．また，人間は言葉を利用して行為を人に伝えることもできます．

認識，目的，言語，記憶といった高い次元の能力は高次脳機能の一つです．さらには，将来的な展望をもって，具体的な目標を定め，計画的に行動することや，集団の中で規律を守り，倫理感をもち，他人を尊重し，自己を向上させようと取り組むこと，自己のみならず集団や組織全体の発展を願い，そのために利他的に取り組むこともまた高次脳機能の一つです．これらの多種多様な高次の脳機能が障害された状態を高次脳機能障害とよびます．なお，実際には，「高次脳機能障害」という用語に含まれる概念は，背景となっている学問が複数存在し，十分に統一されている訳ではありません．その範囲は多くの成書でも異なっています．

●高次脳機能障害の評価における注意点

多種多様な高次脳機能障害がありますが，これら全体を一括して評価するような網羅的なテストはありません．患者自身が障害を認識していないこともあります．また，認識していてもそれを上手に表現できないことも少なくありません．高次脳機能障害に対するさまざまな知識を身につけて，表情や視線，振る舞い，姿勢がどのような反応を示したのかを把握し，適宜質問をしたり，課題を提示したり，検査をしてみたりする必要があります．数多あるこれらすべてを深く理解するのは難しいかもしれませんが，まずは理学療法士が臨床上遭遇する頻度が高いと思われる，失語症，注意障害，半側空間無視，身体失認，病態失認，失行，pusher現象について解説していきます．

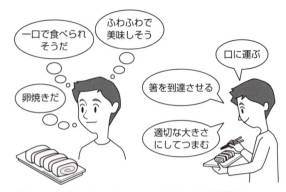

図1　日常的に行われている人間の高次脳機能
食べるという行為は，まず食べ物が何であることを認識し，その大きさを把握し，柔らかさを予測します．
その後，多くの工程を経て摂食します．こうしてみると単純な要素的運動というよりも複雑な行為と考えることができます．

●高次脳機能障害と脳画像所見との関連

高次脳機能障害は，一般的に一次領野と呼ばれる領域の損傷で生じるのではなく，連合野と呼ばれる領域の損傷によって出現します．一次領野とは一次運動野，一次感覚野，一次視覚野などのことを指します．これらの一次領野とよばれる領域には，機能局在という明確な役割をもっている脳領域があります（第1章参照）．たとえば，手の運動にかかわる一次運動野の脳領域が損傷した際には，確実にその機能局在に合致した障害，つまり手の運動麻痺が現れます．一方で，連合野は機能局在が必ずしも明確ではありません．連合野が損傷した際に高次脳機能障害が顕著に出現することもあれば，ほとんどわからない程度の障害にとどまることもあります．このような多様性が一次領野の損傷時に比べて顕著となるため，脳画像情報から高次脳機能障害の程度を把握することは容易なことでなく，傾向の把握に留まることが多いです．しかし，傾向を把握できれば治療や対応が具体的に検討できるようになり，対応についても具体的な方針をもって患者の介入に取り組めることは大きなメリットになります．

連合野（図2）には，前頭連合野，側頭連合野，頭頂連合野があります．前頭葉が損傷した場合には注意，判断，遂行，計画にかかわる高次脳機能障害が出現することがあり，側頭連合野の障害で

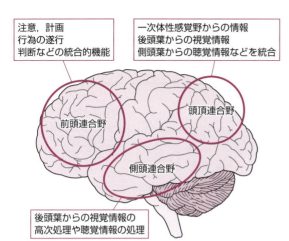

図2 連合野

は聴覚にかかわる言語の理解の障害や，視覚にかかわる認知機能の障害が出現することがあります．頭頂葉では優位半球と劣位半球において出現する症状が異なり，優位半球の障害では失行，劣位半球の障害では半側空間無視が現れることがあります．

失語症

失語症とは脳の損傷に伴って生じる言語機能の障害です．

●失語症の分類

失語症の分類の4つの側面に，発話，理解，呼称，復唱があります（図3）．

4つの側面のほか，読むことや書くことについて評価することもあります．

失語症を分類するにあたり，まずは流暢な失語かそうでない失語かの2つに大別すると良いでしょう（図4）[1]．流暢な失語は流暢性失語とよばれ，そうでない失語は非流暢性失語とよばれます．非流暢性失語には全失語とブローカ（Broca）失語があります．流暢ではあるものの，理解障害が重度であればウェルニッケ（Wernicke）失語に，流暢で，かつ理解障害も軽度であれば健忘失語に該当する可能性があります．

全失語，Broca失語，Wernicke失語，健忘失語の4つの失語においては，発語と理解の程度と復唱能力が同程度であるのに対して，比較的まれな失語である混合性超皮質性失語，超皮質性運動失語，超皮質性感覚失語，伝導失語では復唱の程度が発話や理解の障害の程度と大きく異なります．

●失語症の病巣

失語症にかかわる病巣としてBroca野やWernicke野，それらを結ぶ神経線維束である弓状束はそれぞれ非流暢性失語，流暢性失語，伝導失語を引き起こす領域として知られています．

●失語症の評価

失語症の評価としては標準失語症検査（SLTA）やWAB失語症検査などがあります．いずれも理学療法士が行うことはまれで，通常は言語聴覚士が実施します．理学療法士は言語聴覚士から情報

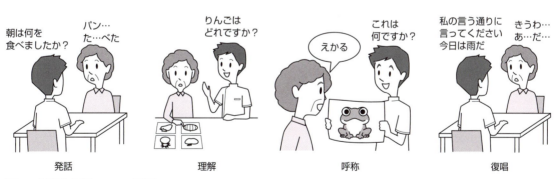

図3 失語症分類の4つの側面
発話：発声ができるのか，単語のレベルまで発語が確認できるか，文として表現できるかなどを評価します．
理解：単語を認知できているか，文として理解できるのかなどを評価します．
呼称：物品や絵などを提示して名称を呼称してもらい評価します．呼称はどのタイプに分類されても障害されることが多いです．
復唱：口頭での表出を依頼し，検者の発した語や文を繰り返してもらい評価します．

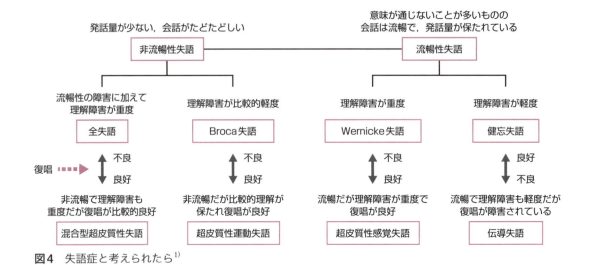

図4 失語症と考えられたら[1]

を収集して理学療法の際に参考にすると良いでしょう．

●理学療法における注意点

失語症を有する対象者への運動療法は，基本的にシンプルで理解が容易な課題を提示します．非言語的な指示（ジェスチャーなど）を活用して，理学療法士が引き出したい活動を導きます．そのためにも言語聴覚士から検査結果や，失語症の状態，指示に対する理解度等について情報収集をして，理学療法を進めるうえでどのような教示が患者にとって理解しやすいのか検討します．

注意障害

注意とは，自己身体あるいは外部からの刺激・情報に対して，その時々の環境や状況に応じて，必要な刺激・情報を選択，処理し，出力する脳の機能を指します．注意障害が生じると，物事に集中することができない，落ち着きがなくなる，たとえ注意できてもその注意が持続できず中断してしまう，周囲の声や他者の動きに注意が逸れる，複数の事柄を同時に進行させることが難しくなる，周囲の状況に応じて行動を修正したり転換したりすることが難しくなる，意欲が出ずに自発性に乏しくなる，切り替えがうまくいかない，物忘れする，ミスが多くなる，ぼんやりする，テキパキと処理できないといった事象がさまざまな活動や思考において観察されてきます．

●注意の分類

この注意を構成する要素として，注意の強度（覚醒と持続的注意），注意の選択性，注意の配分性，注意の転換性があります．

1) 注意の強度（覚醒と持続的注意）

注意の強度とは，さまざまな刺激に対して注意を向け，一定の強度で保持し続けることであり，その準備状態や警戒（アラート）する状態も含みます．これはあらゆる注意の要素の基礎となるものです．

2) 注意の選択性

注意の選択性とは，多くの干渉的な刺激があったとしても，特定の刺激を選択して，集中することです．

3) 注意の配分性

注意の配分性とは，複数の刺激や情報に対して，同時に注意を向けることです．また，その注意に向けることができる容量も含まれます．注意の分配性に障害が生じると，複数の事柄を同時に進行させることが難しくなります．

4) 注意の転換性

注意の転換性とは，これまで紹介した注意の各要素を制御することに加え，情報を一時的に保持して行動を制御する働きです．この一時的に保持する働きのことをワーキングメモリーと言います．

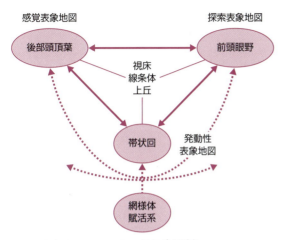

図5 注意ネットワークの基盤[2]より改変

脳幹網様体（意識・覚醒に関与していると考えられる）によって注意の全体的に活動が支えられていると考えられています．つまり，意識の強度を担っており，この部分が破綻したときにはそのほかの注意の要素は十分に機能し難くなります．さまざまな感覚情報が収束する頭頂葉の後部と，視覚の探索機能を担っている前頭葉は，線条体（被殻と尾状核）と視床で中継されて，帯状回（行為の意欲や自発性に関与していると考えられる）に連絡しています．これらのどこに病巣があっても注意障害が起こる可能性があります．

● 注意障害の病巣

注意のネットワークはMesulumの注意ネットワークモデルで説明されることが多く，頭頂葉，前頭葉，帯状回と皮質下の視床，線条体，上丘が含まれ，この経路のどこに病巣が生じても注意障害が出現し得ると考えられています（図5）[2]．

これらの経路は広いネットワークであるため，特定の病巣で注意障害が出現するということではなく，さまざまな領域の損傷によって注意障害が出現します．

● 注意障害の評価

注意障害の検査には机上の検査としてTMT (Trail Making Test)や標準注意検査 (Clinical Assessment for Attention: CAT)などがあります．そのほか机上の検査に加えて，リハビリテーション中や病棟での生活の様子から注意障害の有無を観察することも重要です．

● 理学療法における注意点

現在のところ，注意障害を特異的に改善させるような治療はありません．注意障害の症状はあらゆる活動に影響をおよぼします．例えば，下肢の

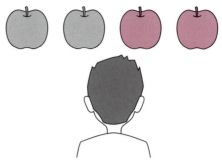

図6 半側空間無視
麻痺側の見落としがみられます．

運動麻痺により歩行障害を有している患者は，運動麻痺が軽度であっても下肢に注意を向けることができず，歩行機能が大きく低下します．その場合，たとえ運動麻痺が改善しても歩行障害自体はあまり改善しない可能性が考えられます．各種能力の低下に注意障害がどの程度関与しているのかを把握し，生活に与える影響を考慮して介入します．

● 注意障害に対する治療

『脳卒中治療ガイドライン2021（改訂2023）』[3]では「注意障害に対して，コンピュータを用いた訓練，attention process training (APT)，代償法の指導，身体活動や余暇活動を行うことは妥当である（推奨度C エビデンスレベル中）」とされています．

半側空間無視

方向性の注意障害が半側空間無視 (Unilateral Spatial Neglect: USN)に該当します（図6）．また，USNは基本的に無視していることを本人は自覚していません（しかし，指摘を受けて理解することはできます）．よって，見落としてしまうなどの問題が繰り返し生じます．この点は半盲と異なります．半盲では基本的に本人が視野の一部がみえないことを自覚しているため，その視野を欠損がない視野でみて代償できます．

● 半側空間無視の病巣

USNは右大脳半球の損傷であれば起こり得ます．USNにかかわる領域は，下頭頂小葉（右側頭

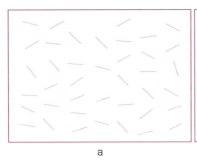 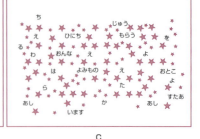

図7 BIT日本版の抹消試験
a：線分抹消試験, b：文字抹消試験, c：星印抹消試験
紙のサイズはいずれもA4版

葉と頭頂葉の接合部が中心）とされてきましたが，近年では側頭葉の上部や，下前頭回や中前頭回を含んだ前頭葉の病巣も関連していることが示されています．そのほか，被殻出血や視床出血，視床後部と後頭葉を損傷するような病変，前脈絡叢動脈閉塞による内包後脚の損傷でも出現します．

● 半側空間無視の評価

半側空間無視を呈する症例は頭部や視線が無視空間とは逆の方向へ向きやすく，左半側空間無視の場合には右方向を向く様子が観察されます．初回の観察や問診の際には患者の視線や，顔を向ける方向とその頻度などに着目します．代表的な検査法に行動性無視検査（BIT）があります．BITには線分抹消試験（図7-a），線分二等分試験，文字抹消試験（図7-b），星印抹消試験（図7-c），模写試験などがあります．BITは机上の検査だけではなく，日常生活場面での行動検査も含まれています[2]．また，自己のUSNに対する認識と他者のUSNについての認識を評価するCatherine Bergego scaleがあります．この評価では，自己の評価と他者の観察評価の乖離があるかどうかを確認することが可能です．自己の身体に関する無視の評価はFluff testがあり，体幹と両下肢そして左上肢にマーカーを貼付し，それを目をつぶって右の手で外すように求めるテストです．personal neglect（自己身体に対する無視）を呈する症例では左側のマーカーを外すことが難しくなります．

● 理学療法における注意点

理学療法においては机上の検査以外にも，起居移動動作上でUSNがどのように出現し，自立度を妨げているかを評価しておくと良いでしょう．USNの典型的例では，ベッドから車椅子へと移乗する際に，無視側のブレーキのかけ忘れや，足をフットレストに乗せたまま立ち上がる様子が観察されます．歩行あるいは車椅子を自走すると無視側の障害物に気づかずぶつかることや，無視側に病室があるとみつけることができず，道に迷うことがあります．運動機能上は，日常生活を遂行するうえで問題がなくても，半側空間無視が原因となり自立に至らず，見守りや助言を必要とすることがあるので，詳細に病棟での生活行動を評価したり，理学療法介入している時間以外の病棟で生活を観察している看護師や作業療法士，言語聴覚士などの他職種から情報収集を行ったりすることが重要です．

● 半側空間無視に対する治療

『脳卒中治療ガイドライン2021（改訂2023）』[3]では「半側空間無視に対して，反復性経頭蓋磁気刺激（rTMS），経頭蓋直流電気刺激（tDCS），視覚探索訓練，プリズム眼鏡を用いた訓練を行うことは妥当である（推奨度B エビデンスレベル中）．また，鏡像を用いた訓練，冷水・振動・電気刺激を用いた訓練，アイパッチを用いた訓練を行うことを考慮しても良い（推奨度C エビデンスレベル低）」とされています．

身体失認

身体失認とは病巣と反対側の身体に関する認知が障害される症候で，その所有についての意識が損失してしまう状態を指します．定義としては「半側に麻痺があっても軽微で，動かせない状態ではないが，その半身を使おうとせず，無視し，意識しない」とされています．自己の身体の所有感が欠損するもので，感覚障害があるかないかは関係ありません．通常は麻痺側にその症状が現れます．よって，麻痺側の上下肢を使おうとしたり，自己の（麻痺側の）身体をみたりもしません．ADL上でも麻痺側の上下肢を使う様子がみられませんが，使うように促すことによって気がつくこともあります．身体失認には半側身体失認と病態失認などがあります．

●半側身体失認とは

半側身体失認の症状は大きく分類すると"半側身体の忘却と不使用"と，"半側身体の喪失感"とに分類ができます．

1）半側身体の忘却と不使用

半側身体の忘却と不使用は自己の身体について関心が低下している状態・意識が低下した状態で，自身の半身が存在しないかのような振る舞いをします．

2）半側身体の喪失感

半側身体の喪失感は，意識される半側身体の失認とも表現され，自己の身体の喪失感や変容感を指します．半側身体失認は問いかけに対して麻痺肢が自分のものとは思えないと表現することが一般的です．自己身体の意識の変容の一つとして，

自己の身体を他人のものであると表現する身体パラフレニア（somatoparaphrenia）や，麻痺肢を「この子」などと呼ぶ麻痺肢の人格化（personification），麻痺肢を嫌悪してしまう麻痺憎悪（misoplegia）などがあります．

●半側身体失認の病巣

病態失認と関連が確実な責任病巣とよべるような部位は明確になっているわけではありませんが，右の中大脳動脈領域梗塞で側頭葉や前頭葉，さらには頭頂葉病変を含む広範なものが多いとされています．そのほか，視床の後外側腹側核の関与も考えられています．

●半側身体失認の評価

患者を背臥位にさせて左上肢を体の側に置き，検査者が右手で左手を触るように指示し，その反応をみる評価法があります（表1）[4]．また，表2[5]に示したFeinbergらの検査によっても評価できます[5]．ただし，これらの評価はpersonal neglectに該当する半側身体の忘却や不使用といった側面を評価できますが，身体の喪失感については評価できません．

●病態失認とは

病態失認とは片麻痺の存在を無視あるいは否認

表1 personal neglect の診断（採点）方法[4]

スコア0	左手に正確に手を伸ばす
スコア1	左手に正確に届くが探索がみられる
スコア2	左手に届く前に探索を止める
スコア3	左手に向かう動きがみられない

患者を背臥位にさせ，左上肢を体側に置く．検査者は，右手で左手を触るように指示する．最初は開眼で行い，ついで閉眼で行わせる

表2 Feinbergらの（半側）身体失認（asomatognosia）検査法[5]

1. 検者は患者の右側からアプローチする．まず，右上肢を持ち上げて「これはなんですか？」と聞く．これに対して，患者は健常な右上肢を自分のものと正確に認知することが必要である．

2. 次に，病巣と体側の左上肢を肘から持ち上げて，手と前腕を病巣と同側（右側）の半側空間に持ってくる．そして，再び「これはなんですか？」と聞く．その際，検者の手と前腕が患者の右半側空間に入らないように注意しなければならない．左上肢を自分のものと認知できないとき，（言語性）身体失認と診断する．

3. 左上肢の誤認として，妄想や作話が見られれば，それを記録する

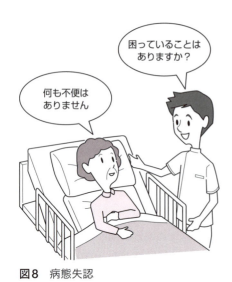

図8　病態失認

するような症状[2]を指します．自発的な訴えではなく，検査者からの質問によって明らかとなります（図8）．右半球損傷の急性期に，左片麻痺に対してみられることが多く，慢性期ではまれです．

●病態失認の病巣

半側身体失認と同様の病巣と考えられていますが，こちらも明確になっているわけではありません．そのほか島葉の後部に病態失認を呈する症例の病変が集中しているという報告もあります[6]．また，前頭葉の運動前野周辺に病変が集中していたという報告もあります[7]．亜急性期まで症状が持続するのは運動前野，帯状回，側頭頭頂接合部（TPJ），側頭葉内側部（海馬と扁桃体）の病巣が加わった場合であるとする報告もあります[2]．また，高齢であること，発症前に認知症があることもその発言に関与するとされています．運動野および運動前野は運動の準備のみならず，運動のイメージに関与して，運動の知覚，運動のシミュレーション，運動の言語的表象時に活動する運動前野の損傷が運動モニタリングプロセスに障害をきたし，歪んだ運動企画の表象が生み出されて，運動がなされたと誤って確信してしまうことが推察されています[7]．

●病態失認の評価

病態失認の評価では初めから運動麻痺を指摘せず，段階的に問いかけていくことが大切です．簡単な病態失認のスコアとして，4段階に分ける方法があります（表3）[4]．病態失認患者は，「手を挙げてください」の指示に対して，挙がっていない事を指摘しても，麻痺を否認することが少なくありません．

失行

失行とは麻痺や感覚障害といった運動障害，失語症や理解障害などがないにもかかわらず，すで

病態失認のメカニズム

●複合要因説[2]

・病態失認は左半身の重度の感覚障害，半側空間無視，全般的な知的問題，半側身体失認とともにみられやすく，特に固有知覚の低下，半側空間無視，失見当識が複合して存在することで，麻痺の存在を認識できなくなる複合要因説という考え方があります．この場合，病態失認は局所の脳損傷によって出現する障害ではなく，複数の関連領域の損傷を伴うものと推定されます．

●運動の監視障害説[2]

・病態失認の出現には，実際に生じている自己の運動を監視できない状態が関連しているという説です．意図した運動の表象が形成され，実際の運動の特定ができなくなってしまって動かせるという認識に至るという考え方です．擬似手を用いて病態失認錯覚状態とし，その疑似手が動いたかどうかを答えさせる実験を行うと，実際には疑似手が動いていない状態でも「動いている」と返答しますが，運動の意図を伴わないときには疑似手の動きをほぼ正しく判定できたそうです[8]．

表3 病態失認の評価[4]

スコア0	自発的に，または，「具合はいかがですか」のような一般的質問に対して，片麻痺に関する訴えがある
スコア1	左上下肢の筋力に関する質問に対して，障害の訴えがある
スコア2	神経学的診察で運動麻痺があることを示すとその存在を認める
スコア3	運動麻痺を認めさせることができない

に学習された動作が遂行できない状態を意味します．学習された動作とはただ単に目を開けたり閉じたりするような動作ではなく，経験や社会的な慣例，また教育を受けたことで習得できた動作のことを意味します．左半球損傷例の28～54％に出現し[9]，それほどまれではありません．失行は自然な日常生活では目立たないため，あまり日常生活を障害しないと思われがちですが，実際には食事動作や整容，入浴，更衣などのADLの阻害因子であり，職業復帰を妨げる要因となります．

● 失行の分類

失行はいくつかの分類がありますが，古典的な分類をもとに，肢節運動失行（limb kinetic apraxia），観念運動失行（ideomotor apraxia），観念失行（ideational apraxia），に分けて概説します．実際には，この3つの分類だけでは失行の症状を説明できないこともあります．

1）肢節運動失行

肢節運動失行とは，熟練しているはずの運動行為が拙劣化している状態で，運動麻痺や感覚障害，運動失調，不随意運動のような原因があって生じるものではありません．病巣と反対側の手と指による動作が，あらゆる場面で不器用，拙劣となります[9]．行為に関する概念的な誤りはなく，患者は日常生活の障害を自覚して自発的に症状を訴えます．そのため，失行に含めるべきではないという考えもあります．具体的には，これまで問題なく遂行できていた鉛筆をつかむ，紐を結ぶ，お札を数える，本のページをめくるなどの細かい手の動作が随意運動の問題がないにもかかわらず拙劣になる様子が観察されます．

2）観念運動失行

観念運動失行とは，社会的慣習性の高い動作や道具などの対象物を使用しない運動行為（口頭指示によるジェスチャーやパントマイムおよびそれらの模倣）を，意図をもって実現することが困難になる障害です（図9）[2]．おもな特徴は，日常的状況では十分可能な運動であるのに，検査場面などで同じ運動を意図的に実施できないことです．実際にはさみがあれば紙を切ることができるのに，"切るふり"がうまくできないなどです[9]．観念運動失行は，肢節運動失行のように運動の拙劣化ではなく，運動の質的な異常です．すなわち，運動の開始時に困惑状態に陥る，違う運動が出る，了解不能な動きをする，保続が起こる，不必要な運動が出て，必要な運動が省略される，ある

先輩からのアドバイス

身体失認の症状がある人は自己身体がないかのように振る舞います．病態失認を呈する場合には麻痺がないかのように振る舞います．身体失認も病態失認も片麻痺を伴いますが，病態失認は身体失認より麻痺が重度の場合が多く，重症度はさまざまです．特に病態失認では中等度や重度の片麻痺を呈しながらも立ち上がろうとして転倒することがあり危険です．また，その身体や麻痺に関する認識がないため動作学習を阻害することが考えられます．

身体失認および病態失認が出現している際には，危険行動が容易に生じることを念頭に入れて，安全に配慮したうえで介入する必要があります．

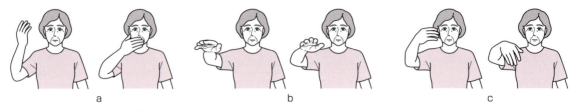

図9 観念運動失行の一例[2)]
「おいでおいで」をするように指示
a：口頭命令：手掌を後ろに向け肘関節を支点に左右に振る．
b：模倣1回目：手掌を下に向け肘関節を支点に左右に振る．
c：模倣2回目：手関節を支点とした動きが加わったが，手を上げた時内側を向いており，不必要な前腕の回外・回内運動も加わっている．

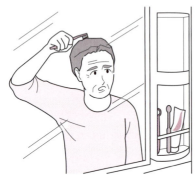

図10 観念失行の例
歯ブラシで髪を梳かそうとしてしまう．

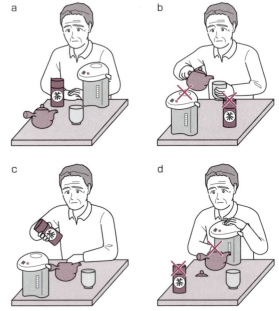

図11 観念失行患者にお茶いれを要求した際の行動
a：物品を目の前にして戸惑い，動作を始められない．
b：急須に茶葉，お湯を入れずに湯呑みへ入れようとする．
c：湯呑みに直接お湯を入れ，茶葉をどうしたら良いかわからなくなる．
d：茶葉を入れないままお湯を入れる．

いは試行錯誤などの症状がみられます．日常場面や道具の使用では問題が生じず，患者は日常生活上症状を自覚しないことが多いです．

3）観念失行

観念失行とは，日常でよく使用されている物品を上手に使うことができなくなる障害です．対象物を理解しており，運動を行う能力には異常がないのに正しく操作することができないことを指します．この操作の障害は，使用に際しての拙劣さではなく，操作に際して困惑や誤りが生じます．行為の対象となる道具・物品などの操作の障害は単一，複数のどちらも認めます．単一の道具の操作困難とは，歯ブラシを歯ブラシであると認知しつつも，髪に持っていくなどが挙げられます（図10）．複数の道具・物品の操作困難とは，急須にお茶の葉をいれて，その後にお湯を注ぐべき状況で，お湯を直接，急須や茶碗に注ぎ，その後にお茶の葉をどうしていいか困惑するような現象を指します（図11）．

●失行の病巣

肢節運動失行を除いた，失行が出現する脳領域を図12[10)]に示しました．運動前野は運動の計画にかかわり，左の上頭頂小葉は視覚情報と体性感覚情報の統合と，感覚と運動の変換と統合にかかわります．背外側前頭前野はワーキングモリーや遂行機能，系列化にかかわり，左の下前頭回は行

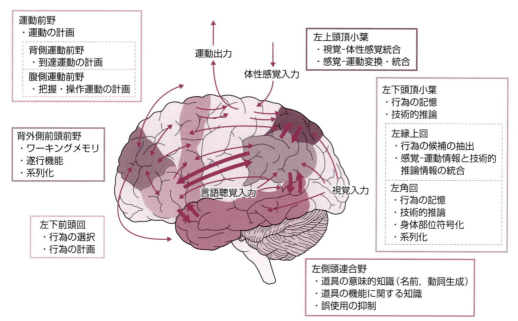

図12 行為の障害にかかわる脳領域[10]

為の選択と計画にかかわり，左下頭頂小葉は行為の記憶，技術的推論に，左側頭連合野は道具の意味的知識，道具の機能に関する知識，誤使用の抑制にかかわります．

● 失行の評価

評価としては，標準高次動作性検査があります[10]．失行のスクリーニングとしてはADLの観察や道具を使用してもらうなどして評価します．また，観念運動失行のスクリーニングとしては象徴的動作である敬礼やバイバイといった動作や，道具を使用する真似（パントマイム）などを行ってもらい評価します．肢節運動失行ではページをめくる，紐を結ぶなどの動作を直接実施した際の様子を観察します．

Pusher現象

● Pusher現象とは

Pusher現象とは，脳卒中後に出現する特徴的な姿勢定位障害の一つで，脳卒中急性期に多くみられます．座位や立位などの抗重力姿勢で身体軸が前額面上で麻痺側へ傾斜し，自らの非麻痺側上下肢を使用して床や座面を押します（図13）．さらには，他動的に傾いた姿勢を正中にしようとす

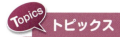

『脳卒中治療ガイドライン2021（改訂2023）』[3]には，「失行に対して，戦略的訓練や身振りを用いた訓練を行うことは妥当である（推奨度B エビデンスレベル中）」と記載されています．アプローチの基本は平易で達成可能な課題から行い，不可能な動作の強制をしないこと（より容易なADL手段の提供，できない動作の回避・介助など）が重要です．ADL上での失行症状を代償する戦略を患者に教育する"ストラテジートレーニング"やパントマイム練習とジェスチャーの練習で構成される"ジェスチャートレーニング"などを用います[10]．また，治療場面と日常場面では患者の用いている神経基盤が異なると考えられることから，自然な場面で治療を行うことが望ましいです[9]．

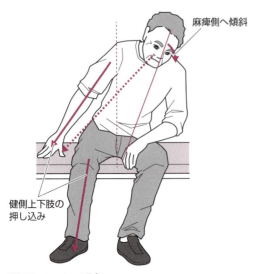

図13 Pusher現象

（麻痺側へ傾斜／健側上下肢の押し込み）

る他者の介助に対して抵抗をします．このため，座位保持や立位保持といった基本的な姿勢の保持が困難となり，日常生活の遂行自体も困難となります．

重度の左片麻痺や感覚障害，USNや病態失認などの高次脳機能障害を伴うことが多く，このような症候を複数合併することから，Pusher症候群（pusher syndrome）と表現されていましたが，現在はPusher現象やpusher (pushing) behaviorあるいはcontraversive pushingなどと表記します．

● 鑑別すべきほかの姿勢定位障害

Pusher現象における分類はありませんが，鑑別すべき姿勢定位障害として，側方突進（脳幹損傷によるlateropulsion）[11]，麻痺側への姿勢の傾斜（listing phenomenon）[12]，視床性失立症（thalamic astasia）[13]などがあります．

1）lateropulsion（側方突進）

lateropulsionは，脳幹損傷後に比較的高い頻度で出現する姿勢定位障害です．多くの場合は運動失調を伴い，片麻痺は伴わない，体性感覚障害のうち温度覚と痛覚が障害されますが，触覚や位置覚が保たれるなどPusher現象とは異なる特徴があります．lateropulsionは脳幹のなかでも延髄の後外側の損傷によって出現する頻度が高いのですが，この場合には傾斜側は損傷側（つまり右の延髄後外側梗塞なら傾斜側は右になる）になります．

この点でもPusher現象とは異なります．

2）Listing（麻痺側への傾斜）

Listingについては必ずしも明確な定義がなされているわけではありません．古くは積極的に押さないPusher現象例のことを指して表現されましたが，現在は判定基準[14]がはっきりしているため，Pusher現象とは異なります．積極的に押すことはないものの麻痺側へ傾斜するような症例に対して使用される言葉になります．

3）thalamic astasia（視床性失立症）

thalamic astasiaは傾斜する方向が後方で，動揺がみられたり，麻痺がないか，あっても軽症であったりとPusher現象とは異なる特徴を有するため鑑別が可能です[13]．そもそもthalamic astasiaの発生頻度は極めて低いため，臨床上ほとんど遭遇することはありません．

● Pusher現象の評価

Clinical assessment Scale for Contraversive Pushing (SCP)[14]はPusher現象を評価するスケールとして開発されました．SCPは感度と特異度が検証され，高い測定再現性と妥当性が明らかとなっています．

自然な姿勢での傾斜，非麻痺側上下肢の外転や伸展，修正への抵抗が下位項目に設定されており，座位と立位でそれぞれ評価します（表4）[14]．各下位項目が最重症である場合に2となり，Pusher現象がない場合には0となります．合計すると最重症の場合には6，Pusher現象がなければ0となります．

この下位項目がすべて陽性となる場合にPusher現象陽性と判断します．すなわち，姿勢の傾斜，Pusher現象，修正介助への抵抗の3項目それぞれが，座位か立位のいずれかの条件で0でなく，それより高値である場合にPusher現象が陽性となることに注意してください．つまり陽性の場合の最小得点は1.75になります[14]．

座位でみられるPusher現象のほうが，立位でみられる現象より早期に消失（改善）します．軽傷例では座位での押し込む現象が改善し，立位のみ残存する傾向があり，合計得点で1.75となるような症例は座位でのPusher現象が消失し，立

表4 Clinical rating Scale for Contraversive Pushing (SCP)[14]

評価項目	座位	立位
①**姿勢（麻痺側への傾斜）** 最重症2〜0（なし）の値をとる		
1　　：ひどく傾き転倒する	□	□
0.75：転倒しないが大きく傾いている	□	□
0.25：軽度に傾いている	□	□
0　　：傾いていない	□	□
②**伸展と外転（押す現象の出現）** 最重症2〜0（なし）の値をとる		
1　　：姿勢を保持している状態で押してしまう	□	□
0.5　：動作に伴い押してしまう	□	□
0　　：押す現象は観察されない	□	□
③**修正への抵抗**＊最重症2〜0（なし）の値をとる		
1　　：正中位へと修正すると抵抗する	□	□
0　　：抵抗しない	□	□
＊側方に移動させますが動かないで下さいと指示する		
座位と立位で評価し，最重症の6〜0（なし）の値をとる		

位でのみみられるということになります．

SCPのほかに臨床で使用される頻度の高い評価に **Burke Lateropulsion Scale (BLS)**（表5）[15]があります．SCPはPusher症候群の有無を判定する基準として使われるのに対して，BLSは変化に鋭敏なため治療効果の判定に向いています．このスコアは0〜17までの評価であり，臥位でのPusher現象，座位でのPusher現象，立位でのPusher現象，移乗時のPusher現象，歩行時のPusher現象を評価します．座位と立位では検査者がいったん他動的に麻痺側に身体軸を傾斜させて，正中に戻したときに抵抗（Pusher現象）がどの角度で出現しはじめるかをみる採点方法となっ

ています．そのため，立位の評価は膝折れが生じて危険ですので，BLSの立位テストでは膝折れを防止できるよう長下肢装具など膝を伸展位で固定できる装具を装着するべきです．

●**Pusher現象の病巣**

この現象は**右半球損傷**例により多くみられます．画像解析方法を用いた研究では視床後外側部や島後部，中心後回の皮質下の病変が特異的な病変として報告されました．しかし，これらの病変を含まない前大脳動脈領域梗塞での出現例も報告されており，Pusher現象が惹起される病巣は多岐にわたっています．

先輩からのアドバイス

理学療法士が失行や失語のみを呈した症例に対して，運動療法を実施することは少なく，実際には麻痺や感覚障害を同時に呈している症例に対して介入することが多いです．失行や失語を合併している症例に対して理学療法を実施する際には，指示を適切に理解しているか，理解していても失行の影響でうまく模倣できずに動作が改善しないのか，など対象者の障壁になっている可能性のある障害を分析して対応するように心がけましょう．また，非言語的な指示による模倣が保たれているのか，道具の概念は理解できているかなど，介入を進めるうえで課題が容易になる手がかりになりそうな残存機能を把握することも重要です．さまざまな高次脳機能障害による影響を勘案して理学療法のプログラムを検討する必要があります．

表5 Burke Lateropulsion scale (BLS)[15]

背臥位	丸太を転がすようにして反応をみる（まず麻痺側から，次いで非麻痺側から） 0：抵抗なし　1：軽い抵抗　2：中等度　3：強い抵抗　＋1：両側抵抗
端座位	足は床から離し両手は膝に置く．麻痺側に30°傾斜して戻した際の反応をみる 0：抵抗なし　1：最後の5°で抵抗　2：2〜5°で抵抗　3：10°以上離れて抵抗
立位	立位で麻痺側傾斜させて，戻した際の反応をみる 0：重心が非麻痺側下肢　1：中心を超えて5〜10°非麻痺側にしたとき抵抗 2：正中前5°で抵抗　3：5〜10°で抵抗　4：10°以上離れて抵抗
移乗	移乗動作（非麻痺側から） 0：抵抗なく可能　1：軽度の抵抗　2：中程度の抵抗　3：抵抗で2人介助
歩行	lateropulsion 0：なし　1：軽度　2：中等度　3：強い，歩行不能

（Max＝17）

● Pusher現象に対する理学療法[16,17]

Pusher現象に対する理学療法では，視覚的な垂直判断能力が比較的保たれることを利用して，自己身体の傾斜を認識させつつ，自発的な行動で身体軸を修正することを試みるようにします．

現在，Pusher現象が改善するという確立した方法があるわけではないのですが，**視覚的フィードバックを用いたアプローチ**が効果的であると考えられています．

Pusher現象に対する理学療法の進め方は以下のとおりです．

1）直立姿勢の知覚的な乱れを理解させる

患者自身が直立であると自覚して起立している姿勢が，実際には直立ではないことを認識してもらいます．口頭で説明したり，鏡をみせたりして認識させるように促します（**図14**）．

2）身体と周辺環境との関係を視覚的に探究し，自身が直立かどうかを確実に認識させる

視覚的に垂直を判断する能力は，身体を垂直位と判断する能力よりも保たれているので，視覚を利用して垂直な構造物と自身の身体軸との乖離を認識させるように促します．具体的には検査者が自身の前腕を垂直位であるものとして提示し，その垂直位に患者自身の身体軸を合わせてもらいます．

3）垂直位に到達するために必要な動きを学習する

麻痺側へ傾斜した姿勢を，他動的に正中位へ修正した場合，その修正に強く抵抗するのに対し，

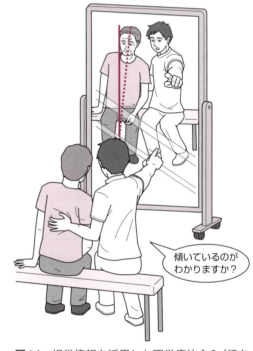

図14　視覚情報を活用した理学療法介入（鏡を用いた姿勢の認識）

自発的に非麻痺側へリーチするような課題を用いると，スムーズに非麻痺側へ傾斜できることがあります．このことを利用して，身体軸が正中位を超えていくような課題を設定します．座位でも立位でも可能な輪投げなどを利用した**リーチ課題**は，成功か失敗かが非常に簡潔であり理解しやすい課題として有効です（**図15**）．

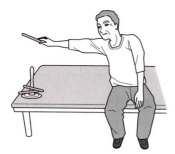

図15 非麻痺側にある目標物へのリーチ課題

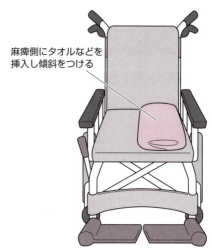

麻痺側にタオルなどを挿入し傾斜をつける

図16 Pusher現象のある患者に対する車椅子の対応

4）他の活動を行っている間も垂直位を保てるようにする

静的保持が可能になれば，動作中でも正中位を維持できるよう，より動的な課題に移行します．ただし，必ずしも静的に正中位が保持された後である必要はなく，静的に正中位が保てない場合でも，工夫により，<u>課題難易度を調整</u>することでPusher現象を軽減させ，動的な課題が可能となることもあります．たとえば，移乗動作に伴って激しくPusher現象が出現する症例への対応としては，上肢を押すために使用させないよう，アームレストに手を伸ばすのではなく介助者のほうに手を回してもらうなどして押すことができない状態をつくると良いでしょう．

車椅子上で何度修正しても姿勢傾斜が出現してしまう対応としては，あらかじめ非麻痺側へ身体が傾くように座面にウエッジ（なければタオルやクッション）などを挿入し，麻痺側に身体軸が傾斜しないようにすると押す現象を抑制できます（図16）．

座位ではPusher現象が観察されないが，立ち上がると押す，あるいは歩き出すと押すという症例は少なくありません．Pusher現象例では意識障害を伴う例も多く，意識障害の改善を促すという側面でも積極的に立位や歩行を進めます．<u>長下肢装具</u>を利用して十分に麻痺側下肢の支持性を補いつつ，立位練習を行います．

 先輩からのアドバイス

Pusher現象では，重度の認知症や意識障害の残存などにより<u>能動的な</u>トレーニングが困難で，受動的な理学療法が主となるような症例を除外するとほぼ全例で改善がみられます．Pusher現象がやがて消失することを前提とすると，なるべく早くPusher現象を改善させ，Pusher現象が消失した後のトレーニングをいかにスムーズにしていくかが重要です．早く改善させるためには，Pusher現象のある状態であっても立位，歩行といった活動に取り組む視点が重要です．

確認してみよう!

- 失語症を分類するにあたり，（　①　）と（　②　），呼称そして復唱の側面で評価するようにします．

- 失語症では（　③　）な失語であるか，そうでない失語であるか，2つに大別できないかと考えます．（　③　）な失語は（　③　）性失語とよばれ，そうでない失語は（　④　）性失語とよばれます．

- （　④　）で理解障害が比較的軽度であれば（　⑤　）失語に，（　④　）でかつ理解障害も重度であれば全失語に分類される可能性が高くなります．（　③　）ですが，理解障害が重度であれば（　⑥　）失語に，流暢でかつ理解障害も軽度であれば健忘失語に該当する可能性があります．

- （　⑦　）とは，大脳病巣の反対側の空間にあたえられた刺激に対して，感覚障害や運動障害では説明できないような反応の低下や欠如を示す現象を指します．

- 注意を構成する要素として，注意の強度（覚醒と持続的注意），（　⑧　），（　⑨　），転換性があります．

- 行動性無視検査（BIT）には抹消試験，線分（　⑩　）試験，文字抹消試験，星印抹消試験，模写試験などがあります．

- （　⑪　）とは病巣と反対側の身体に関する認知が障害される症候で，その所有についての意識が損失してしまう状態を指します．

- （　⑫　）とは片麻痺の存在を無視あるいは否認するような症状を指します．

- （　⑬　）とは言語による指示によって喚起することができる，社会的慣習性の高い道具などの対象物を使用しない運動行為を，意図をもって実現することが困難になる現象です．

- （　⑭　）とは日常でよく使用されている物品を上手に使うことができなくなる現象です．

- （　⑮　）は身体軸が麻痺側に傾斜し，非麻痺側上下肢で床や座面を押し，それを修正する他者の介助に抵抗する現象です．

解答

①発語　②理解　③流暢　④非流暢　⑤Broca　⑥Wernicke　⑦半側空間無視　⑧選択性
⑨分配性　⑩二等分　⑪身体失認　⑫病態失認　⑬観念運動失行　⑭観念失行　⑮Pusher現象
＊①と②，⑧と⑨は順不同

（阿部　浩明）

文献

1) 石合純夫：失語症言語聴覚障害学 基礎・臨床，pp 240-253，新興医学出版，2001．

2) 石合純生：高次脳機能障害学，第2版．pp151-192，医歯薬出版，2012．

3) 日本脳卒中協会　脳卒中ガイドライン委員会：脳卒中治療ガイドライン2021（改訂2023）．pp256-299，協和企画，2023．

4) Bisiach E, Vallar G, Perani D et al. Unawaress of disease folloeiong lesions of the right hemisphere：anosognosia for hemiplegia and anosognosia for hemianopia. Neuropsychologia, 24 (4)：471-482, 1986.

5) Feinberg TE, Roane DM, Ali：illusory limb movements in anosognosia for hemiplegia.J Neurol Neurosurg Psychiatry, 68：511-513, 2000.

6) Baier B, Karnath HO：Tight link between our sense of limb ownership and self-awareness of actions. Stroke, 39：486-488, 2008.

7) Berti A, Bottini G, et al.：Shared cortical anatomy for motor awareness and motor control. Science. 309：488-491, 2005.

8) Fotopoulou A, Tsakiris M, et al.：The role of motor intention in motor awareness：an experimental study on anosognosia for hemiplegia. Brain, 131：3432-3442, 2008.

9) 阿部浩明：高次脳機能障害に対する運動療法．〔市橋則明（編）：運動療法学　障害別アプローチの理論と実際，第2版〕．pp370-385，文光堂，2014．

10) 信迫悟史：失行〔吉尾雅春，森　岡周，阿部浩明（編）：標準理学療法学 神経理学療法学〕．pp173-183，医学書院．

11) 阿部浩明：姿勢定位と空間認知の障害と理学療法〔吉尾政春（編）：脳卒中理学療法の理論と技術原寛美，第3版〕．pp444-463，メジカルビュー，2019．

12) Karnath HO：Pusher syndrome -a frequent but little-known disturbance of body orientation perception. J Neurol. 254 (4)：415-424, 2007.

13) Masdeu JC, Gorelick PB. Thalamic astasia：inability to stand after unilateral thalamic lesions. Ann Neurol, 23 (6)：596-603, 1988.

14) Baccini M, Paci M, Rinaldi LA：The scale for contraversive pushing：A reliability and validity study. Neurorehabil Neural Repair, 20 (4)：468-472, 2006.

15) Babyar SR, Peterson MG, Bohannon R, et al. Clinical examination tools for lateropulsion or pusher syndrome following stroke：a systematic review of the literature. Clin Rehabil. 23 (7)：639-650, 2009.

16) 阿部浩明：姿勢定位障害〔吉尾政春，森岡　周，阿部浩明（編）：標準理学療法学神経理学療法学，第2版〕．pp229-239，医学書院，2018．

17) 阿部浩明：pusher症候群に対する理学療法．〔阿部浩明（編）：高次脳機能障害に対する理学療法〕．文光堂，p23-69, 2016．

第11章 脳血管障害における合併症

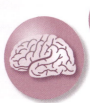

エッセンス

- 脳血管障害患者には，視床痛や肩関節の疼痛，摂食嚥下障害，排尿障害といった多くの合併症がみられます．
- 疼痛は**急性痛**と**慢性痛**に分類されます．また，要因により，**侵害受容性疼痛，神経障害性疼痛，心因性疼痛**に分類されます．
- 中枢性の神経障害性疼痛に分類される**視床痛**は，**強い自発痛**のほかに，**アロディニア**や**痛覚過敏**を引き起こすため，理学療法を行うときに配慮が必要です．
- 弛緩性麻痺の多くの患者に肩関節の**亜脱臼**を認めます．亜脱臼が疼痛を起こすことは少ないですが，亜脱臼への管理が不十分だと**肩手症候群**などを呈し，疼痛を引き起こすことがあります．
- 肩手症候群は**複合性局所疼痛症候群（Complex regional pain syndrome：CRPS）のⅠ型**に分類され，麻痺側の**肩と手に強い疼痛**を伴う運動制限をきたします．前腕から手掌にかけて**腫脹**と**熱感**を伴います．
- 摂食嚥下には，**先行期・準備期・口腔期・咽頭期・食道期**の5つの段階があり，脳血管障害では**偽性球麻痺**や**球麻痺**の症状により，とくに**口腔期や咽頭期の障害**が起こります．摂食嚥下機能は複数の検査による総合的な評価が重要です．摂食嚥下機能改善のためには直接嚥下練習と間接嚥下練習があり，頸部の可動性や舌などの筋力の改善のほか，舌骨上筋群の強化を図る**シャキア法**や姿勢を改善することも重要です．
- 排尿障害として，急性期には**尿閉**や**溢流性尿失禁**，慢性期には**過活動膀胱**を呈すことがあります．過活動膀胱の症状には，尿意切迫，頻尿，夜間頻尿や切迫性尿失禁があります．排尿障害に対して，**骨盤底筋**への介入は有効な手段の一つです．

疼痛

●疼痛とは

国際疼痛学会において，疼痛とは「実質的あるいは潜在的な組織損傷に結び付く，あるいはこのような損傷を表す言葉を使って表現される不快な感覚および情動体験」と定義されています．この定義より，組織の損傷の有無にかかわらず「痛い」と感じることがあれば疼痛といえます．

●疼痛の分類

疼痛は，**急性痛**と**慢性痛**の2つに分類されます．この2つの分類は時間経過によって分類されるものではありません．急性痛は損傷組織に起因するものであり，疼痛の原因が明確なものです．一方で，慢性痛は損傷組織や外傷が明確ではない

状態，あるいは治療により損傷部位や外傷が治癒した後にもかかわらず残存または増悪している疼痛になります．つまり，急性痛と慢性痛の違いは，疼痛の原因を明確にできるかどうかという点にあります．慢性痛の多くは原因を明確にすることが難しく治療に難渋します．

疼痛には要因による分類として，侵害受容性疼痛，神経障害性疼痛，心因性疼痛があります（図2）．

1）侵害受容性疼痛

最も一般的に生じる疼痛であり，組織の障害が起こっているとき，あるいは障害する可能性をもった侵害刺激が生体に加わったときに生じる疼痛です．ドアに指を挟まれるなどの機械的刺激，火傷を起こすような熱湯などの熱刺激，生体内に存在する化学物質の作用により生じる化学的刺激などさまざまな侵害刺激により生じる疼痛が該当します．

2）神経障害性疼痛

難治性の慢性痛の代表的なもので，神経系の一次的な損傷やその機能異常が原因となる，もしく

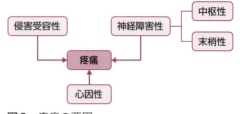

図2　疼痛の要因

はそれによって惹起される疼痛です．神経障害性疼痛は脳血管障害や脊髄損傷によって生じる中枢性疼痛と末梢神経の炎症や傷害などによって生じる末梢性疼痛に分類されます．

3）心因性疼痛

説明し得る損傷や炎症などの病変がないにもかかわらず感じる・訴える痛みです．あるいは損傷や炎症などの病変が認められていても痛みを十分に説明することができないのが特徴です．

 先輩からのアドバイス

　患者の全体像を評価するために国際生活機能分類（International Classification of Functioning, Disability and Health：ICF）を用いることがありますが，多様な脳血管障害の状態を把握するために脳血管障害の短縮版ICFコアセット（図1）[1]が有用です．短縮版ICFコアセットは，すべてを網羅しているわけではありませんが，最小限の項目で構成されているため脳血管障害患者の状態を理解するための第一歩として始めてみてもよいでしょう．

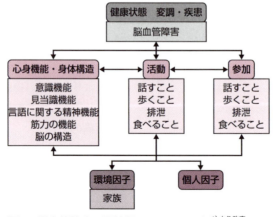

図1　脳血管障害の短縮版ICFコアセット[1]より改変

中枢性疼痛

●中枢性疼痛とは

中枢性疼痛のなかで，視床や脳幹，大脳皮質の障害により起こった慢性痛を脳血管障害後疼痛（Central post stroke pain：CPSP）と定義しています．CPSPは脳血管障害患者の約8％にみられます．CPSPのなかでも視床が病変のものを視床痛といいます．

●視床痛

視床痛は視床に存在する複数の核のうち，とくに後外側腹側核の病変により起こります．また，視床痛は病巣のサイズが10mm前後で出現し，20mm以上では発症が少なくなります．視床痛の原因は，脊髄視床路の機能変化や視床の変化などが報告されていますが，いまだに不明な点が多いです．

1）視床痛の障害像

視床痛は一般的に脳血管障害発症後1～2カ月後からみられます．視床痛は感覚障害が起きているにもかかわらず，麻痺側半身に持続的かつ非常に強い自発痛を生じます．自発痛とは，刺激を全く受けていないにもかかわらず自覚する痛みです．この自発痛は気温や環境といった外的要因や，ストレスといった内的要因により増加します．患者は，「ジンジンした痛み」「焼けつくような痛み」「針で刺されたような痛み」などと訴えることがあり，疼痛の部位は限局されないことが多いです．また，視床痛には，アロディニアや痛覚過敏を伴うことがあります（図3）．

視床痛がある患者は，セラピストが触れることさえも拒否することが多く，リハビリテーションの阻害因子にもなります．また，視床痛により，抑うつや自傷，最悪の場合は自殺に至る患者もいます．

2）視床痛の評価

侵害受容性疼痛と末梢性の神経障害性疼痛，そして心因性疼痛の可能性をできるだけ除外したうえで，視床をはじめとした疼痛に関連する脳部位の損傷と感覚障害があること，アロディニアや痛覚過敏を伴う強い自発痛がある場合は，視床痛と判断できます．

3）視床痛に対する介入

視床痛の根本的な治療の確立はされておらず，理学療法による疼痛の軽減はほとんど見込めません．しかし，視床痛をもつ患者に理学療法を行うことはあります．その際には，視床痛があることを配慮し，しっかりと患者に病態や理学療法の必要性などを十分に説明し，理学療法を行う同意を得ることが非常に重要です．説明と同意が不十分な状態だと，患者との信頼関係を損ない，理学療法が患者にとって不利益になります．

肩の疼痛

脳血管障害による肩関節の疼痛は20～40％の患者で起こり，発症時期は2～3カ月以内が多いです．日常生活のなかで上肢を使う動作は多く，肩関節に疼痛が生じると，上肢を使う動作が困難になり，ADLやQOLが低下します．疼痛が原因でADLやQOLが低下すると，自発性も低下さ

Topics トピックス

・近年，脳波や脳磁図，機能的核磁気共鳴画像法（functional magnetic resonance imaging：fMRI）など脳イメージング法を用いた研究から，疼痛には一次体性感覚野，二次体性感覚野，島皮質，前帯状回，前頭前野，視床などが関連することが報告されています．これらは痛み情報の受容に関与し，刺激により順番にまたは同時に活性化される大脳皮質・大脳辺縁系領域のネットワークの総称としてペインマトリックスとよばれています．疼痛が単なる感覚ではなく，認知や情動を含んでいることがわかってきています．

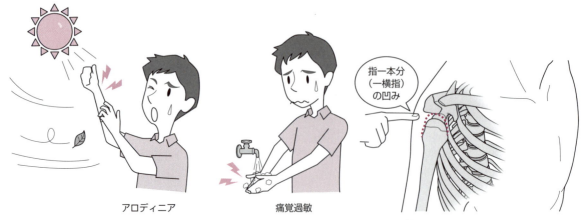

図3　視床痛
アロディニア：通常では疼痛を起こさない刺激（風が当たる，気温の変化など）により疼痛が引き起こされる．
痛覚過敏：痛み閾値をわずかに超えた侵害刺激に対して疼痛が引き起こされる．温度覚（とくに冷温覚）や視覚，聴覚などの刺激で誘発されることもある．

図4　肩関節の亜脱臼

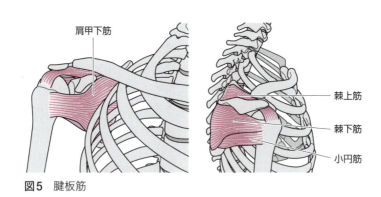

図5　腱板筋

せ，抑うつにつながることもあります．

● 肩関節の構造

肩関節（肩甲上腕関節）は自由度の大きい関節である一方で，非常に不安定な関節です．肩関節を構成する肩甲関節窩は，上腕骨頭に対して面積が小さく，平面に近い構造であり，肩甲骨に対してほぼ垂直に構成されています．そのため，肩関節は骨性支持をほとんど得られていません．肩関節を支えるための靱帯や筋はありますが，肩関節は構造上脱臼しやすい関節です．

● 亜脱臼

弛緩性麻痺を有する患者の多くに，肩関節の亜脱臼を認めます．肩関節亜脱臼とは肩甲骨関節窩と上腕骨頭の間が広がった状態であり，肩峰とその直下の肩関節外側面の間に，座位で一横指以上の凹みがある場合をいいます（図4）．弛緩性麻痺の場合，肩周辺の筋の筋緊張は低下します．とくに，肩関節周囲筋のうち，腱板筋（図5）である肩甲下筋，棘上筋，棘下筋，小円筋の筋緊張が低下することで，上腕骨をよい位置に保つことができず，亜脱臼が起こります．とくに棘上筋の関与が大きいです．

亜脱臼そのものが疼痛を引き起こすことはあまりありません．しかし，弛緩性麻痺の患者の肩関節の管理が不適切であり，上腕骨と肩峰の間において繰り返しインピンジメント（図6）が起こることによる炎症や腱板断裂を引き起した結果として肩関節の疼痛を引き起こすことが多いです．理学療法では，肩関節を管理し，疼痛を引き起こさないことが重要です．

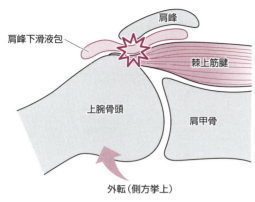

図6 インピンジメント
インピンジメントは衝突という意味です．肩関節外転（側方拳上）時に肩峰と腱板が衝突し，疼痛を起こします．

● 痙性

痙性による異常な筋緊張により疼痛を引き起こすことがあります．麻痺側上肢は肩関節の内旋や内転が優位になることが多いです．この時に，肩甲下筋や大胸筋の痙性が強く，伸張刺激により肩関節痛を引き起こすことがあります．

● 肩手症候群

脳血管障害患者の10～30％が肩手症候群を引き起こします．多くの肩手症候群は脳血管障害発症後の1～4カ月後に発症します．肩手症候群は複合性局所疼痛症候群（Complex regional pain syndrome：CRPS）のI型に分類されます．麻痺側の肩と手に強い疼痛を伴う運動制限をきたします．疼痛と可動域制限のほかに自律神経系の症状も呈し，前腕から手掌にかけて腫脹と熱感を伴います．手や手指は全体的に浮腫になり，色調は蒼白になることが多く，指節間関節や中手指節関節の部分に特徴的な発赤が生じます．数カ月から半年で疼痛は軽減しますが，骨萎縮や拘縮が残ることがあります．肩手症候群は，麻痺が重症であるほど出現しやすいです．

肩手症候群の発生機序は，肩の亜脱臼や不適切な使用など末梢の機能異常だけではなく，運動と感覚の不一致から生じる中枢神経系の機能異常も要因として考えられており，いまだ不明な点が多いです．

1）肩手症候群の病期分類

肩手症候群には3つの病期分類があります．第1期を急性期，第2期を亜急性期，第3期を慢性期とよびます．

(1) 第1期

肩の疼痛と運動制限を伴い同側の手関節や手指の疼痛，腫脹，血管運動性変化が出現します．血管運動性変化には血流増加や皮膚温上昇，発赤増加があります．X線上では手や肩の骨の変化（局所性脱石灰化）がみられます．手指は多くの場合，伸展位をとっていることが多く，屈曲の可動性が制限され，能動的な屈曲で強い疼痛が出現します．この時期は3～6カ月続き，治癒あるいは第2期に移行します．

(2) 第2期

肩と手の自発痛と手の腫脹は消失し，代わって皮膚の萎縮，小手筋（手首より遠位にその起始・停止をもつ筋肉の総称）の萎縮が目立ってきます．時に手掌の皮下に硬結ができ，皮膚がひきつれ，手指の屈曲拘縮をきたすデュプイトラン拘縮様の手掌腱膜の肥厚が起こり，手指の可動性はますます制限が著しくなります．この期間は3～6カ月続き，適切な治療が行われないと第3期に移行します．

(1) 第3期

手の皮膚や手指筋群の萎縮が著明となり，手指は完全な拘縮となります．X線上では，広範な骨粗鬆症を示します．この時期では一般的に回復は望めません．

2）肩関節への介入

麻痺側の肩関節へのリハビリテーションとして，可動域練習や三角巾や肩関節装具の使用，神経筋電気刺激などが勧められています．

(1) 可動域練習

疼痛の軽減，拘縮を予防するために肩関節の可動域練習は必要です．可動域練習が適切に行われない場合は，インピンジメントを起こし，疼痛を引き起こす可能性があります．肩関節の適合面を意識した慎重で愛護的な可動域練習が求められます．とくに弛緩性麻痺の患者に対する肩関節の牽引や外旋運動は，肩関節の内圧をより陰圧にしてしまい，関節内の炎症を強くする恐れがあるため避けます．

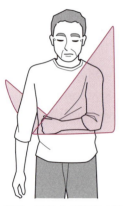
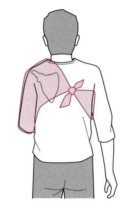

図7　三角巾の装着方法

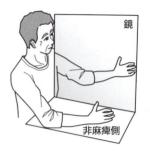

図8　ミラー療法

(2) 肩関節装具や三角巾の使用

　肩関節の亜脱臼を認める場合には，**肩関節装具**や**三角巾**を使用します．三角巾の正しい装着方法は，三角巾を折り返した部分で前腕を包み，後方で肩甲骨を押さえつつ，前腕を押し上げた状態で結びます（図7）．三角巾装着時に反対側の腋窩を通さずに直接首にかけると，上肢の懸垂が不十分で，かつ頸部の疼痛を誘発することがあります．また，三角巾を使用し続けることで，肩関節をはじめ上肢の各関節に拘縮が生じ，痛みを引き起こす可能性があるため，麻痺の改善とともに徐々に使用をやめることも重要です．

(3) 電気刺激

　『脳卒中治療ガイドライン2021（改訂2023）』では，麻痺側の肩関節の可動域と亜脱臼の改善のために，神経筋電気刺激が勧められており[2]，亜脱臼への関与が大きい棘上筋などに行われます．しかし神経筋電気刺激の効果は長期間持続しないとも示されています．

(4) ポジショニング

　肩関節亜脱臼を生じている患者は，感覚障害を伴うことも多く，自身で良肢位をとるのが難しいことがあります．肩関節の下にクッションを入れ，肩関節が無理な外旋や外転位にならないようなポジショニングを行います．

(5) ミラー療法

　ミラー療法とは，非麻痺側を鏡に映すことであたかも麻痺側が動いているかのように錯覚を生じさせる方法です（図8）．この方法により，鏡に映った非麻痺側を麻痺側として視覚情報を受け取り，その視覚情報が麻痺側の運動感覚を代償し，運動と感覚の不一致を解消すると考えられています．肩手症候群の原因の一つに運動と感覚の不一致という中枢神経系の機能異常があるため，ミラー療法は肩手症候群の患者に有効です．疼痛の軽減だけではなく腫脹も軽減します．

摂食嚥下障害

　脳血管障害の摂食・嚥下障害は急性期に70％程度認められますが，多くは1カ月程度で改善し，慢性期まで持続するのは10％程度です．摂食嚥下障害により，二次的に誤嚥性肺炎や脱水，低栄養などの状態を引き起こすこともあるため，摂食嚥下機能改善を目的とした理学療法は重要です．

 先輩からのアドバイス

　肩関節の動きは姿勢の影響を受けます．円背した状態では肩関節屈曲は難しくなり，側屈した状態では側屈側での肩関節外転が難しくなります．肩関節への介入のときは肩関節の動きだけではなく，姿勢の評価と介入も重要です．

●頭頸部の構造（図9）

摂食嚥下の際，食べ物は<u>口腔</u>と<u>咽頭</u>，そして<u>食道</u>を通過します．口腔は上下の口唇，頬，口蓋，舌を含む口腔底によって囲まれている部分です．口蓋は前方の<u>硬口蓋</u>と後方の<u>軟口蓋</u>に分類され，軟口蓋の後縁からは<u>口蓋垂</u>が垂れ下がっています．咽頭は，鼻腔・口腔の後に続き，喉頭と食道に至る部分になります．咽頭の下部は第6頸椎の高さで食道に移行します．食道の前方には喉頭があり，上方は舌骨，下方は気管によって固定されています．<u>舌骨</u>は舌根（舌の付け根）と喉頭の間にあるU字の形をした骨です．

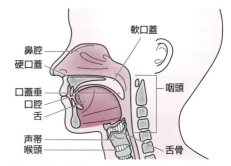

図9 摂食嚥下にかかわる頭頸部の構造

●摂食嚥下について

<u>摂食</u>とは食事を摂る行為全般のことを指します．つまり，食べ物を箸やスプーンなどを使い口腔に取り込み，その後取り込んだ食べ物を咀嚼して嚥下をするまでの過程になります．<u>嚥下</u>とは口腔に取り込んだ食べ物から作られる食塊や水分を口腔から胃に送り込む限局的な過程，つまり口の中のものを飲み込むことを指します．摂食嚥下は呼吸機能との関連も強く，嚥下と呼吸が協調的に働くことで安全な嚥下が行われています．

●摂食嚥下の段階（図10）

摂食嚥下には<u>先行期，準備期，口腔期，咽頭期，食道期</u>の5つの段階があります．脳血管障害によりすべての段階が障害を受ける可能性があります．

1）先行期（図10-a）

先行期は<u>食べ物を認識し口腔内に取り込む前までの段階</u>です．食べ物の認識は，目で見ること（視覚）以外にも，食べ物のにおいを嗅ぐこと（嗅覚）や食器などの音を聞くこと（聴覚），食べ物を触ること（体性感覚）によって行われます．脳血管障害により視覚，聴覚，嗅覚などに関係する脳神経の障害や認知機能が低下した場合や，半側空間無視による空間認知能力の低下，半盲による視覚の狭小化，意識障害が生じると食べ物に対する認識が低下します．また，運動麻痺により上肢機能が低下すると食べ物を口腔内に取り込む前の段階で支障が出ることもあります．

2）準備期（図10-b）

準備期は<u>食べ物を口腔に取り込み，咀嚼により砕き，唾液と混合して嚥下しやすい形態（食塊）を形成する段階</u>です．咀嚼には臼歯，舌の動き，<u>咀嚼筋</u>（図11）の筋力が必要です．咀嚼筋の筋力低下がある場合に障害を受けます．準備期までは随意的に行える段階になります．

3）口腔期（図10-c）

口腔期は準備期で作られた<u>食塊が口腔から咽頭に送られる不随意の段階</u>です．閉口し，舌が硬口蓋に密着し，舌筋の後方への収縮により，食塊が咽頭に送られます．

4）咽頭期（図10-d）

咽頭期は<u>食塊が咽頭から食道に送られる段階</u>です．この段階は嚥下反射ともよばれ，0.5秒で完了します．まず，軟口蓋が挙上し鼻腔と咽頭を遮断し，食塊が鼻腔へ逆流することを防ぎます．その後，舌骨が前上方に挙上し，その舌骨の動きに

 先輩からのアドバイス

摂食嚥下機能と呼吸機能には密接な関係があります．摂食嚥下を理解する際に呼吸についても理解することで病態への理解が深まります．

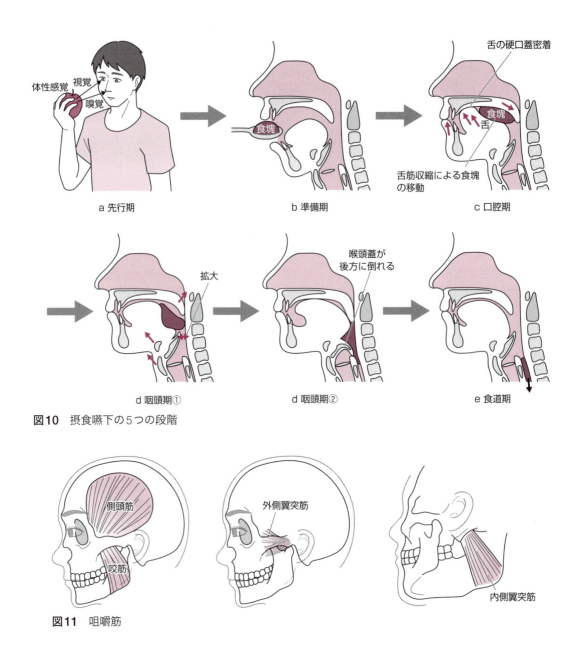

図10 摂食嚥下の5つの段階

図11 咀嚼筋

連動して甲状軟骨と輪状軟骨も前上方に移動します．この喉頭の移動により咽頭部分は拡大し，咽頭筋の収縮と食道入口部の輪状咽頭筋の弛緩により，食塊が食道に送られます．このとき，喉頭蓋が倒れることで喉頭を閉鎖し（**喉頭蓋の後転**），誤嚥を防止しています．咽頭期では舌骨の動きと固定が重要であり，舌骨上筋と舌骨下筋（**図12**）が重要な役割を果たします．

5）食道期（図10-e）

食道期は**食塊が食道から胃に送られる段階**です．食塊を胃に送るには，重力と腹圧が関係しています．そのため，食道期を確立するためには安定した座位での摂食嚥下が重要です．脳血管障害により安定した座位がとれない場合や食道の蠕動運動に障害が出た場合は，食道期で障害を受けます．

● **脳血管障害による摂食嚥下障害**

脳血管障害により生じる摂食嚥下障害を考える際は，脳の病変部位と初発か再発かという視点が重要です．一般的に，大脳病変よりも脳幹病変で摂食嚥下障害は重症になりやすく，初発よりも再発で重症になりやすいです．とくに摂食・嚥下に

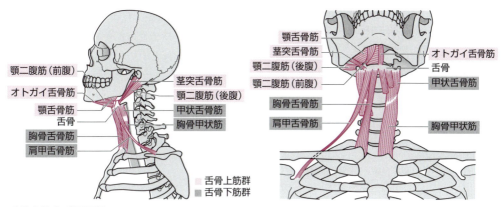

図12 舌骨上筋と舌骨下筋

影響を与える脳血管障害の特徴的な病態に，**偽性球麻痺**と**球麻痺**（図13），一側性大脳障害があります．

1) 偽性球麻痺

偽性球麻痺とは，**両側性の皮質延髄路の損傷**により起こります．両側性の皮質延髄路の障害のため，原則として1回目とは反対側に2回目の脳血管障害が起きた場合に症状が出現します．偽性球麻痺では，筋力や協調性の低下が起こり，準備期や口腔期に障害が出ます．**嚥下反射は保たれます**が，嚥下反射の遅延がみられるため，咽頭期にも影響します．また，舌や咬筋の機能が保たれていても嚥下が行えない，嚥下失行という症状が出ることもあります．

偽性球麻痺は，病巣により，皮質・皮質下型，内包型，脳幹型に分類されます．皮質・皮質下型では半側空間無視などの高次脳機能障害を伴うことが多く，内包型では片麻痺や両麻痺を伴うことがあります．また，脳幹型では，病巣部位に応じた眼球運動障害や片麻痺，失調などを伴うことがあります．両側橋病変では，意識は清明で開眼しており，外界は認識できるものの，完全な四肢麻痺と球麻痺のため，上下肢の動きや発語ができない閉じ込め症候群（Locked in syndrome）が生じることもあります．

2) 球麻痺

球麻痺とは**延髄から出る脳神経の障害**により起こります．延髄から出る球麻痺に関係する脳神経は**舌咽神経，迷走神経，舌下神経**ですが，実際に

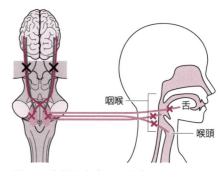

図13 偽性球麻痺と球麻痺

は橋から出る**三叉神経，顔面神経**支配の筋群が障害されることがあります．舌咽神経は咽頭の挙上に関与し，迷走神経は咽頭や喉頭の運動に関与し，舌下神経は舌の運動に関与します．三叉神経は咀嚼筋に関与し顎の運動を行い，顔面神経は開口や閉口にかかわります．球麻痺では**嚥下に関する筋の萎縮**が著明になり，**嚥下反射が消失**し，**咽頭期に障害**が出ます．そして，**舌，軟口蓋，咽頭の筋は弛緩性麻痺**を呈し，誤嚥のリスクも非常に高くなります．また片側病変の場合，咽頭や喉頭の運動の左右差もみられます．代表的な疾患として**ワレンベルグ（Wallenberg）症候群（延髄外側症候群）**（図14）があります．Wallenberg症候群は後下小脳動脈や椎骨動脈の閉塞が原因とされています．

3) 一側性大脳病変

意識障害を起こすほどの大きな病巣がある場合や，脳幹の病変では摂食嚥下障害が生じることがあります．また，比較的小さな一側性大脳病変に

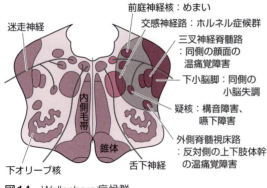

図14 Wallenberg症候群

おいて摂食嚥下障害が起こることがありますが，これはダイアスキーシス（diaschisi；病巣から離れたところの脳血流が低下すること）により，病巣とは反対側の脳血流が低下して，一過性に偽性球麻痺の症状を呈します．意識障害を伴わない一側性大脳病変による摂食嚥下障害は比較的軽度であり，予後もよいです．

●摂食嚥下障害の評価（図15）

『脳卒中治療ガイドライン2021（改訂2023）』によると，嚥下機能の評価には，視覚的に直接判断ができる**嚥下内視鏡検査（Videoendoscopy：VE）**や**嚥下造影検査（Videofluorography：VF）**，ベッドサイドで簡便に行える改訂水飲み試験（Modified Water Swallow Test：MWST）があります．嚥下障害のスクリーニングとしては，質問紙法，**反復唾液嚥下試験（Repetitive Saliva Swallowing Test：RSST）**，嚥下誘発テスト（swallowing provocation test：SPT），改訂水飲み試験が誤嚥リスクの検出には有効であると示されています[3]．評価は一つの検査だけではなく，複数の検査を行い総合的に判断することや，各検査の際の咳やむせなどの反応のほかに，声の変化や血中酸素飽和度の変化など複数の評価を行いま

す．また，当然のことですが，意識レベルや血圧，脈などのバイタルサインの確認の後に，評価や介入を行います．

1）問診

摂食嚥下の状態を確認するために，問診により食事中のむせや食べこぼしなどの自覚症状を確認します．問診は患者本人だけではなく，家族に行うことも重要です．その際に，日常臨床場面で簡便に使用できるスクリーニングとして作成された聖隷式嚥下質問紙[4]を用いることにより摂食嚥下の状態を効率よく確認できます．

2）嚥下内視鏡検査（VE）

VEは鼻咽喉ファイバースコープを用いて，声門閉鎖の機能や咽頭での食塊残留の程度を視覚的に確認できる検査です．VFと異なり携帯性に優れ，被ばくを伴わないため複数回の検査が可能という利点があります．食形態や水分量などの違いにより嚥下の反応は異なるため，複数回検査が行えるのは非常に意義があります．しかし，咽頭期に特化した検査のため，準備期や口腔期の検査が行えないことと，実際の嚥下の瞬間にカメラに何も映らないホワイトアウトという状態となる欠点があります．

3）嚥下造影検査（VF）

VFは最も標準的に実施されている嚥下機能の評価です．X線を透視し，造影剤を嚥下させることで，口腔から咽頭そして食道でどのように嚥下されているか確認できます．視覚的に咽頭残留や誤嚥が評価でき，その場で嚥下が改善する姿勢を検討できることは長所になります．しかし，被ばくを伴うため長時間や複数回の検査は行えません．

4）口腔機能

準備期から口腔期での機能の評価として，開口の状態や舌の動き，軟口蓋の動きなどを確認しま

 先輩からのアドバイス

嚥下に影響を及ぼす薬（口腔の乾燥の引き起こすなど）もありますので，嚥下評価の際に服薬状況も確認しましょう．

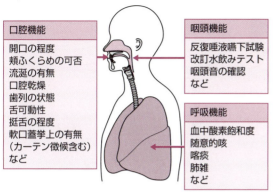

図15 摂食嚥下機能スクリーニングの概要

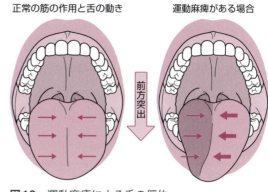

図16 運動麻痺による舌の偏位

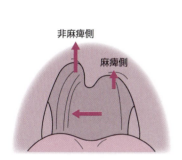

図17 カーテン徴候

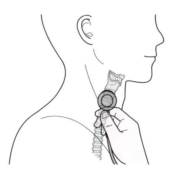

図18 嚥下音の聴診部位

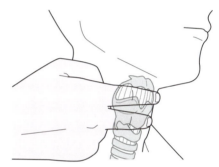

図19 反復唾液嚥下試験の確認部位

す．挺舌時に舌の筋の働きは左右それぞれが中心に向かって作用するため，運動麻痺がある場合は舌が麻痺側に偏位します（図16）．軟口蓋は発声時に両側上方向に引っ張られます．しかし，運動麻痺がある場合は非麻痺側に引っ張られます．この現象をカーテン徴候といいます（図17）．

5）咽頭機能

咽頭機能の評価には，反復唾液嚥下試験や改訂水飲み試験があります．各試験を行うときに，各試験での嚥下音や試験前後の呼吸音の変化も確認します．嚥下音は輪状軟骨のすぐ下で気管の外側に聴診器を置くことで聴診できます（図18）．

（1）反復唾液嚥下試験（RSST）

RSSTでは30秒間での唾液の嚥下の回数を測定します．嚥下の確認は，検者が第3指を被検者の甲状軟骨の上（のど仏）に置き，検者の第2指を舌骨に軽く当てて，甲状軟骨が指を十分に乗り越えた場合を1回の嚥下として確認します（図19）．30秒間で3回以上行えれば正常と判断します．

（2）改訂水飲み試験（MWST）（図20）

改訂水飲み試験は3mLの冷水を用いた嚥下の評価です．3mLの冷水を口腔底に入れ，嚥下するように指示します．嚥下状態を5段階で評価して，異常所見を認めない場合は反復嚥下を2回行うように促します．評点が4点以上の場合はさらに2施行繰り返し行い，最も悪い点数を評点とします．4点以上の評点を嚥下良好とします．

●摂食嚥下障害への介入

摂食嚥下機能改善のために，実際の食べ物を使う直接嚥下練習と食べ物を使わないで行う間接嚥下練習があります．理学療法士は間接嚥下練習を中心とした訓練に加え，姿勢や呼吸機能に注目した介入も必要です．

1）シャキア法（図21）

シャキア法は両肩を床につけたままつま先を見るように頭部を挙上する運動です．頭部の挙上を1分間と休憩の1分間をセットとし，3回繰り返します．その後，頭部の上げ下げを連続して30

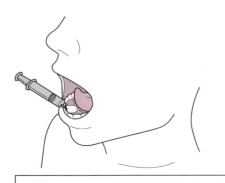

評価基準
1：嚥下なし，むせる and/or 呼吸切迫
2：嚥下あり，呼吸切迫（不顕性誤嚥の疑い）
3：嚥下あり，呼吸良好，むせる and/or 湿性嗄声
4：嚥下あり，呼吸良好，むせない
5：4に加え，反復嚥下が30秒以内に2回可能

図20　改訂水飲みテスト

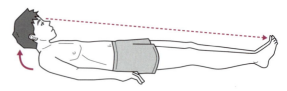

図21　シャキア法

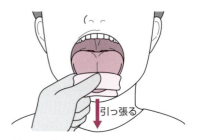

図22　舌のストレッチ

回行います．この運動により舌骨上筋群を強化することで，舌骨と喉頭の運動を改善させ，食道入口部の開大を図ります．食道入口部での食塊通過の障害や咽頭に食塊の残留を認める患者に有効です．

2）メンデルゾーン手技

喉頭挙上に関与する筋の筋力増強を図る方法です．空嚥下で喉頭が一番挙上した位置で数秒止める動作を数回繰り返します．患者へは「ゴックンの"ゴッ"で息を止めるように」と説明すると伝わりやすいです．

3）舌への介入

舌の萎縮や可動性の低下が摂食嚥下機能を低下させるため，ストレッチやトレーニングを行います（図22）．また，障害の重さに応じて，自動運動，他動運動，抵抗運動を組み合わせて訓練を行います．

4）呼吸リハビリテーション

誤嚥した際にしっかりと咳嗽により誤嚥物を排出できるように，呼吸リハビリテーションを行います．具体的には，深呼吸の練習や胸郭のストレッチなどを行います．誤嚥の予防は予後にも関係するため重要です．

5）頸部や口腔器官への介入

摂食嚥下に関与する顎関節や頸部の可動域改善，咀嚼筋や舌や顔面筋の機能改善のための介入を行います．具体的には，口唇の開閉運動や頬のふくらませ，へこませの運動などを行います．

6）姿勢改善

摂食嚥下を安全に行うために安定した座位の獲得が必要です．円背や過度な頸部屈曲位では嚥下が困難になることがあるため，姿勢改善も必要です．

一方で，嚥下機能の改善が乏しいときは，リクライニングの姿勢が有効なことがあります．気管

 先輩からのアドバイス

嚥下時に誤って食塊が気管に入ることを誤嚥といいます．通常，食塊が気管に入りそうになるとむせますが，むせない誤嚥もあります．このむせない誤嚥を不顕性誤嚥といいます．VFなどで視覚的に確認ができればよいのですが，すべての施設でVFが行えるわけではありません．確実に不顕性誤嚥を確認できるわけではありませんが，RSST後や嚥下練習を行った数分後には血中酸素飽和度や呼吸音を確認するようにしましょう．

は咽頭や食道の前方に位置しているため，リクライニングの姿勢にすると，食塊は重力の影響を受けて後ろ側に移動しやすくなり，誤嚥を防ぐことができます．しかし，頸部伸展位では気道が開いてしまい，嚥下反射が出にくくなるため，リクライニングの姿勢で頸部を屈曲位にすることが重要です．

また，片側の咽頭部に運動麻痺がある（カーテン徴候がみられる）場合は，麻痺側に頸部を回旋し，食塊を非麻痺側に移動させることで誤嚥を防ぐことができます．

排尿障害

排尿には，複数の過程があります（図23）．脳血管障害による排尿障害はこれらの過程が正しく行えなくなることで，QOLを著しく低下させ，在宅生活への阻害因子にもなり得ます．また，排尿障害により，患者本人と介護者に多くの身体的・精神的ストレスを与えてしまうために，患者本人の抑うつにもつながりやすいです．排尿障害の病態を知り，改善を図ることには非常に意義があります．

●排尿にかかわる器官

排尿には膀胱と尿道がかかわり，膀胱が伸展することで尿が溜まり（蓄尿），膀胱が収縮することで排尿します．膀胱の伸展や収縮は平滑筋である排尿筋が関与しており，排尿筋は下腹神経（交感神経）と骨盤神経（副交感神経）という自律神経によって支配されています．尿道のうち，膀胱頸部と後部尿道部を平滑筋である内尿道括約筋が関与し，骨盤底筋部を通過する部分は横紋筋である外尿道括約筋が関与します．内尿道括約筋は骨盤神経支配（自律神経支配）になりますが，外尿道括約筋は陰部神経支配（体性神経支配）になります．

●排尿のメカニズム

排尿のメカニズムには，尿意，蓄尿，排尿があります．

1）尿意（図24）

膀胱が伸展し，膀胱脊髄中枢（第2～4仙髄），橋の自律排尿中枢，そして，前頭葉の最高排尿中枢に刺激が伝わることで尿意を感じます．この経路のどこかに障害が生じると尿意を感じなくなります．尿意は150mL程度の尿が溜まることで起こります（初期尿意）．

2）蓄尿（図25）

膀胱は300～500mLの尿を溜めることができます．尿が膀胱に最大に溜まるまで，前頭葉の最高排尿中枢は橋の自律排尿中枢での排尿反射を抑制します．同時に，脊髄排尿中枢を介して膀胱の排尿筋を弛緩し内尿道括約筋を収縮させることで蓄尿ができます．

3）排尿（図26）

膀胱内の尿が容量の限界になったときに，前頭葉の最高排尿中枢が自律排尿中枢に排尿の指示を出します．その後，膀胱の排尿筋は収縮し，尿道の内尿道括約筋と外尿道括約筋が弛緩することで排尿します．内尿道括約筋と外尿道括約筋の弛緩は，橋の自律排尿中枢や小脳の膀胱・尿道調節系により行われます．排尿は随意的に開始し，途中で止めることもできます．これは外尿道括約筋が

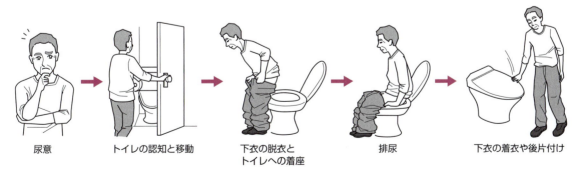

尿意 → トイレの認知と移動 → 下衣の脱衣とトイレへの着座 → 排尿 → 下衣の着衣や後片付け

図23 排尿動作の過程

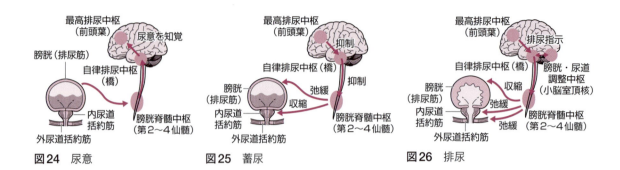

図24　尿意　　　　　図25　蓄尿　　　　　図26　排尿

体性感覚支配であるためです．

●脳血管障害による排尿障害

　脳血管障害での排尿障害は，急性期では35〜60％の頻度でみられます．徐々に改善を認めますが，退院時でも25％の患者にみられます．また，脳血管障害で起こる典型的な排尿障害は急性期と慢性期で異なります．急性期には排尿筋の無緊張による尿閉や溢流性尿失禁を呈することが多いです．しかし，この症状は時間の経過とともに消失することが多く，慢性期には過活動膀胱が多くなります．過活動膀胱とは排尿筋過活動により生じる症状です．通常，前頭葉の最高排尿中枢は橋の自律排尿中枢に対して抑制的に作用し，排尿筋の収縮を抑制しています．しかし，脳血管障害によりその抑制が解除されることで，排尿筋は不随意的に収縮しやすい状態になり，過活動膀胱を呈します．過活動膀胱の症状には，尿意切迫や頻尿，夜間頻尿，切迫性尿失禁があります．

　脳血管障害では病巣によりさまざまな排尿障害を呈します．小脳は橋の自律排尿中枢が関与する排尿筋や内尿道括約筋と外尿道括約筋の協調的な活動にかかわっているため，小脳病変により排尿筋や内尿道括約筋と外尿道括約筋の協調不全が起こることがあります．排尿に関与しない部位の病巣であっても，失語症により尿意を伝えることができない，上下肢に運動麻痺があることでトイレまでの移動やトイレへの着座，下衣の着脱動作が困難になることもあります．また，脳血管障害が中高年者に多いことを考えると，男性であれば前立腺肥大，女性であれば骨盤底筋の機能低下などを合併していることも多いです．これらの病態を全体的に把握することが必要になります．

●排尿障害の評価

　排尿障害の評価として排尿日誌があります．排尿日誌とは，排尿時刻と排尿量の記録を基本として，尿失禁回数と程度，尿意切迫の程度などを記録するものです．排尿日誌以外には，膀胱内圧測定法や残尿測定の検査もあります．また，過活動膀胱の診断と重症度に対しては，過活動膀胱質問紙があります[5]．

●排尿障害への介入

1）尿道留置カテーテル（図27）

　脳血管障害急性期の尿閉に対して，尿道留置カテーテルが行われます．カテーテル導尿は排尿筋の自発収縮が回復するまで行われます．カテーテルの長期留置は尿路感染を起こすなどの観点から好ましくないため，カテーテルを取るための対策（トイレ動作の獲得など）を行います．

2）行動療法

　排尿日誌から尿意切迫感が出現する時間間隔を

 先輩からのアドバイス

　脳血管障害の患者の多くは，「トイレに行けるようになりたい」と訴えます．理学療法士として，トイレ動作の全体像を把握し，どこに問題があるのかをしっかり考えるようにしましょう．

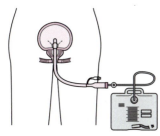

図27　尿道留置カテーテル

調べ，尿意が出現する直前にトイレに誘導し排尿を促します．多飲による多尿の患者には水分摂取量なども指導します．

3）トイレ動作の獲得

運動麻痺などにより機能性尿失禁を呈している場合は，トイレ動作の獲得のための理学療法も必要になります．トイレへのアプローチや下衣の着脱，安定した座位，後始末の実施など多くの動作の獲得が求められます．また，動作の獲得以外に，尿器やポータブルトイレといった環境への配慮も必要となります．

4）骨盤底筋への介入

骨盤底筋とは骨盤の底に位置する筋群です．骨盤底筋は各筋を個別に収縮させることはできず，1つのユニットとして作用します．女性は男性と比べ骨盤底筋の機能低下を起こし腹圧性尿失禁を呈していることが多いため，骨盤底筋への介入は排尿障害改善のためにとくに有効な手段となります．

 先輩からのアドバイス

尿道留置カテーテルの尿バッグを膀胱より高い位置に置いたり，カテーテルを折れ曲げたりすると，尿の流れを妨げ逆流することにつながり，尿路感染の原因になることがあります．カテーテルを装着している患者の理学療法を行うときは，尿バッグの位置なども考えましょう．

 トピックス

・平成28年度の診療報酬改定で入院患者において「排尿自立指導料」が新設されました．その基準要件の排尿ケアチームに理学療法士が入ることが条件とされています．また令和2年度の診療報酬改定では，「排尿自立指導料」は基本診療料のなかの入院基本料等加算として「排尿自立支援加算」の名称で新設され，これまでの「排尿自立指導料」は「外来排尿自立指導料」に見直されました．理学療法士の排尿自立に対する介入が期待されています．

確認してみよう！

- 疼痛は要因により（ ① ）疼痛，（ ② ）疼痛，（ ③ ）疼痛の3つに分類されています．
- 視床痛は感覚障害が起きているにもかかわらず，麻痺側半身に持続的に強い（ ④ ）を有しており，風が当たることなど通常では疼痛が起きない刺激により疼痛が引き起こされる（ ⑤ ）や痛覚過敏を伴うことがあります．
- 肩手症候群は麻痺側の（ ⑥ ）と（ ⑦ ）に強い疼痛を伴う運動制限と，前腕から手掌にかけて（ ⑧ ）や（ ⑨ ）をきたし，（ ⑩ ）に分類されます．
- 脳血管障害で摂食嚥下障害を起こす病態には（ ⑪ ）と（ ⑫ ）があります．（ ⑪ ）は，両側の皮質延髄路の損傷により起こります．（ ⑫ ）は延髄から出る脳神経の障害により起こり，嚥下反射は消失し，（ ⑬ ）期に障害が出ます．摂食嚥下機能のスクリーニングの一つに30秒間の唾液の嚥下回数を図る（ ⑭ ）があり，（ ⑮ ）回以上を正常と判断します．摂食嚥下機能改善のために舌骨上筋群の強化を図る（ ⑯ ）法があります．
- 排尿に作用する排尿筋と内尿道括約筋は（ ⑰ ）神経支配であり，外尿道括約筋は（ ⑱ ）神経支配になります．脳血管障害による排尿障害には，慢性期に（ ⑲ ）を認めることが多いです．また女性は腹圧性尿失禁を併発することも多く，（ ⑳ ）に対する介入が有効です．

解答

①侵害受容性　②神経障害性　③心因性　④自発痛　⑤アロディニア　⑥肩　⑦手　⑧腫脹
⑨熱感　⑩複合性局所疼痛症候群（CRPS）のⅠ型　⑪偽性球麻痺　⑫球麻痺　⑬咽頭
⑭反復唾液嚥下試験（RSST）　⑮3　⑯シャキア　⑰自律　⑱体性
⑲排尿筋過活動または過活動膀胱　⑳骨盤底筋　※①～③，⑥と⑦，⑧と⑨はそれぞれ順不同

（下瀬良太）

引用・参考文献

1) Geyh S, et al：ICF Core Sets for stroke. J Rehabil Med, 44 Suppl：135-141, 2004.
2) 日本脳卒中学会脳卒中ガイドライン委員会：脳卒中治療ガイドライン2021（改訂2023）．pp273-274，協和企画，2023.
3) 日本脳卒中学会脳卒中ガイドライン委員会：脳卒中治療ガイドライン2021（改訂2023）．pp33-34，協和企画，2015.
4) 大熊るり・他：摂食・嚥下障害スクリーニングのための質問紙の開発．日摂食嚥下・リハ会誌，6：3-8，2002.
5) 日本排尿機能学会（編）：活動膀胱診療ガイドライン，第2版．p105，リッチヒルメディカル，2015.

第12章

パーキンソン病の理学療法

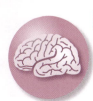

エッセンス

- パーキンソン病とは，中脳黒質のドパミン神経細胞の変性を主体とする進行性の疾患です．運動（動作）緩慢，静止時振戦，筋強剛または固縮，姿勢保持障害を中心とした運動症状を呈します．
- 睡眠障害や精神・認知・行動障害，自律神経障害，嗅覚障害などの非運動症状がみられます．
- 姿勢保持障害は，安定状態バランス，反応的バランス，予測的バランスの障害がみられます．
- 歩行の特徴として，小刻み歩行，すくみ足，加速歩行（突進現象）がみられます．
- 治療は，薬剤による症状の緩和が中心ですが，外科的手術やリハビリテーションも有効な方法です．
- 理学療法では，病気の進行と症状に合わせて治療を選択するため，症状の把握と運動行動の分析が重要です．
- 軽度のパーキンソン病に対する理学療法は，運動機能と活動量の維持と機能低下の予防を目的に行います．
- 中等度のパーキンソン病に対する理学療法は，転倒予防やADLの向上を目標に，バランス能力と歩行能力の改善に着目した介入を行います．
- 重度のパーキンソン病に対する理学療法は，環境設定の工夫や拘縮予防，褥瘡予防などを考慮して行います．嚥下機能や呼吸機能など生命維持に必要な機能にも十分に注意が必要です．

パーキンソン病とは

パーキンソン病（Parkinson's Disease：PD）とは，中脳黒質のドパミン神経細胞の変性を主体とする進行性の疾患です．1817年にジェームス・パーキンソンが書籍『An ESSAY ON THE SHAKING PALSY（震顫麻痺）』にて，初めて不随意の振戦や特徴的な姿勢を呈する病態を示し，後にパーキンソン病と名づけられました．日本では患者数が16万2千人と報告されており[1]，高齢化などにより増加傾向にあります．また，90〜95％が孤発性パーキンソン病，5〜10％は家族性パーキンソン病といわれています．

●パーキンソン病の運動症状

パーキンソン病はパーキンソン症状を主症状としますが，そのほかに病気の経過中にさまざまな症状が出現します（図1）[2]．パーキンソン症状とは，運動（動作）緩慢（もしくは無動）に加え，静止時振戦（tremor）あるいは筋強剛または固縮（歯車様固縮，鉛管様固縮）の一方ないし両方との組み合わせで定義されます[3]．これに姿勢保持障害を加えて4大症状とよぶ場合もあります．また，姿勢異常（前屈姿勢）や歩行障害（すくみ足，小刻み歩行，突進現象）も特徴的な運動症状といわれています．

189

大脳基底核は大脳皮質や脳幹と線維連絡をもち，運動の適切さをコントロールしています．これらの症状は，脳内のドパミンが少なくなり，大脳基底核に機能障害が起こることで生じます．多くの運動症状は大脳基底核と関連領域の機能障害によって説明できます．

● パーキンソン病の非運動症状

運動症状以外にもパーキンソン病にみられる症状（非運動症状）が多くあります．非運動症状には，睡眠障害や精神・認知・行動障害，自律神経障害，感覚障害などがあります[2,3]．嗅覚障害は診断前にみられる前駆症状の一つとして注目されています．注意すべき症状は，うつ・幻覚・妄想などの精神障害や認知障害，起立性低血圧などの自律神経障害です．

進行性の疾患であるため，症状は徐々に進行していきます．どの時期にどのように症状が変化していくかは個別性があり，個々の症状に合わせて治療が行われます．障害の程度を把握するために，Hoehn-Yahrの重症度分類が広く用いられています（表1）[5,6]．初期は一側の運動障害から始まり（Ⅰ度），両側の障害（Ⅲ度），多くの活動に介助が必要な状態（Ⅴ度）まで進行します．パーキンソン病が直接の死因となることはありませんが，病気の進行に伴って肺炎などの合併症のリスクが高まり，生命予後に影響します．

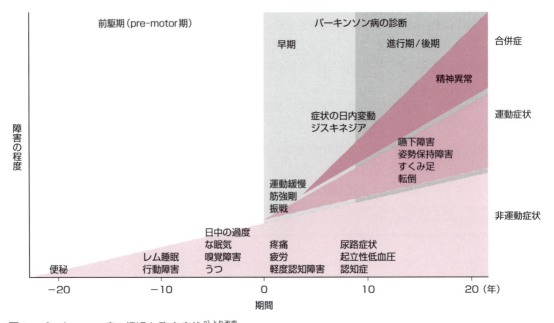

図1 パーキンソン病の経過と臨床症状[2]より改変

表1 Hoehn & Yahrの重症度分類[5,6]

Ⅰ度	一側性障害のみで，通常，機能障害は軽微または無し
Ⅱ度	両側性障害で，四肢・体幹の静止振戦・固縮と姿勢異常・動作緩慢（無動）がみられる
Ⅲ度	歩行障害が明確となり，方向変換や押された時の不安定さなど姿勢反射障害がみられる．身体機能はやや制限されているものの，職業の種類によっては，ある程度の仕事も可能である．身体的には独立した生活を遂行できる．その機能障害はまだ軽度ないし中等度にとどまる
Ⅳ度	無動は高度となり，起立・歩行は出来ても障害が強く，介助を要することが多い．姿勢反射障害は高度となり，容易に転倒する
Ⅴ度	1人では動けないため，寝たきりとなり，移動は車椅子などによる介助のみで可能

● パーキンソン病における姿勢制御の問題

パーキンソン病患者の示す症状の一つに姿勢保持障害があります．従来は，パーキンソン病患者の姿勢保持障害の特徴は，外乱に対して安定した姿勢を保つことができないこととされてきました．そのため姿勢反射障害とよばれることもあります．おもにpull test（図2）が評価方法として使用され，特に後方に外乱を与えると容易に転倒する現象は，後方突進現象（retropulsion）といいます．現在ではパーキンソン病患者の姿勢調整に関する研究が進み，外乱に対する姿勢反応（反応的バランス）が低下する現象に加え，静的な姿勢保持の状態（安定状態バランス），動作に先立って起こる姿勢調整（予測的バランス），歩行などの動的活動における姿勢調整などのバランス障害の特徴がわかってきています（図3）．このような姿勢を調整する能力は本章ではすべて以下のような観点で同義として用います．

1）姿勢制御（バランス）

姿勢制御は，姿勢オリエンテーション（postural orientation）と姿勢安定性（postural stability）から構成されます[7]．

（1）姿勢オリエンテーション

姿勢オリエンテーションとは，課題と環境に対して身体各部が適切に関係を維持する能力です[7]．たとえば，パーキンソン病の特徴的な前屈姿勢（図4）や頭頸部の過伸展は姿勢オリエンテーションが不適切と判断できます[8]．不適切な姿勢オリエンテーションは，歩行や摂食嚥下という課題に対して悪い影響を与えます．このような姿勢異常は日常生活の活動制限に大きく影響を与えます（図5）．また，パーキンソン病患者には，腰曲がり（Camptocormia）（図6-a）やピサ症候群（Pisa Syndrome）（図6-b），首下がり（図6-c）といった特徴的な姿勢オリエンテーションを示すことがあります[8-10]．

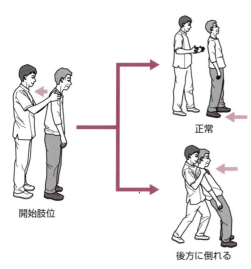

図2 pull test
患者の後方に立ち，両肩を後方に引きます
正常：倒れずに立ち直ることができるか，1〜2歩のステップで保持できる．
パーキンソン病患者：後方に倒れてしまうか，足が後方に小刻みにステップしながら最終的に倒れる反応（後方突進現象）を示す．

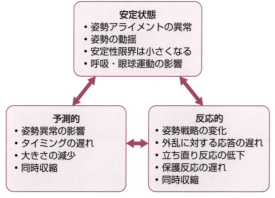

図3 パーキンソン病患者における安定状態バランス，予測的バランス，反応的バランスの特徴

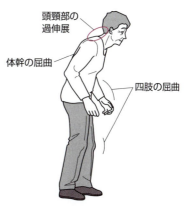

図4 パーキンソン病患者の特徴的な姿勢

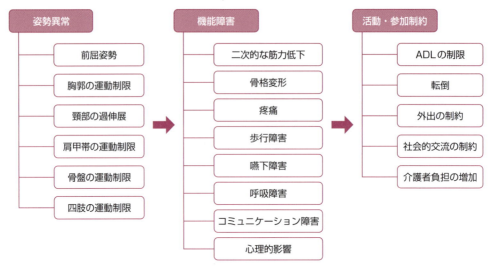

図5 姿勢異常による機能障害と活動・参加への影響

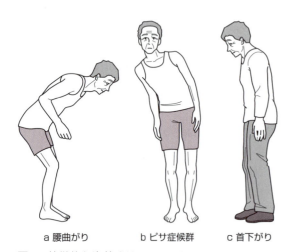

a 腰曲がり　　b ピサ症候群　　c 首下がり

図6 特徴的な姿勢オリエンテーション
a：腰曲がりは著しい胸腰椎の屈曲を示す異常姿勢ですが，背臥位になると伸ばすことができる特徴があります．
b：ピサ症候群は，体幹の屈曲と片側への側屈を伴い，結果的に体幹に捻れが生じます．

(2) 姿勢安定性

姿勢安定性とは，質量中心（Center of Mass：COM）の鉛直投影点が支持基底面（Base of Support：BOS）内に止まることができる能力です[7]．COMが動いた時にBOSを変化しなくても止まることができる範囲を安定性限界（stability limit）とよびます．このような安定性限界の狭小化は，パーキンソン病患者の静的姿勢保持の状態における特徴の一つです[9,11,12]．

2) 姿勢応答（反応的バランス）

外乱によってCOMの移動が安定性限界に近づいたとき，もしくは超えたときにその不安定な状態から安定した状況に戻す戦略は，足関節戦略，股関節戦略，ステップ戦略，リーチと把握に分けられます[7]．これらは，床面が移動する外乱に対して，通常は足関節の制御に続いて，膝関節，股関節が応答し，姿勢を元に戻すことができます．しかし，パーキンソン病患者では，各関節の周囲筋が同時収縮を起こすため，硬くなってしまいます．そのため適切な姿勢戦略が選択されず[12,13]，転倒につながります．

3) 予測的姿勢調整（予測的バランス）

われわれが随意的に活動するときには，予測される外乱が最小限となるように，運動に先立って姿勢調整が行われます．これは予測的姿勢調整（Anticipatory Postural Adjustments：APAs）とよばれ，パーキンソン病患者では，上肢の運動や歩行開始時の一歩目の動作などでその活動の変化が報告されています[14]．パーキンソン病患者では，前方に一歩踏み出す課題において，踏み出す前に起こる足圧中心の移動距離が対照群に比べて少ないことや遅いことが報告されています[14]．

このような姿勢制御の問題の注目すべき要因の一つとして，感覚の影響があります[12,13,15]．パーキンソン病患者では神経症状由来の感覚障害は起

遅さ	・運動減少症：運動の振幅が減少 ・動作緩慢：運動が遅くなる ・固縮/高緊張
可変性 非対称性	・空間的 ・時間的
姿勢不安定性	・動揺の増加 ・姿勢反応の低下 ・予測的姿勢調整の低下 ・姿勢と歩行の連結が変化

図7 パーキンソン病患者の歩行の問題[18]より改変

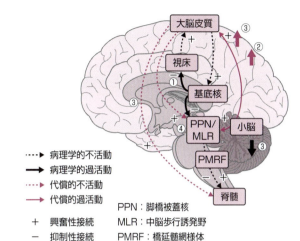

図8 パーキンソン病患者の歩行における中枢神経制御[18]より改変

①歩行の遅さ：大脳基底核からの抑制性出力の増加は大脳皮質の駆動を減らします
②小脳の活動増加：大脳基底核の抑制の過活動を部分的に代償する可能性があります
③歩行可変性と非対称性：歩行の自動的制御が減り、随意的制御が増えると可変性に影響します
④姿勢不安定性：脳幹の機能低下は、姿勢不安定性と運動緩慢/固縮に影響します

こりませんが、運動感覚の低下[15]や垂直軸の認識の低下[16]、空間認識の低下[17]など感覚−運動過程における知覚・認知の問題が多く報告されています。**感覚情報の変化に適切に応答することができない**[13]ため、適切な姿勢反応が起こらない、姿勢運動の認識を誤り適切な予測的姿勢プログラムが出力されません。

●パーキンソン病における歩行の問題

パーキンソン病患者は、歩幅が小さくなる**小刻み歩行**や、歩行開始時や歩行中に足がすくんで踏み出せなくなる**すくみ足**が特徴です。また、歩き出すと徐々に速くなり、そのまま止まることができなくなる**突進現象**も認められる場合があります。これらの歩行障害の原因は遅さ、左右非対称性、姿勢不安定性に分けられます（**図7**）[18]。これらは大脳基底核の機能障害と関連領域の影響によって生じます（**図8**）[18]。大脳基底核は運動の開始や終了に関与するため、歩行開始時や止まる際に適切に姿勢・運動制御システムが働かないことが原因の一つとして挙げられます。

パーキンソン病の治療

●薬剤治療

パーキンソン病のおもな治療方法は薬剤による症状の調整です。薬剤治療の中心になるのはドパミンを補充するための薬剤です。**ドパミン前駆物質（レボドパ）**を服薬すると脳内でドパミンに変わり、ドパミン量が増えることで症状を改善します。ドパミン受容体作動薬（ドパミンアゴニスト）は、ドパミン受容体に結合し、ドパミンと同じような効果を得られます。副作用としては、**wearing-off現象**（ウェアリングオフ）（薬の効果時間が短くなり、次の薬を飲む前に効果が切れる状態）や**ジスキネジア**があります。そのほかにもMAO-B（B型モノアミン酸酵素）阻害薬、COMT（カテコール−O−メチル基転移酵素）阻害薬、ノルアドレナリン補充薬（ドロキシドパ）、アマンタジン、抗コリン薬、ゾニサミドなどが使用されます。各薬剤はそれぞれ作用が異なるため、患者の症状や薬の反応性に合わせて使用します。

●外科的手術

パーキンソン病治療の基本は薬物療法ですが、薬剤のみで症状のコントロールが難しくなった場合に外科的手術が適応になる場合があります。**脳深部刺激療法（Deep Brain Stimulation：DBS）**といわれ、脳内の特定の部位を電気刺激することによりパーキンソン症状を改善します。脳内の視床下核または淡蒼球に刺激電極を置き、前胸部に刺激発生装置を埋め込み、それらをつないで脳を

刺激します．常に刺激が行われるため症状の
on-off現象（薬が効いている状態と効いていない状態）がなくなり，効果が継続します．また，この刺激により症状が改善するため服薬を減らすことが可能です[19]．

● リハビリテーション

これらの治療に合わせてリハビリテーションも効果的な治療方法として挙げられています．『パーキンソン病診療ガイドライン2018』[3]でも運動療法が有効とされており，多くの種類の運動療法が挙げられています．特定の方法があるというよりもさまざまな治療法を組み合わせて，患者に合った治療を提供することが必要とされています．

理学療法評価

パーキンソン病患者の評価は，一般的な調査（問診やADL，関節可動域，筋力など）に加えて，パーキンソン病特有の症状を評価します．以下に評価項目や評価バッテリーを挙げていますが，行動や活動分析から必要な項目を選択して実施します．

1) カルテ情報の確認

カルテから医師の診察記録や看護記録，各種検査結果から以下の内容を確認します．

（1）診断名

パーキンソン病の診断基準に従って診断されているのか，診断目的（疑いの状態）での入院なのかなどを確認します．

（2）現病歴

いつからどのような症状が出現し，その後どのような経過をたどっているのか，手術の有無，現在の病態（Hoehn-Yahr分類など），などを確認します．

（3）服薬状況

病歴と合わせてレボドパが開始されたのはいつか，そのほかの抗パーキンソン病薬はどのように併用されてきたのかを確認します．さらに現在の服薬状況では，レボドパの量，そのほかにも抗パーキンソン病薬の種類，服薬時間，オン−オフ現象があるかどうか，副作用の有無などを確認します．

（4）検査結果

血液検査やMRI，CTでそのほかの疾患を疑うような異常がないか（パーキンソン病ではMRIやCTで明らかな異常は認められない），MIBG心筋シンチグラフィやDATシンチグラフィでパーキンソン病特有の結果が得られているかなどを確認します．

2) 問診

カルテ情報と照らし合わせながら現病歴，服薬状況を確認します．病歴の調査では，日常生活で困っていることをなるべく詳細に聞き取ります．たとえば，転倒歴を確認する場合には，転倒した回数，場面，方向などを聴取します．服薬状況に合わせてオン−オフ現象の有無と現在がどちらの状態かを確認します．

3) バイタルサインの確認

カルテ情報から日常の血圧，脈拍，体温，呼吸機能を確認します．リハビリテーション開始時に測定し，日常の値と変わりがないか確認します．また，運動負荷に対する変化も注意します．

4) 運動行動の確認

問診結果に合わせて，実際の動作を確認します．初回評価では患者の主訴に沿って動きをみます．ここでは，おもに運動症状を確認します．動

Topics トピックス

・進行期にウェアリングオフを改善させ，ジスキネジアの発現を抑えるために，DBS以外に「レボドパ・カルビドパ配合経腸用液（levodopa-carbidopa intestinal gel：LCIG）療法」という治療法が行われています．胃ろうを造設し，腸に直接レボドパ・カルビドパ製剤を注入します．ポンプを用いて一定速度で薬を投与することで，血中濃度を一定に保つことができ，薬剤効果が持続して得られます．

表2 MDSによるThe Unified Parkinson's Disease Rating Scale (MDS–UPDRS)[20]

パートⅠ：日常生活における非運動症状	パートⅡ：日常生活における運動症状	パートⅢ：運動能力検査	パートⅣ：運動に関する合併症
1.1 認知機能障害 1.2 幻覚と精神症状 1.3 うつ気分 1.4 不安感 1.5 無関心（アパシー） 1.6 ドパミン調節異常症候群 1.7 睡眠障害 1.8 日中の眠気 1.9 痛みおよびその他の感覚障害 1.10 排尿障害 1.11 便秘 1.12 起立時の立ちくらみ 1.13 疲労	2.1 会話 2.2 唾液とよだれ 2.3 咀嚼と嚥下 2.4 摂食動作 2.5 着替え 2.6 身の回りの清潔 2.7 書字 2.8 趣味・娯楽・その他の活動 2.9 寝返り 2.10 振戦 2.11 ベッドや深い椅子，車の座席からの立ち上がり 2.12 歩行とバランス 2.13 すくみ	3.1 言語 3.2 顔の表情 3.3 固縮 3.4 指タッピング 3.5 手の運動 3.6 手の回内回外 3.7 つま先のタッピング 3.8 下肢の俊敏性 3.9 椅子からの立ち上がり 3.10 歩行 3.11 歩行のすくみ 3.12 姿勢の安定性 3.13 姿勢 3.14 運動の自発性 3.15 手の姿勢時振戦 3.16 手の運動時振戦 3.17 静止時振戦 3.18 静止時振戦の持続性	4.1 ジスキネジア出現時間 4.2 ジスキネジアの機能への影響 4.3 オフ状態で過ごす時間 4.4 症状変動の機能への影響 4.5 運動症状変動の複雑さ 4.6 痛みを伴うオフ状態のジストニア

作のスピード，スムースに動き出すことができるか，どの程度歩くことができるのかなど，動作を困難にしている概要を捉えます．

5) パーキンソン症状の評価

パーキンソン病の臨床症状を評価するために作成された検査にパーキンソン統一スケール (The Unified Parkinson's Disease Rating Scale：UPDRS) があります．初期のUPDRSから修正されたMDS–UPDRS (表2)[20]がおもに使われます．パートⅠは日常生活における非運動症状，パートⅡは日常生活で経験する運動症状の側面，パートⅢは運動症状の調査，パートⅣは運動合併症から構成されています．

6) バランス評価

パーキンソン病患者のバランス障害はいくつかの要因によって起こります．最も特徴的なバランス障害は後方の外乱に対するバランス反応の低下であり，評価にはpull test (図2) が使われます．バランス評価スケールは，Berg Balance Scale (BBS)[21]またはFunctional Balance Scale (FBS)，Balance Evaluation-Systems Test (BESTest)[22]が信頼性の高いスケールです．BESTestは，一部を抜粋したmini-BESTest (表3)[23]やbrief-BESTestなども臨床的に広く使われています．

(1) Berg Balance Scale (BBS)

BBSでは支持基底面が変わらない条件で質量中心を保つ能力や変化する能力が多く含まれてい

先輩からのアドバイス

パーキンソニズムを呈する類似疾患との違いを理解しましょう．患者の治療をする際に，専門医によってパーキンソン病の確定診断がなされているのか，ほかの疾患も疑われているのかを確認しましょう．専門医の診断を受けていない場合や検査結果が十分に確認できない状況では，患者の臨床像から類似疾患である可能性も含めて対応しましょう．

表3 mini-BESTestの項目[23]

予測的	反応的	感覚動的	歩行
立ち上がり	前方ステップ	開眼立位	速度変化
つま先立ち	後方ステップ	閉眼立位（フォーム上）	頭部の回旋
片足立ち（左/右）	側方ステップ（左/右）	閉眼立位（斜面台上）	ピボットターン
			障害物またぎ
			Time Up and Go（二重課題）

各項目で0-2で評価．合計28点となる．左右項目は点数の低い側．Time Up and Go Testは二重課題有無の時間比で点数化．

ます．Functional Reach Testもこのなかに含まれており，パーキンソン病患者の特徴の一つである安定性限界の範囲を評価できます．動的バランスの項目が少ないため，歩行困難な患者の評価にも感度が高いことが特徴です．しかし，外乱に対するバランス能力を評価する項目が含まれていないことや天井効果があることなどを考慮する必要があります．

(2) Balance Evaluation-Systems Test (BESTest)

BESTestは，生体力学的制約，安定性限界/垂直性，予測的姿勢調整/姿勢変化，姿勢反応，感覚オリエンテーション，歩行時の安定性の6つに分けられています．mini-BESTestは，BESTestから予測的姿勢調整，姿勢反応，感覚オリエンテーション，動的歩行を抜粋しています（**表3**）[23]．Mini-BESTestはより短い時間で評価できます．バランス能力の高い患者の評価ではBBSに比べて感度が高いといわれています[24]．

そのほかに量的なバランスの評価方法として，床反力計や重心動揺計などの機器を使った評価方法があります．

7) 歩行の評価

パーキンソン病の歩行障害の特徴は，小刻み歩行とすくみ足です．そのほかにも突進現象や上肢の振りが少なくなるなどが挙げられます．評価は，どのような場面でどのような症状が出るのかを確認します．歩行開始時，方向転換時，目標に達するとき，狭いところなど，歩行のタイミングや環境を変えて評価します．症状に合わせて10m歩行テスト，Time Up and Go (TUG) テスト，6分間歩行テストなどを使って評価をします．また，すくみ足に関しては**The Freezing of Gait Questionnaire (FOGQ)**[25]を使用して評価します．

8) 関節可動域測定

Hoehn-Yahr I～IIの軽度の症例では明らかな関節可動域制限はみられないことが多いです．症状が進行し，Hoehn-Yahr IV～Vになると全身におよぶ関節可動域制限を認めます．

 先輩からのアドバイス

自律神経症状を有するパーキンソン病患者では著しい起立性低血圧を認めることがあります．一般的には，収縮期血圧20mmHg，拡張期血圧10mmHg以上の血圧低下が起立性低血圧と定義されていますが，ベッドから足を下ろしただけで，それ以上の血圧低下が起こる場合があります．また，立ち上がった瞬間に急激に血圧低下し意識が遠のくこともあります．血圧が下がっても自覚症状が全くない患者もいます．医師や看護師に立ち会ってもらうなど，安全と対策が整ったうえで検査をしましょう．

9）筋力測定

神経症状の一つとして筋力低下がみられることはありませんが，症状の進行に伴い筋の柔軟性や伸張性が低下してきます．また，無動や運動緩慢になり，活動量が減ることによって二次的な筋力低下を引き起こします．MMTによる筋力測定に加え，動作のなかで筋力を十分に発揮できるかも重要な評価項目となります．

10）上肢機能評価

パーキンソン病の上肢機能の問題は，運動速度の低下や運動範囲の減少，巧緻動作の障害などがあります．前述の関節可動域や筋力に合わせて，リーチ動作や巧緻動作を評価します．Simple Test for Evaluating Hand Function（STEF）やBox and Block Testなどの評価バッテリーを使用することもよいでしょう．巧緻性の低下としては，小字症（文字がだんだん小さくなる症状）や書字自体が困難となることなども特徴です．実際に巧緻動作を行ってもらい，何が困難なのかを評価します．

11）発話能力評価

パーキンソン病患者の発話の問題は，おもに構音障害ですが，発声量の減少，発話のすくみや発話の抑揚がなくなることもあります．

12）嚥下機能評価

症状が進行してくると嚥下障害がみられることがあります．誤嚥性肺炎は生命にかかわる重篤な合併症です．Hoehn-Yahr Ⅲ～Ⅴの患者では嚥下機能の評価を行います．問診により日常生活でむせることがあるのかどうかを確認します．それに加えて，顔面筋の動きや口腔器官の運動機能を評価します．舌の動きは発話能力にも影響を与えるので発語の評価と一緒に行います．そのほかには，唾液の処理が行えるのか，嚥下時に喉頭挙上が十分に起こるのか，痰の喀出が自力で行えるのかなどを評価します．嚥下能力のスクリーニングには改訂水飲みテストが一般的に行われます．また，経口摂取を行っている場合は，食事場面を観察し，姿勢や食物形態，口腔内の食物処理，嚥下処理の状況を確認します．誤嚥のリスクが大きい場合には，嚥下造影（VF）検査や嚥下内視鏡（VE）検査による嚥下機能評価を実施する必要があるか医師と相談します．

13）認知機能評価

パーキンソン病では認知機能の低下を伴うことがあります．スクリーニング検査では，Mini-Mental State Examination：MMSE）や改訂長谷川式簡易知能評価スケール（HDS-R）が一般的に使用されます．また，パーキンソン病の認知機能障害は多岐にわたることが知られており，記憶や遂行機能，視空間認知，注意能力などの障害がみられます．前頭葉機能の低下が目立つ場合には，前頭葉機能検査（Frontal Assessment Battery：FAB）やTrail Making Test（TMT）などの検査を使用し評価します．

認知機能の評価バッテリーと合わせて，生活の中でどのように認知機能障害が影響を与えているかを検討することが重要です．

14）日常生活動作（Activities of Daily Living： ADL）評価

ADLの評価は，他疾患と同様にBarthel Indexや機能的自立度評価表（Functional Independence Measure：FIM）を使用します．重要なことは動作を観察し分析することです．できる，できないだけではなく，その動作がどのように困難なのかを評価します．パーキンソン病患者の中には，動作緩慢により時間がかかりますが自力で活動を行える方も多くいます．

また，症例によっては，日常生活関連動作（Instrumental Activities of Daily Living：IADL）を評価します．パーキンソン病の服薬管理は非常に重要な項目です．抗パーキンソン病薬は量と時間が細かく設定されていることがあるため，自己管理が適切にできているかどうかを確認します．そのほか，買い物や家事などに制限がみられることがあります．

理学療法介入

評価によって得られた患者像から問題点を抽出し，介入方法を決定します．前述のように，『パーキンソン診療ガイドライン2018』ではいくつかのエビデンスのある治療法から各患者に合った方

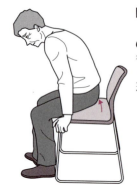

図9 パーキンソン病患者の立ち上がり動作の特徴
COMが前上方にスムースに移行できず、支持基底面の変化（殿部から足部）と身体各部の運動が適切に連動できません。そのためCOMが後方のままとなり、立ち上がることができません。何度か繰り返すことによって立ち上がれることもあります。

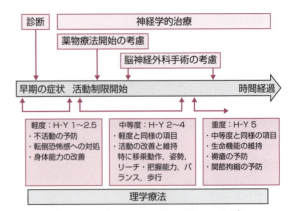

図10 各ステージにおける理学療法の目的[26]

法を選択することが推奨されています。パーキンソン病は進行性の病気であり、症状の進行に合わせて適切な理学療法を提供します。Keusらは軽度、中等度、重度に分類して各ステージにおける理学療法の目的を示しました（**図10**）[26]。ここでは、この分類に沿って重症度に合わせた基本的介入方法を説明しますが、理学療法の対象となりやすい中等度の障害に対する治療を中心に具体的方法を提示します。

● Hoehn-YahrⅠ～Ⅱ

一側の運動症状と一部体軸の機能低下が現れる段階です。明らかなバランス障害はみられないため、転倒歴もないことが多いです。薬剤調整によりほとんど運動症状がみられず、MDS-UPDRS3のスコアも一桁です。

この時期に重要なことは、活動量の維持と機能低下の予防です。日常生活では外出も可能であるため、社会参加や自主トレーニング、ジムなどでの定期的な運動も促します。理学療法の治療場面では、体幹の可動性の維持・改善と四肢の全可動域の運動コントロールを練習します。より狭い支持基底面でのバランス練習や動的バランスの練習、屈伸・内外転・回旋のすべてを組み合わせた複合運動、運動スピードを上げた動作、二重課題での動作などを練習します。

自主トレーニングは、動作の反復も重要ですが、運動の企画や感覚・認知活動も考慮して指導します。

● Hoehn-YahrⅡ～Ⅳ

中等度の障害で、両側の運動機能が低下し、バランス障害が現れる段階です。薬剤調整により症状が変化しますが、一定期間入院をして集中したリハビリテーションを受けることも推奨されます。バランス能力と歩行能力の改善に焦点を当てた理学療法が中心となってきます。

1) バランス能力の改善

軽度から中等度の可動域制限が認められます。特に伸展や回旋の運動が制限されます。固縮や運動緩慢による筋の柔軟性低下や運動範囲の減少によるものが多いため、筋活動を伴いながら運動範囲の拡大を促すことが効果的です（**図11～15**）。この時期になると転倒歴があることが多く、転倒

 先輩からのアドバイス

立ち上がり動作の評価は、UPDRS-3、BBS、BESTestに含まれています。立ち上がり動作では、支持基底面の変化に対して質量中心の前後、上下方向の移動をスムースに行えるかが重要です。軽度であっても、立ち上がり動作を詳細に分析することによって治療介入の大きなヒントになります（**図9**）。

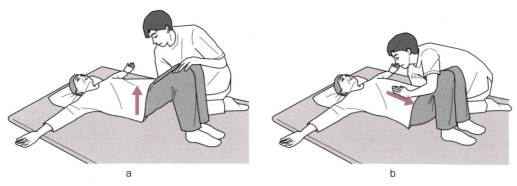

図11 背臥位での治療
a：下肢の支持と大殿筋，体幹伸展筋の筋活動により骨盤を抗重力に持ち上げます．その活動により，股関節や体幹前面筋を伸長します．
b：胸椎の上部から分節的に従重力に下ろしていきます．このとき，体幹は長軸方向（矢印）に伸ばし，さらに筋の伸長を促します．

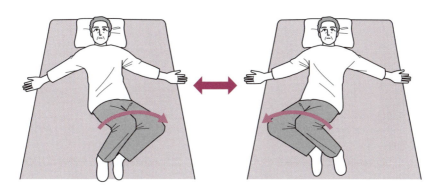

図12 背臥位での治療
上部体幹の伸展が得られた背臥位で，両側の膝立て位から膝を横に倒します．上肢から下肢にかけて筋が伸長され，体幹の回旋が起こります．両下肢を同時に倒すと腰部の動きが強調されますが，一側ずつ倒すことで股関節の回旋を促すことができます．

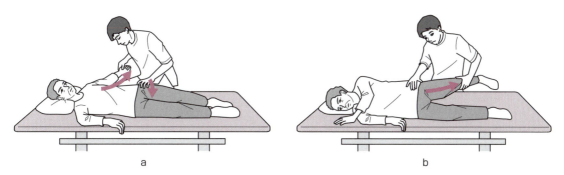

図13 側臥位での治療
a：下肢を屈曲し，安定した骨盤に対して，体幹の回旋と伸展を促します．正中に対して，後方と前方に回旋し，脊椎と胸郭の可動性の改善を促します．
b：安定した胸郭に対して股関節を伸展し，股関節屈筋の高緊張を軽減します．

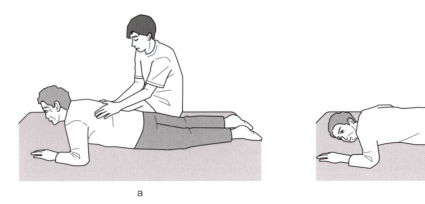

図14 腹臥位での治療
a：上肢と肩甲帯の支持に対して胸椎の伸展を促します．肩甲骨の内転運動を促すことで胸椎が伸展しやすくなります．
b：上部体幹が伸展し安定した姿勢から，下肢の伸展活動を促します．後方バランスや歩行の立脚後期のために必要な姿勢アライメントと筋活動を得ることができます．

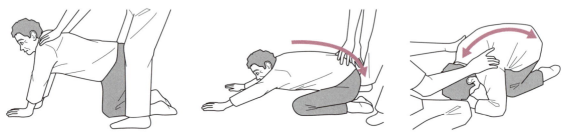

図15 四つ這いの治療
体幹の分節運動とそれに伴う四肢の支持を促します．上肢と肩甲帯・頭頸部の安定に対して脊柱の分節的な屈曲と腰背部の伸長性を改善します．

に伴い恐怖心を感じてしまうことで積極的な活動が減り，運動量が減っていきます．そのため二次的な筋力低下もみられることがあります．特に抗重力筋の弱化はバランス能力に影響し悪循環になります．筋力トレーニングは歩行能力やバランス能力を改善させる[27]ため，**運動量を増やし積極的に筋活動を得る**ように進めていきます．

寝返り，起き上がり，立ち上がりなどの動作練習も行います．特に回旋運動を伴う寝返りや立ち上がりは重要な練習です（図16，17）．治療の目的は，日常生活でその動作がうまく行えるようになることの場合もありますが，多くは運動の要素の獲得です．体幹の動きに伴う四肢の運動連鎖は，リーチや歩行動作にとって重要な運動の要素となります．

バランスは前述のように安定状態，反応的，予測的に分けられますが，それぞれを個別に練習することは難しく，活動や刺激によって3つの反応が適切に得られるように練習を組み立てます．バランスは随意的に制御できるものではないため，体性感覚や固有感覚情報に応答して姿勢反応が得られるように促します（図18）．

2）歩行能力の改善

歩行練習は積極的に導入しますが，転倒に注意が必要です．理学療法士の介助による歩行練習やトレッドミルを使用した歩行練習などを行います．

（1）トレッドミル歩行

トレッドミル歩行は，屈曲活動を軽減し，自動的なステップを練習することができます．パーキンソン病患者では歩行スピードやストライド長，歩行距離が向上することが報告されています[28]．トレッドミル歩行は，体幹伸展を保持できること，足部の感覚情報の変化に対応できること，股関節屈筋がゆるんで伸展できること，上肢が自由

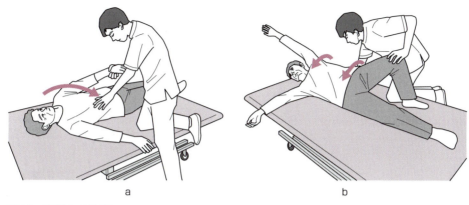

図16 寝返りの治療
寝返りの練習として行うこともありますが,寝返りに必要な運動の要素はバランスや歩行にとても重要です.軸回旋が適切な運動連鎖で行えるように動きを促します.上肢(a)と下肢(b)のどちらの方法でも行うことができます.

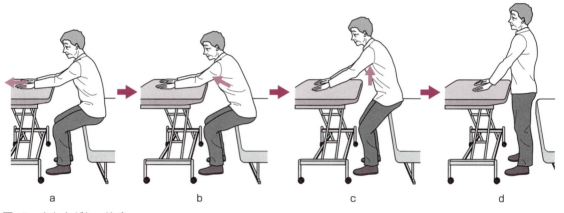

図17 立ち上がりの治療
a,b:立ち上がりは運動の切り替えのタイミングが重要です.上肢のリーチ運動と立ち上がりを組み合わせることで空間内の運動範囲を増やし,COMの移動を助けます.
c,d:さらに手の支持と離殿のタイミングを合わせることによって,立ち上がりがスムースに行うことができます.タイミングの学習には繰り返しも必要です.

になっていることの4要素が整っていると効果的に歩行能力の改善につながります.理学療法士の介助による歩行練習では,バランスを助けたり,リズムを一定に保ったり,スピードを上げたりしながら感覚情報の変化への対応を経験していきます.体幹を中心とした回旋運動が保障され,上肢の自由性が得られている身体状況で歩行スピードを上げることによって上肢が振れるようになっていきます.方向転換では視線と頭部の動きが先行し,頭部の動きに伴って身体各部が立ち直り,回旋するとスムースに曲がることができます.

(2) すくみ足の改善

すくみ足は,運動症状の左右非対称,不安,環境の変化などが要因とされ,さまざまな障害が蓄積されて起こります[29].運動行動に伴って脳内に入力される運動感覚や視覚情報の処理が適切に行われずに,準備した運動プログラムと実際の運動行動が一致しないことが原因と考えられています[30].治療はその原因を明確にして対応する必要がありますが,線や物を跨ぐといった視覚的キューや音の合図に合わせて動かす聴覚的キュー,物や介助者に触れる体性感覚的キューといった外的キューを使用することによって症状を改善するこ

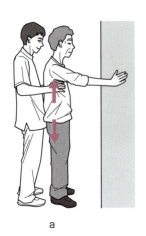 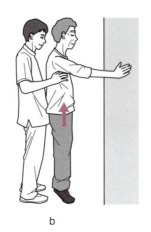 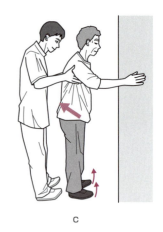

図18 立位での伸展姿勢と足関節戦略の治療
a：壁に手をついて，体幹の伸展を促します．それに伴って，下部体幹が安定し，下肢まで伸展活動が波及していく反応を得ます．
b：重力ライン上に伸び上がる反応によってCOMを垂直方向に上げる活動を促します．
c：伸展活動を維持したまま踵を下ろし，さらにCOMが後上方に移動するように誘導することで足関節背屈反応が起こります．

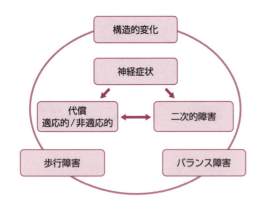

図19 パーキンソン病患者のバランス障害と歩行障害の要因と関連性

とができます[31]．運動症状を軽減することやバランス能力を改善することに加え，患者自身がどのような方法で対処できるのかを理解し，実践することが必要です．

バランス障害と歩行障害は，大脳基底核を中心とした脳内の機能低下による神経症状に加えて，長期にわたる代償運動やそれによる二次的障害も加わり，複雑な理由により起こっています（図19）．それぞれの課題特異性の問題もありますが，多くの共通した要因があります．可動域やアライメント，姿勢筋緊張，筋力などの要素を改善し，感覚運動経験に基づくバランスの向上が必要です．練習したバランスの要素はすぐに歩行練習に組み入れ，非適応な代償運動を軽減し，より自動的で効率的な歩行を促進します．身体的，神経機能的に代償を少なくし，より機能的な活動を増やすことが重要です．それに加えて，適切な代用（外的キューや杖・歩行器などの補助具）を使用し活動・参加の向上を促します．

●Hoehn-Yahr Ⅳ～Ⅴ

歩行が困難になり，多くの時間をベッド上や車椅子で過ごすことになってきます．そのため，運動機能の改善に加えて環境設定や拘縮予防，褥瘡予防などに焦点が当てられていきます．介助者の負担を軽減し，生命維持にかかわる機能のために理学療法を行うこともあります．コミュニケーションをとることができるか，経口摂取が可能か，呼吸機能は維持できているかなどに治療目標がシフトされていきます．治療内容は，全身の可動域を改善し，随意的な運動も促します．実用的な歩行が困難であっても，運動療法のなかで積極的に立位姿勢をとり，介助や補助機器を使用して歩行練習を取り入れます．

生命にかかわる重篤な合併症である誤嚥性肺炎の予防が重要です．誤嚥の可能性が高くなる姿勢

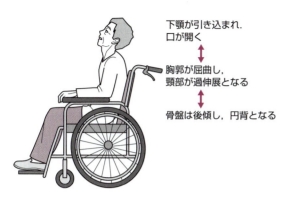

図20 パーキンソン病患者の誤嚥しやすい座位姿勢

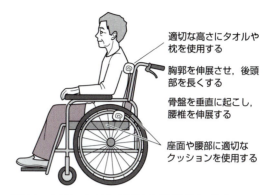

図21 食事のために必要な運動機能とポジショニング

は，体幹が屈曲し，頭頸部が過伸展した姿勢です（**図20**）．頸部のストレッチだけでは頭頸部の位置を修正することは困難です．下肢の伸展支持，骨盤の運動性，脊椎の可動性，胸郭と肩甲帯の運動性と可動性といった姿勢アライメントが改善した状況で頭頸部の運動を促します．ポジショニングや食形態も考慮して安全に経口摂取を進めます（**図21**）．

トピックス

- Lee Silverman Voice Treatment (LSVT) は有効な介入方法として注目されています[32]．講習会を受講し，認定を受けた者だけが使用できる方法ですが，大きな運動によって感覚の自己較正を行い，運動の適切な大きさを認識することが動作の改善に重要という治療概念は，通常の介入の中にも応用することができます．

確認してみよう！

- パーキンソン病の3大運動症状は（　①　），（　②　），（　③　）です．これに進行期になって出現する（　④　）を加えて4大症状ともいわれています．
- 重症度分類には，（　⑤　）が一般的に多く使用されます．
- 歩行障害の特徴は，歩幅が小さくなる（　⑥　），歩行中や歩行開始時にステップが出なくなる（　⑦　），歩行中に突進し止まれなくなる（　⑧　）などがあります．
- 治療は薬物療法が中心で，ドパミン前駆物質（　⑨　）の補充がおもに使用されます．薬剤以外にも（　⑩　）や（　⑪　）が有効な治療とされています．
- 軽度のパーキンソン病に対する理学療法は，活動量の維持や（　⑫　）の予防を目的として，全身運動や自主トレーニングなど日常的に積極的な運動が推奨されます．
- 中等度のパーキンソン病に対する理学療法は，運動機能改善や（　⑬　）の予防を目的としてバランス練習や歩行練習に焦点が当てられます．
- 重度のパーキンソン病に対する理学療法は，生命維持に影響を与える合併症である（　⑭　）を予防するため，運動機能や呼吸機能，嚥下機能の維持・改善も重要な目標となります．

解答

①運動緩慢（無動）　②静止時振戦　③筋強剛または固縮　④姿勢保持障害
⑤Hoehn-Yahrの重症度分類　⑥小刻み歩行　⑦すくみ足　⑧加速歩行（突進現象）
⑨レボドパ　⑩（外科的）手術　⑪リハビリテーション　⑫機能低下　⑬転倒
⑭誤嚥性肺炎　＊①〜③，⑩と⑪はそれぞれ順不同

（大槻　暁）

文献

1) 厚生労働省ホームページ：政府統計資料　患者調査（2017）．（2023年11月5日参照）
2) Kalia LV, Lang AE：Parkinson's disease. Lancet, 386（9996）：896-912, 2015.
3) 日本神経学会：パーキンソン病診療ガイドライン2018. 医学書院, 2018.
4) Postuma RB, et al：MDS clinical diagnostic criteria for Parkinson's disease. Mov Disord, 30（12）：1591-1599, 2015.
5) Hoehn MM, Yahr MD：Parkinsonism：on set, progression and mortality. Neurology, 17（5）：427-442, 1967.
6) Goetz CG, et al：Movement disorder society task force report on the Hoehn and Yahr staging scale：status and recommendations. Mov Disord, 19（9）：1020-1028, 2004.
7) Shumway-Cook A, Woollacott MH：Motor Control, fifth edition. pp153-182, Wolters Kluwer, 2017.
8) Vaugoyeau M, Hakam H, Azulay JP：Proprioceptive impairment and postural orientation control in

Parkinson's disease. Hum Mov Sci, 30 (2) : 405-414, 2011.

9) Mancini M, Nutt JG, Horak FB : Balance Dysfunction in Parkinson's Disease. pp37-61, Academic press, 2020.

10) Doherty KM, et al : Postural deformities in Parkinson's disease. Lancet Neurol, 10 (6) : 538-549, 2011.

11) Mancini M, et al : Effects of Parkinson's disease and levodopa on functional limits of stability. Clin Biomech (Bristol, Avon) , 23 (4) : 450-458, 2008.

12) Schoneburg B, et al : Framework for understanding balance dysfunction in Parkinson's disease. Mov Disord, 28 (11) : 1474-1482, 2013.

13) Horak FB, Nutt JG, Nashner LM : Postural inflexibility in parkinsonian subjects. J Neurol Sci, 111 (1) : 46-58, 1992.

14) Mancini M, Zampieri C, et al. : Anticipatory postural adjustments prior to step initiation are hypometric in untreated Parkinson's disease : An accelerometer-based approach. Eur J Neurol, 16 (9) : 1028-1034, 2009.

15) Konczak J, et al : Proprioception and motor control in Parkinson's disease. J Mot Behav, 41 (6) : 543-552, 2009.

16) Pereira CB, et al : Correlation of impaired subjective visual vertical and postural instability in Parkinson's disease. J Neurol Sci, 346 (1-2) : 60-65, 2014.

17) Otsuki S, Nagaoka M : The Cognition of Maximal Reach Distance in Parkinson's Disease. Parkinsons Dis, 2016 : 2016.

18) Peterson DS, Horak FB : Neural Control of Walking in People with Parkinsonism. Physiology. 31 (2) : 95-107, 2016.

19) Bratsos S, Karponis D, Saleh SN. Efficacy and Safety of Deep Brain Stimulation in the Treatment of Parkinson's Disease : A Systematic Review and Meta-analysis of Randomized Controlled Trials. Cureus, 10 (10) : e3474, 2018.

20) Goetz CG, et al : Movement Disorder Society-sponsored revision of the Unified Parkinson's Disease Rating Scale (MDS-UPDRS) : scale presentation and clinimetric testing results. Mov Disord, 23 (15) : 2129-2170, 2008.

21) Berg KM, et al : Measuring balance in the elderly : Preliminary development of an instrument. Physiotherapy Canada, 41 (6) : 304-311, 1989.

22) Horak FB, Wrisley DM, Frank J : The Balance Evaluation Systems Test (BESTest) to differentiate balance deficits. Phys Ther, 89 (5) : 484-498, 2009.

23) Franchignoni F, et al : Using psychometric techniques to improve the Balance Evaluation Systems Test : the mini-BESTest. J Rehabil Med. 42 (4) : 323-331, 2010.

24) Godi M, et al : Comparison of reliability, validity, and responsiveness of the mini-BESTest and Berg Balance Scale in patients with balance disorders. Phys Ther, 93 (2) : 158-167, 2013.

25) Giladi N, Shabtai H, et al : Construction of freezing of gait questionnaire for patients with Parkinsonism. Parkinsonism Relat Disord, 6 (3) : 165-170, 2000.

26) Keus SH, et al : Physical therapy in Parkinson's disease : Evolution and future challenges. Mov Disord, 24 (1) : 1-14, 2009.

27) Lima LO, Scianni A, Rodrigues-de-Paula F : Progressive resistance exercise improves strength and physical performance in people with mild to moderate Parkinson's disease : A systematic review. J Physiother, 59 (1) : 7-13, 2013.

28) Mehrholz J, et al : Treadmill training for patients with Parkinson's disease. Cochrane Database Syst Rev, 8 : 1465-1858, 2015.

29) Ehgoetz Martens KA, et al : Evidence for subtypes of freezing of gait in Parkinson's disease. Mov Disord, 33 (7) : 1174-1178, 2018.

30) Nieuwboer A, Giladi N : Characterizing freezing of gait in Parkinson's disease : Models of an episodic phenomenon. Mov Disord, 28 (11) : 1509-1519, 2013.

31) Ginis P, et al : Cueing for people with Parkinson's disease with freezing of gait : A narrative review of the state-of-the-art and novel perspectives . Ann Phys Rehabil Med, 61 (6) : 407-413, 2018.

32) Fox C, et al : LSVT LOUD and LSVT BIG : Behavioral Treatment Programs for Speech and Body Movement in Parkinson Disease. Parkinsons Dis, 2012 : 391946, 2012.

第13章

脊髄小脳変性症の理学療法

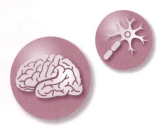

エッセンス

- 脊髄小脳変性症（SCD）は小脳性運動失調がおもな徴候となる進行性の神経変性疾患の総称です．わが国ではSCA3（別名 Machado-Joseph病），SCA6，SCA31，歯状核赤核淡蒼球ルイ体萎縮症（DRPLA）が多くを占めます．
- SCDは，遺伝性と孤発性（非遺伝性）の大きく2つに分けられます．遺伝性SCDは最近の研究により，50以上の原因遺伝子が同定されています．
- 純粋小脳型を呈する孤発性SCD，遺伝性SCDはより高齢で発症します．ゆっくりと症状が進行し，比較的予後も良好です．一方，多系統障害型の疾患は孤発性のなかでも最も症状が重く，進行も早いです．
- 臨床症状は運動失調（協調運動障害），パーキンソニズム（錐体外路症状），平衡機能障害（バランス障害）などがあり，それに伴って動作障害が生じます．そのほか，錐体外路症状，自律神経障害，不随意運動，深部感覚障害，高次脳機能障害，摂食嚥下障害，精神障害などがみられ，初期症状や病状の進行，経過によって変化します．
- 評価は運動の協調性，バランス能力，動作能力などが中心となりますが，診断と小脳の機能を考慮することで，プログラム立案，予後予測などが行えます．
- 運動療法は，進行性の疾患ということを念頭にシステム理論の個人，環境，課題やICFの包括的な視点も踏まえたバランス能力の改善を基本とした動作学習が大切です．症状が重度になると呼吸，摂食嚥下へのアプローチや家屋の改修なども必要になります．

脊髄小脳変性症とは

脊髄小脳変性症（Spinocerebellar degeneration：SCD）は，小脳性運動失調がおもな徴候である進行性の神経変性疾患の総称であり，さまざまな病型があります．小脳性運動失調は，小脳の運動調節機能の不具合で生じ，主症状は四肢の協調運動障害，体幹失調に加え，姿勢障害，歩行障害，構音障害，眼球運動障害などがあります．また，病変が小脳，脊髄，脳幹，大脳基底核，末梢神経と広範にわたります．臨床的な特徴としては，①徐々に発病し緩徐に進行，②病型によっては家族性，遺伝性に発現，③運動失調のほかに，④頭部CT，MRIでしばしば小脳や脳幹の萎縮などを認めます．症状は緩徐に進行するため，脊髄小脳変性症の重症度分類でⅠ度（微度）～Ⅴ度（最重度）の5段階に分類され（表1），各重症度の段階，病期のニーズや目標に応じて適切な理学療法を実施します．

●脊髄小脳変性症の分類

SCDは，遺伝性SCDと孤発性（非遺伝性）SCDの大きく2つに分けられます．孤発性SCDにはオリーブ橋小脳萎縮症（olivopontocerebellar atrophy：OPCA）などが含まれる多系統萎縮症（Multiple system atrophy：MSA）と皮質性小脳萎縮症（cortical cerebellar atrophy：CCA）があります．遺伝性SCDは，その遺伝形式によって常染色体優性遺伝，常染色体劣性遺伝，X連鎖遺伝，ミトコンドリア遺伝に分けられますが，90％以上が常染色体優性遺伝形式をとります．例外はありますが，遺伝性SCDは脊髄小脳失調症（spinocerebellar ataxia：SCA）の後に番号をつけて登録されています[1]．わが国ではSCA3（別名 Machado-Joseph病），SCA6，SCA31，歯状核赤核淡蒼球ルイ体萎縮症（dentatorubral-pallidoluysian atrophy：DRPLA）が多くを占めます（図1，表2）．

1）多系統障害型
（1）Machado-Joseph病（SCA3）

わが国の遺伝性SCDのなかでは最も多く，運動失調，眼球運動障害，錐体路・錐体外路障害や末梢神経障害などを伴います．認知機能は保たれ，前頭-皮質下型を示します．非運動症状としては，睡眠障害，認知・情動障害，精神症状，嗅覚障害，末梢ニューロパチー，疼痛，筋痙攣，疲労，栄養障害，自律神経障害などがあります．

（2）歯状核赤核淡蒼球ルイ体萎縮症（DRPLA）

症状の重さは発症年齢に依存しますが，おもな症状には認知機能障害，精神障害（精神発動性低下，人格変化，統合失調症様症状など），小脳性運動失調，ミオクローヌスがあります．

2）純粋小脳型
（1）SCA6

比較的高齢者の発症が多く小脳性失調，構音障害，腱反射異常，痙縮，深部感覚異常などを呈します．認知障害は認められますが，精神障害をきたすことはまれです．緩徐に進行し，比較的生命予後は良好です．

（2）SCA31

失調歩行がおもな症状で，認知障害や精神障害との関連は認められません．この病型は日本特有のもので平均発症年齢は50歳以降といわれています．

3）多系統萎縮症（MSA）

この型はSCDのなかでも最も多い疾患です．オリーブ橋小脳萎縮症，線条体黒質変性症，Shy-Drager症候群が含まれ，小脳失調をはじめとした小脳症状，パーキンソニズム，自律神

表1　脊髄小脳変性症の重症度分類（下肢機能障害）

Ⅰ度（微度）	独立歩行
Ⅱ度（軽度）	随時補助・介助歩行
Ⅲ度（中等度）	常時補助・介助歩行・伝い歩き
Ⅳ度（重度）	起立不能・車椅子移動
Ⅴ度（最重度）	臥床状態

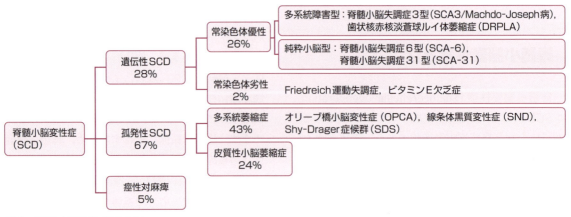

図1　脊髄小脳変性症の分類

表2 おもな脊髄小脳変性症の病型と病変部位

脊髄小脳変性症の病型	病変部位
SCA-1，SCA-2	小脳，橋
Machodo-Joseph病（MJD：SCA3）	小脳，橋，中脳，中・上小脳脚
SCA-6	小脳限局
SCA-31	小脳中部上面
DRPLA	小脳歯状核，赤核，淡蒼球，視床下部
MSA	小脳，下オリーブ核，橋核

表3 小脳各部位の機能

小脳各部位		入力部位	出力部位	機能
前庭小脳		前庭器官	前庭核	姿勢調整眼球運動
脊髄小脳	虫部	脊髄，視聴覚，前庭	室頂核	運動の実行姿勢調節（体幹）
	中間部	脊髄	中位核	運動の実行四肢の粗大運動
大脳小脳		大脳	歯状核	運動の計画四肢巧緻運動タイミング

経症状を呈します．さらに，小脳症状の強いMSA-C（MSA-cerebellar variant）とMSA-P（MSA-parkinsonian variant）の2群に分けられます．

●脊髄小脳変性症の原因

　遺伝性の脊髄小脳変性症は，最近の研究により，50個以上の原因遺伝子が同定されています[1]．遺伝性脊髄小脳変性症は多くのタイプが顕性（優性）遺伝のため親から子に遺伝しますが，潜性（劣性）遺伝では子に遺伝はせず，低い確率で孫に遺伝するタイプもあります．非遺伝性の脊髄小脳変性症については，発症の原因は十分に解明されていませんが，何らかの原因により小脳や脳幹に異常なたんぱくが蓄積して小脳・脳幹の萎縮をきたすとされています．今後は，遺伝子検査のさらなる普及と，遺伝子検査技術の発展と診断精度が高まることが望まれます．

　SCDの病型により変性部位は異なります．表2には小脳を中心とした変性部位をあげています．小脳出力系（MJD・SCA3，DRPLA），小脳入力系（MJD・SCA3，MSA）の変性部位や大脳基底核，大脳皮質，脊髄後根神経節など広範囲に変性部位はおよび[2]，病型や小脳の機能局在を考慮したうえで評価や予後予測をします．

●脊髄小脳変性症の予後

　SCDの経過や予後は各疾患や病型で異なります．一般的な神経変性疾患の特徴として，症状は緩徐に進行し，増悪します．純粋小脳失調症を呈する孤発性SCD，遺伝性SCDはより高齢で発症

し，症状は緩徐に進行し，比較的予後も良好です．一方，多系統障害型の疾患は孤発性SCDのなかで最も症状が重症で進行が早く，予後は悪いです[3]．

小脳機能の特徴

　一般的な小脳症状としては，円滑な動きができない，立位や歩行の動作時にふらつくなど，おもに運動失調や平衡障害，筋トーヌス異常（低緊張），運動制御の問題が挙げられます．小脳の機能局在を考える場合，おもに次の3種類の神経路に分類できます．

●小脳各部位の機能（表3）

1）前庭小脳（原小脳）

　前庭小脳（原小脳）は前庭脊髄路の調節や前庭動眼反射に関与し，外眼筋，頸部筋，体幹抗重力筋などのフィードバック調整に関与し，特に体軸の維持を行います．

2）脊髄小脳（古小脳）

　脊髄小脳（古小脳）は意識に上らない深部感覚を処理し，体幹，四肢の筋緊張を調整し，身体のバランスや随意的な運動の調節を行います．

3）大脳小脳（新小脳）

　大脳小脳（新小脳）では大脳と絶えず情報交換をしており（大脳小脳連関），随意的でかつ複雑な運動の調整，タイミング制御や組み立て，運動の計画，情動，認知に関与しています．

　また，海馬が「頭で覚える記憶」とするならば，

小脳は「身体で覚える記憶」といわれ，大脳小脳は運動モデルを脳内に形成し，潜在性の記憶学習や運動学習に関わっています．また，近年はPETやfMRIを用いた研究[4-6]により，小脳外側部と大脳連合野とが連携して高次の認知過程や，精神障害・発達障害にも小脳が関与していることが示唆されています．

脊髄小脳変性症の臨床症状

SCDにはさまざまな病型があるため，症状も病型によって少しずつ異なります．どの病型にも共通する症状は運動失調症状です．そのほか，パーキンソニズム（錐体外路症状），平衡機能障害（バランス障害），動作障害，摂食嚥下障害，高次脳機能障害がおもにみられ，初期症状や病状の進行や経過によって変化します．

1）運動失調（協調運動障害）

SCD患者の筋力は比較的保たれていますが，この調整機能が障害されることで協調運動障害が生じ，運動や動作の正確性が失われます．失調症状は四肢，体幹に出現し，そのほか筋緊張の低下，測定異常，運動分解，反復変換運動障害，共同運動障害，企図振戦，眼振，構音障害なども出現します．運動失調はおもに脊髄小脳の障害によって生じますが，大脳皮質機能が小脳半球に投影される線維の障害によっても出現します．

（1）呼吸障害

筋の協調性障害は呼吸運動の調整にも影響をおよぼします．たとえば腹筋群の協調運動障害により，腹式呼吸が持続してできない，呼気量の調整ができず小声が出しにくくなるなど，構音障害にも影響します．多系統萎縮症では声帯外転筋麻痺により，睡眠時無呼吸症候群を呈することもあります．

（2）構音障害

構音器官の協調運動障害や呼吸障害で，失調性構音障害を認めます．発音が不明瞭になり，リズムが崩れ，爆発性言語（声が大きくなる），声の翻転（声が裏返る）などがみられます．このような特徴を総括して運動失調性構音障害の発話は断

綴生発話（scanning speech）とよばれます．

2）パーキンソニズム（錐体外路症状）

パーキンソニズムはおもにMSA，Machado-Joseph病の病型で認められ，筋強剛を伴う動作緩慢，固縮，振戦，姿勢反射障害，すくみ足，日内変動などがみられます．パーキンソニズムは小脳症状と混在しており，その強弱は病型や経過などによって異なります．そのほか，錐体外路症状としてはジストニア，舞踏病様運動などの不随意運動も出現します（詳細は12章参照）．

3）平衡機能障害（バランス障害）

SCD患者では動作時及び姿勢保持時にふらつきを認め，動作の安定性を欠きADL能力に大きな影響を及ぼします．バランスには，運動制御系，筋骨格系，感覚系など多くのシステムが関係しています．また，バランスという言葉は日常的に使われる言葉であり，非常に曖昧に使われていることも事実です．外から概観できる状態をバランスとし，機能的な身体の状態をバランス能力と分けて考える必要があります．

4）動作障害

SCD患者では姿勢制御の障害がみられ，視覚系，前庭系，固有感覚の情報などの入力が障害されます．さらに平衡を維持するための情報の統合が行われないと姿勢の定位ができなくなり，姿勢保持の障害が生じます．歩行では両脚を開きながら歩く（wide base歩行）（図2），不規則な歩幅やリズム，左右へ大きくふらつくことが特徴です．動作のコントロールが難しいため，動作に時間を要し，安定して動くことが難しいです．また，動揺を抑えるために頸部，体幹が過緊張となり，バランスが障害されることに加え，予測的姿勢調節の障害により，動作を困難にすることも考えられます．上肢機能障害や巧緻性運動障害ではリーチ動作や書字，箸の使用，ボタン掛けなど細かな作業が難しくなります．

5）摂食嚥下障害

口腔期や咽頭期の障害により誤嚥を起こすことがあります．また，上肢の協調運動障害，巧緻運動障害，眼球運動障害により摂食障害を呈することがあります．小脳系の障害と嚥下障害自体の関

連性はまだ十分に解明されていません．

6）高次脳機能障害

小脳の系統発生的に新しい部位である新小脳つまり大脳小脳連関では，運動制御だけではなく高次脳機能(パターン認識，心的操作，視覚的注意，視覚運動認知，言語，暗算，思考，情動)などにかかわることがわかってきました．SCD患者では変性部位が小脳に限局しないSCA1，SCA2，SCA3などで認知機能障害，記憶障害，遂行機能障害，語想起障害を多く認めます．また，なかには性格変化などを認めることがあり，介護負担が大きくなり在宅生活が困難になる場合もあります[7]．

7）そのほかの症状

そのほか，自律神経障害，不随意運動，深部感覚障害などもみられます．感覚障害の症状として代表的なものはフリードライヒ(Friedreich)運動失調です．深部感覚障害により，感覚性の運動失調が認められます．さらに起立性低血圧，排尿・排便障害，発汗異常などの自律神経障害，末梢神経障害による感覚障害，筋力低下，またDRPLAやSCD17では精神症状が目立つことがあります．また，病理学的に病変は小脳に留まらず，脳幹や大脳，時には末梢神経におよびます．小脳内の病変にも差があることから精神症状と小脳を結びつけることは困難です．

理学療法評価

SCD患者に対するおもな評価の一覧は**表4**にまとめました．

●運動失調の評価

1）関節運動の協調性評価

関節運動の代表的な協調性検査としては，指鼻指試験(finger-nose-finger test)(図3)，踵膝試験(heel-knee test)(図4)などがあります．また，そのほかの検査には，arm stopping

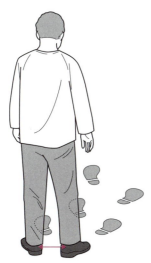

図2　wide base 歩行

表4　SCD患者に対するおもな検査項目

検査項目	評価
肢節・体幹の協調性	指鼻指試験，指鼻試験，回内回外試験，踵膝試験，foot pat試験，体幹協調性機能検査
肢節間の協調性	起きあがり試験，上下肢の同側性，対側性運動
バランス能力	ロンベルグ試験，片足立ち，Berg balance scale，BESTest(Balance Evaluation Systems Test)，ファンクショナルリーチ，重心動揺計
歩行能力	10m歩行速度，歩行分析(三次元動作解析)
起居・移動能力	timed up & go test，体幹下肢運動年齢試験，動作分析
包括的評価	SARA (Scale for the assessment and rating of ataxia)
ADL	Barthel index，FIM
筋力	徒手筋力検査，簡易筋力測定器　など
関節可動域	関節可動域測定

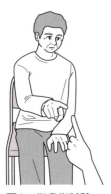
図3 指鼻指試験

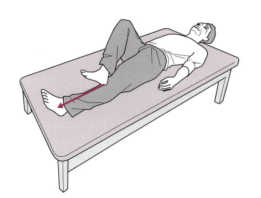
図4 踵膝試験

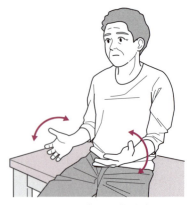
図5 上肢の回内,回外試験

testやコップつかみ運動,回内・回外試験(図5),底背屈試験,書字試験などがあります.これらの検査で,運動失調の特徴である測定過大,反復運動,変換運動障害,運動開始の遅れ,運動の分解,振戦などの程度や左右差,動筋と拮抗筋の協調性や肢節内の協調性を検査します.また,これらの関節運動の試験では,工夫次第で視覚,頭部の動き,上肢,体幹,下肢の複合的な上下肢節間,左右肢節間の協調性を観察することが可能です.また,臥位で一側下肢を挙上する場合,四肢の末梢部の運動には中枢部の固定性が必要であり,末梢部の運動性と中枢部の固定性の評価にもなります(図6).立位において,協調運動障害で伸筋(大腿四頭筋)と屈筋(ハムストリングス)の同時性収縮が不十分であると,膝関節中間位での保持が困難となり,立位時に反張膝や膝のロッキングが出現する場合があります[8].

2) 体幹の協調性評価

体幹の協調運動障害を見る場合は背臥位からの起き上がりを観察します.運動失調がある患者を背臥位にして両腕を組ませて起き上がらせると,起き上がれず股関節が過屈曲します.

●バランスの評価

姿勢調整には運動の方向性をコントロールする姿勢の定位と安定性の2つの側面があり,姿勢の安定性はバランスとも言い換えられます.ここでは,より臨床的な観察や分析で評価する機会が多い立位バランスに関して示します.

また,理学療法士は姿勢との関係,つまりフィ

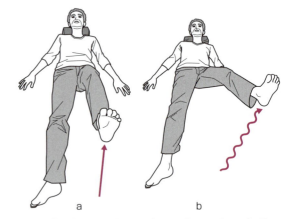
図6 背臥位での体幹の固定と下肢の運動の関係性
a:下肢を真上に挙上
b:下肢を外転方向へ挙上すると,aよりも体幹の固定性,下肢の筋活動も必要になるため,協調運動障害がある患者は動揺が大きくなります

ードフォワード機能の低下による予測的姿勢制御の障害なども分析します.また,協調運動障害が生活場面にどのように影響しているか,その関連性を分析することが最も大切です.

バランスの検査は姿勢保持,重心移動,内・外乱に対するバランス反応の観察,機器を用いた分析的な方法のほかに,静的立位で行うロンベルグ試験や片足立ち時間を評価する方法やBerg Balance Scale(BBS)などのテストバッテリーでスコア化する方法(詳細は第6章98頁参照),さらには重心動揺計や三次元動作解析装置など測定機器を用いる方法などがあります.

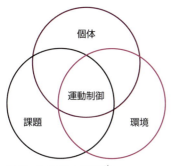

図7 システム理論[9]
運動制御は個体，課題，環境の相互作用から生じます．

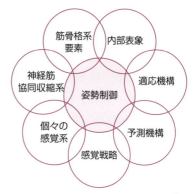

図8 システム理論サブシステム[9]
システム理論には数多くのサブシステムが存在しています．姿勢制御は各サブシステムが影響し，重み付けを変化させながら成り立っています．

●動作分析

動作分析では動作を観察してその特徴を抽出するとともに，必要に応じて動作の誘導などの介入を行い，安定性，円滑性，効率，再現性などを評価します．たとえば，運動失調がある場合は，前述した各種検査に現れるような関節運動の協調性運動の障害，リズムの障害などのほかに，とくにバランス障害による不安定性や代償活動を観察します．この代償によって，頸部，体幹の過剰な固定や四肢の過剰な緊張が生じることで関節の自由度が低下し，結果として動作能力が低下します．

1）体幹と四肢の関係性

体幹と四肢は相互に関連しているため，体幹失調や不十分な体幹の予測的姿勢調節が四肢の協調性の障害を助長します．そのため意識的に四肢の協調性をコントロールすると体幹の過剰な固定性をより強めることにつながります．また，頸部の過剰な固定は視覚と身体，手の協調性の阻害となり，拙劣な動きにつながります．

2）環境適応の問題

運動学的，運動力学的な問題とは別に，障害物を跨ぐ，回避する，または低い椅子に腰かけるなどの行為に適応できない，環境適応の問題として捉えます．システム理論（図7）[9]の環境，個体，運動課題の相互作用のなかで姿勢制御が構築されていることを十分に考慮します．また，その運動制御も多くのサブシステムの要素の影響を受け，課題や環境に適応した姿勢制御が成り立っています（図8）[9]．小脳のスムーズな動きは無意識・無自覚レベルで働くために，環境に適応しようと意識的に動こうとすればするほど身体が過緊張状態をきたし，拙劣で不安定な動作になることも留意します．

3）体幹失調

動作分析を行う場合，とくに体幹部の機能が重要です．体幹失調の評価指標として躯幹協調機能ステージ[10]があり，stage I～IVの四段階で失調の状態を表すことができます．

4）症候学的な問題

たとえば下肢に軽度の協調性運動障害があっても通常の平地歩行などにさほど影響がないこともあります．また，応用歩行が不安定な患者に詳細な歩行動作の分析を行うと，軽度の協調運動障害を認めることもあります．このように，機能の代償，動作の戦略機能も含めた課題ごとのパフォーマンスを評価する視点も重要です．

5）巧緻動作

巧緻動作には四肢末梢部の正確な運動と，身体近位部の安定性が必要です．また，日常的に行われる二重課題を実際に行ってもらいパフォーマンスを評価します．

●包括的評価

半定量的な運動失調の評価法であるScale for the Assessment and Rating of Ataxia (SARA)を用います．評価項目は歩行，立位，座位，言語障害，指追い試験，指鼻指試験，前腕

回内・回外試験，踵膝試験の8項目と簡便で，約4分で測定が可能であると報告されています[11]．SARAは開発当初は眼球運動障害を含む9項目で構成されていましたが，眼球運動障害における検査の信頼性は低いため除外されています．評価項目の内訳は歩行（0〜8点），立位（0〜6点），座位（0〜4点），言語（0〜6点），指追い試験（0〜4点），指鼻試験（0〜4点），手の回内・回外運動（0〜4点），踵脛試験（0〜4点）であり，正常0点〜最重症40点となります．

●活動制限・参加制約レベルの評価

基本的な理学療法評価により，ICFを用いて機能障害，活動制限，参加制約と障害構造との関連性やギャップを把握したうえで，主要な問題点を整理し，全体像をしっかり捉える必要があります．症状の進行によるSCD患者のADLへの影響，環境設定によるポジティブな側面も考慮して治療プランを立案します．ADL能力の検査には機能的自立度評価法（Functional Independence Measure：FIM），Barthel index（BI）が一般的に用いられます．SCDが進行しても地域で生活するためには，ICFの評価にもとづいて環境調整をすることが重要です．

理学療法介入

●動作を獲得するための留意点

動作の獲得には，人間の発達から考えても，重力環境への適応が重要です．そのためには，身体のコンディショニングを図ること，身体の動きの変化が支持面や空間を通して患者自身がわかること，各体性感覚の協調を促して運動連鎖に基づいたバランス能力を向上させます．そして，最終的に個々の生活環境に適応できる自律的な無意識の動作ができることが，円滑な行為につながります．身体のコンディショニングに関しては，末梢からの感覚情報が正確に中枢へ届けるために，皮膚，筋（筋緊張，筋力など），関節などを中心にコンディショニングを行う必要があります．協調運動障害がある患者では，体幹の回旋運動が不十分な場合が多いです．この原因には筋緊張低下や

バランス反応の問題もありますが，身体軸も含めたボディイメージ，ボディマッピング（身体地図）[12]が不十分で，自分の身体がわからなくなっていることが挙げられます．このような場合，マット上の運動をはじめとする基本動作練習のなかでボディイメージの再構築を促します．また，身体を動かすにあたり，自分と外界との関係性を理解するために，外部環境から手掛かりを得ることも重要です．健常者が動く場合は，支持基底面からの情報を基にして動くことで安定して動くことができますが，協調運動障害のある患者はこの情報を頼りにせず努力的でかつ意識的に動くことが多いです．これにより失調症状を助長し，バランスの低下をもたらしています．さらに，空間と身体との関係性は抗重力環境の中では特に体幹の伸展活動が重要です．体幹失調がある場合は安定を基盤とし，そのうえで体幹の協調的な運動が必要です．また，筋活動では，重力下での静止性，遠心性の筋収縮の再学習，動筋，拮抗筋間の協調的な活動が必要です．

動作練習により身体の各部の協調性を整え，外部環境との関係性を構築していきますが，重要な視点として「知覚して動き，動きながら知覚する」という知覚循環の理論[13]を念頭に置く必要があります．

●運動学習

運動の学習には，①認知段階（課題の認知），②連合段階（運動スキル獲得），③自動化段階（無意識で運動可能）の一連の過程がありますが，どの段階に問題があるのかを評価する必要があります．また，運動のフィードバック，フィードフォワード系に問題がないか，小脳系の障害においても失調症状によるパフォーマンスの低下と，運動学習の障害によるパフォーマンスの低下を区別して評価します．運動学習の初期は身体感覚に入力，フィードバックを中心に行い，感覚フィードバックに頼った運動制御を学習し，中期では誤差信号に基づいた繰り返しの練習により内部モデルの構築のトレーニングが可能です[14]．最終的には，小脳の働きの特徴でもある意識にのぼらない課題へ挑戦します．しかし，課題がマッチングし

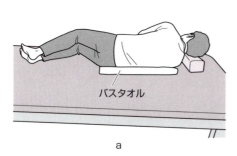 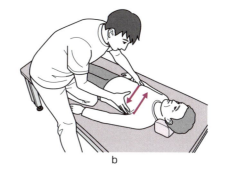

図9 背臥位でのアプローチ
a：バスタオルを丸めてベッドに置きます．
b：バスタオルの上に脊柱が接地する背臥位になります．自身で体をゆすって，脊柱でバスタオルを感じてもらいます．また，理学療法士が胸郭を左右に動かして可動性を改善させます．

ないと，大脳皮質の活動が過剰となり，意識した運動に終始して，日常活動に必要なフィードフォワード系を賦活する練習がおろそかになることも考えられます．また，ただ動くだけではなく，新しい課題，予期しない課題，認知課題，二重課題により小脳が反応するという知見[15-16]もあります．有意味性（欲求，必要性，ニーズ）と文脈があり，時系列に配慮した課題を提示します．

● 情動，認知機能に対する介入

情動面のコントロール，依存性，無関心などの行動にも配慮した，患者の意図に沿った快刺激を与えるプログラムも必要です．

● 具体的な運動療法の実際

1）臥位

背臥位で身体の左右対称性や可動性，局所の筋緊張を評価した後に，とくに胸郭に対して徒手的に動かす，または呼吸を介助して可動性を引き出します．次に患者の頭部，背部，殿部，下肢をゆすり，軽い圧迫を加えることで支持面を感じてもらいます．さらには，患者自身が能動的に動いて支持面を感じてもらいます．また，脊柱を身体の中心軸と想定し，患者に身体の中心軸を意識してもらう方法もあります（図9）．さらに，応用として円筒上のポールの上に背中をつけて乗り，患者が身体軸を意識してポール上で能動的に動くことで，支持面と身体の関係性から少しずつボディイメージを再獲得していくように働きかけます．また，四肢の固定性や安定性を改善させるために，一側下肢を空中でさまざまな角度や位置で保持させる練習やPNF（固有受容性神経筋促通法）による抵抗を利用した練習などが用いられます．

腹臥位や両肘立て位（パピーポジション）は過剰な伸筋活動の抑制や腹部といった前面筋の活動に有効[17]で，筋のインバランスの調整に適しています．両肘立て位で左右への体重移動を行い，腹部挙上（ドローイング）などの練習により身体の安定に必要な体幹深部筋の活性化を図ります（図10）．

寝返り（図11）や起き上がり動作を通じて，支持面の変化を感じてもらいながら，視覚と触運動覚，身体運動とのマッチングを試みます．とくに体軸の回旋がみられない場合は，回旋を強調し，努力的にならないタイミング，方向などを適切に誘導して運動を行います．

2）四つ這い

四つ這い（図12）では，PNFの手技のひとつであるrhythmic stabilizationを用いて，関節運動を起こさずに，交互に等尺性収縮を行うことで関節の安定性とバランスの安定を図ります．四つ這いが安定してきたら，上下肢の挙上（対側交差，同側挙上）など，さらにバランス能力を必要とする課題へ難易度を上げて練習します．

3）端座位

端座位では，体幹失調がある場合は，ベッドに上肢を支持させ姿勢を保持することが多いです．端座位で上肢・下肢を自由に動かせることは，さ

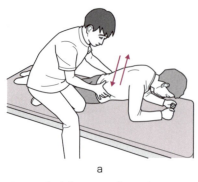
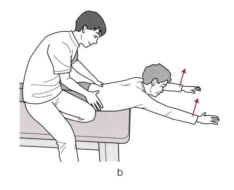

図10　腹臥位でのアプローチ
運動中は，腹部，背部筋の協調した活動に配慮します．
a：肘立て位での左右への重心移動やベッドから腹部を挙上（ドローイング）することで，不使用になっている腹部周囲筋を活性化させ，体幹部の安定性を図ります．
b：腹臥位で上肢を挙上することで背部筋（広背筋，脊柱起立筋，僧帽筋）の求心性の収縮を活性化させます．

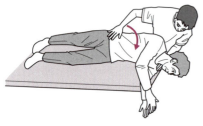
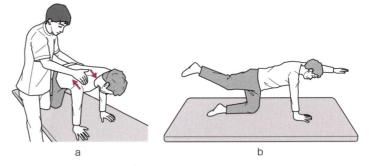

図11　寝返りの運動
体幹筋をより使ってもらうために頭部をベッドから出して行います．
SCD患者は回旋が苦手なので，体幹の支持面の変化を感じてもらいながら誘導します．

図12　四つ這いでのアプローチ
a：rhythmic stabilizationを用いて四つ這いでの安定性を図ります．
b：aが安定してきたら上肢，下肢を挙上し，さらに難易度の高いバランス練習を行います．（難易度は，四つ這い保持，上下肢おのおのの一肢挙上，対側の上下肢二肢挙上，同側の上下肢二肢挙上の順に高くなる）

まざまなADLを遂行するうえで重要です．また，安定した端座位は，リーチ動作，立位の再獲得に重要です．四肢の運動の自由度は，体幹を中心とした中枢部の安定性を基盤としているので，体幹機能を十分に考慮したアプローチが必要です．立位の再獲得のために，足底部の認知課題として，硬さの異なるスポンジで感覚の差を検出する練習や，足部で不安定板をコントロールする練習を行うこともあります（図13）．背臥位同様に，座位においても殿部で支持面の変化を能動的に感じてもらう必要があります．体幹の伸展活動や，頸部，体幹，下肢の立ち直り反応を誘導し，端座位での安定性限界を改善させることにくわえ，さまざまな方向へのリーチ動作課題も必要です（図14）．上肢のリーチ動作は，手先を目標物の近くまで素早く移動させ（フィードフォワード），視覚や固有感覚を頼りにゆっくりとした運動で正確に目標物へ到達させる（フィードバック）という2つの運動制御によって行われます．さらに，リーチ動作を成立させるための体幹の予測的姿勢調節にも注目して活性化させます．また，臨床的には過度な代償活動に注意したうえで，バランスボール上の座位で安定性限界のぎりぎりのところでバランス保持の練習をすると，バランスの安定化が図れます（図15）．

4）立ち上がり動作
立ち上がり動作では足底にしっかり荷重感覚を入力します．理学療法士が骨盤から足底に向かっ

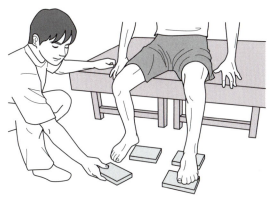

図13 足底部の認知課題（立ち上がりの準備）
硬さの違うスポンジを用います．識別課題を通じて立ち上がりのための足部の触・運動感覚の入力を行います．

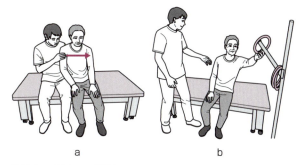

図14 バランス練習
a：座位において患者の安定性限界は狭く，誘導によって重心移動範囲を増やします．
b：ある程度座位が安定してきたら，リーチ活動に移行します．

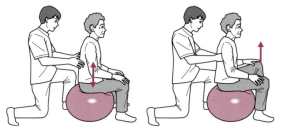

図15 バランスボール上でのバランス練習
難易度をあげるためにバランスボール上で身体を上下に動かしたり，左右の下肢を交互に挙上したりして，バランス練習を行います．

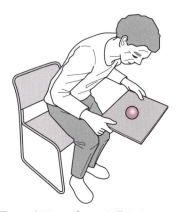

図16 板からボールを落とさないで椅子から立ち上がる二重課題

て圧を加えたり，踵でひもを踏みつけたりして足底部への荷重感覚を学習します．立ち上がり動作の中で，過剰な緊張や代償的な身体の使い方をして全身的な筋活動の異常をきたすことが多く，理学療法士の的確なタイミングでの重心移動，運動の切り替えなどを誘導します．立位をとることで網様体脊髄路系，前庭脊髄路系は絶えず活動し，下肢や足底面から脊髄小脳路を介して情報が小脳へ伝わります．そのため，立位は積極的に行い，足部，下肢，骨盤，体幹，上肢，頭部の協調性，連動性のある運動や課題動作に必要な予測的姿勢制御にも注目して練習をします（**図16**）．

5）立位バランス

立位バランスは，移乗動作，トイレ動作や歩行につながる大切な機能です．立位バランスは支持基底面と体重心の位置関係，各体節のアライメント，視覚，前庭感覚，体性感覚などの感覚機能なども配慮しながら進めていきます．視覚優位でバランスを保持している患者には目をつぶってもらい，体性感覚優位のバランス練習を行います．逆に視覚の機能や代償を用いてバランス練習をする場合もあります．また，バランス練習は姿勢保持，支持面内での重心移動，支持面の移動，そして外乱刺激への対応，応用動作へと難易度を徐々に高めていきます．したがって，転倒のリスクや心理的な不安，恐怖心を考慮しつつ，トレーニング環境を設定することも重要です．歩行の準備段階として，足部の配置を正確にするために壁を利用しての下肢の正確な動き，また立位で正確なステッピングや応用動作を行います（**図17，18**）．

6）歩行

歩行練習では，最初は壁を利用するなど安定した環境で実施しますが，前述したように過剰な安

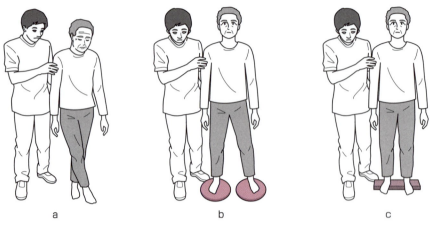

図17 立位バランス練習
a：さまざまな方向へのステッピング練習，b：クッションの上でのバランス練習，c：垂木の上でのバランス練習（足底の前部，後部と支持面を変えて立ってみる）

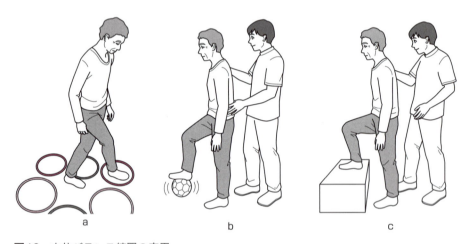

図18 立位バランス練習の応用
a：床に置いてある輪を目標にステッピング，b：不安定なボールを転がす，c：台へのステッピング

定は，バランスの改善が図られないため，歩行器や平行棒などを使用する場面を必要以上につくらないようにします．早期にバランスが不安定な状況で歩行を実施し，慣れてきたら**タンデム歩行**や垂木の上の歩行などをすることでバランスの学習を行います（**図19**）．最終的に，片足立ち，転が

 先輩からのアドバイス

　初めて自転車に乗るときは補助輪が付いた自転車から始め，それから補助輪を外した状態で練習をすることで，補助輪なしの自転車に乗れるようになります．しかし，補助輪をつけて練習している内は補助輪なしの自転車に乗れるようにならず，実際の自転車でバランスをとりながら練習することでバランスがとれるようになり，結果として自転車に乗ることができます．つまり，杖，歩行器（車），平行棒は補助輪と同じで，バランス練習はにおいては，あえてバランスが悪い環境で練習することで改善します．

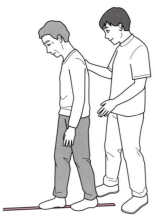

図19 床に貼ったテープ上でのタンデム歩行
ゆっくりとバランスをとりながら，前の足の踵に後ろ足のつま先をつけるようにテープの上を歩きます．

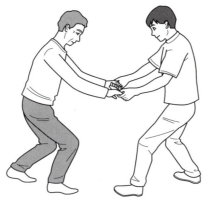

図20 モンキーウォーク
患者は膝を曲げ，腰を落とした状態で歩行します．腰の位置は一定で上下させないことが重要です．

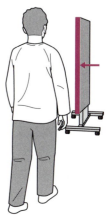

図21 身体軸をフィードバックする練習
外部の垂直の軸（矢印が指す赤い線の部分）を参照として身体軸のフィードバックを行います．

ってきたボールを止める，蹴り返すなど，突発的な外乱に対応する課題へと移行します．また，歩行の際は，足底や下肢からの荷重感覚をしっかり得られるように誘導します．歩行障害は体幹失調や体幹筋の筋力低下による場合が多く，歩行では体幹部の安定性に注目して介入し，強い固有感覚刺激を入力するためにモンキーウォーク（図20）や身体に重錘ベルトを巻いて実施します．リズミカルな歩行を取り入れる必要があり，トレッドミル歩行が効果的です．歩行課題においても，ただ歩くのではなく，障害物などに合わせて歩く，あるいは課題の難易度を上げて2つの課題を同時に行い，無意識で歩行できる状況にしていきます．鏡の横の垂直軸に身体の軸を合わせるように歩行することで，身体軸をフィードバックする練習が行えます（図21）．

7）そのほかの運動療法

有名な運動療法にフレンケル（Frenkel）体操があります．たとえば，自身の下肢の動きを見ながら指標に沿って下肢の関節運動を繰り返します．この運動は背臥位，座位，立位のどの姿勢でも実施可能で，簡単な運動から開始し，徐々に難易度を上げていきます．固有感覚受容器へ外部から持続的に感覚入力することで四肢の協調性が改善します．その際に，上肢では200～300g程度，下肢では300g～1kg程度，体幹では1kg程度の重錘をつけて行います（図22）．また，サポーターや弾力包帯を上下肢に巻いて練習する方法も用いられます．そのほか，小脳失調が残存する場合はバランス機能を補うために，杖，歩行車などの歩行補助具（図23），足底板，靴型装具などを用います．しかし，注意が必要な点は安全性を確保するために歩行補助具や平行棒（図24）を多用すると，バランス改善の阻害になることがあります．

また，呼吸筋の協調障害がある場合は胸郭の可動性の改善，呼吸筋力の維持，改善，呼吸パターンの改善，呼気の持続性の練習を行います．これにより発話の改善にもつながります．

摂食嚥下に関するアプローチは食事摂取の先行期～咽頭期はおもに言語聴覚士や看護師がかかわりますが，食事中の姿勢の崩れが四肢の動きに悪影響をおよぼしている場合があるので，姿勢に関してはシーティングなども含めて理学療法士も関与することが望ましいです．

退院に向けた指導

退院後は失調症状の進行，廃用症候群，加齢などによりバランス機能障害を原因とした転倒の危

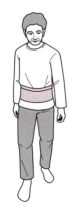

図22　重錘をつけた歩行練習
腰に重錘バンドを巻いて固有感覚受容器への刺激により歩行し，歩行の安定化を図ります．

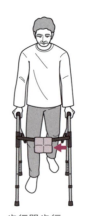

図23　歩行器歩行
歩行が不安定な時期は歩行器を用いますが，歩行器の前方部分に安定化を図るため重錘をつけることもあります．

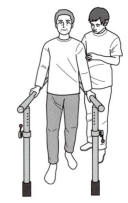

図24　平行棒内歩行
バランスが不安定のため平行棒を使うことがありますが，過剰に平行棒を頼るとバランス練習に不利な場合もあります．

険性が考えられます．発病初期から進行性の疾患であることを念頭に置き医療，介護領域でタイミングよく介入します．段差やトイレ，お風呂場，手すりなどの**バリアフリー**に配慮すると，症状の進行に合わせた対応が容易になります．日常的に本人も気づかないまま，徐々に機能が低下している場合もあります．そのため，定期的に評価を行い，予測される転倒リスクに合わせて杖，歩行器，車椅子の使用や自宅の**環境調整**を実施し，再トレーニングの機会を設けます[18]．また，しっかりした説明と患者が納得した上で安全な基本動作，バランス練習などの自主トレーニングを指導します．さらに，安全に生活するために家族に対して本人の能力を最大限活かした介助法も指導します．

理学療法士が神経難病であるSCD患者を担当することは少ないかもしれません．しかし，ほかの疾患と共通の問題，疾患特有の問題を分けて考えると，患者個々の問題に対して多くのアプローチで対応が可能です．進行性疾患であり，経過の中で継続的に運動療法を実施しても機能が低下する可能性があります．患者の心理面をケアすることも重要です．今後，**ロボティクス**，**磁気刺激**，**再生医療**など医療の発展で新たな知見により治療も変化することが考えられます．SCDの患者が地域で安心・安全に生活できるための支援がわれわれに求められています．

Topics　トピックス

・小脳の機能には運動学習があり，**集中的なトレーニング**を行っても継続した効果が得られないのではないかという臨床疑問がありました．日本とドイツの研究では，SCD患者に対して集中的な約4週間，60分/日のトレーニングを実施したところSARAのスコアが20％ほど改善し，なおかつその効果が半年間継続していました[19]．したがって，小脳疾患で運動学習に問題があったとしても効果があります．

確認してみよう！

- 脊髄小脳変性症は，（　①　）と孤発性の大きく2つに分けられます．
- わが国ではSCA3（別名 Machado–Joseph病），SCA6，SCA31，（　②　）萎縮症（DRPLA）が多くを占めます．一般的に症状の進行は（　③　）で，適切なリハビリテーションで社会生活が可能です．
- 小脳の機能局在を考える場合，前庭小脳，脊髄小脳，（　④　）の3つの神経路に分類できます．
- 脊髄小脳は意識に上らない深部感覚を処理し，体幹，四肢の（　⑤　）を調整し，身体の（　⑥　）や自動性の高い運動の調節を行っています．
- 脊髄小脳変性症の中心となる評価項目は運動失調，バランス能力，動作能力ですが，その他包括的な評価として（　⑦　）が開発されました．
- 運動療法の中で，身体運動と視覚，聴覚，（　⑧　）をマッチングさせる働きかけが必要となります．
- 固有感覚を入力するために四肢に（　⑨　）をつけたり，歩行時に（　⑩　）ウォークをさせたりする．
- バランス練習では過剰に歩行補助具や（　⑪　）などを使用しない．

解答

①遺伝性　②歯状核赤核淡蒼球ルイ体　③緩徐　④大脳小脳　⑤筋緊張　⑥バランス
⑦SARA　⑧体性感覚　⑨重錘　⑩モンキー　⑪平行棒（手すり）

（諸橋　勇）

引用・参考文献

1) 安藤昭一朗・他：遺伝性脊髄小脳変性症の分子病態〔宇川義一（編）：運動失調のみかた，考えかた〕．pp228-241，中外医学社，2017．

2) 福武敏夫：小脳の非運動機能とその障害〔宇川義一（編）：運動失調のみかた，考えかた〕．pp1191-134，中外医学社，2017．

3) 曽我一將・他：脊髄小脳変性症の症状の理解．臨床リハ，17：422-428，2008．

4) Cabeza R, Nyberg L：Imaging cognition：An empirical review of PET studies with normal subjects. J Cogn Neurosci, 9(1)：1-26, 1997.

5) Blaxton TA, et al：Functional mapping of human learning：a positron emission tomography activation study of eyeblink conditioning. J Neurosci, 16(12)：4032-4040, 1996.

6) Fawcett AJ, Nicolson RI, Dean P：Impaired performance of children with dyslexia on a range of cerebeller tasks. Ann Dyslexia, 46(1)：259-283, 1996.

7) 中城雄一・他：脊髄小脳変性症（多系統障害型として多系統萎縮症を含む）〔小森哲夫（監），田中勇次郎，南雲浩隆，望月 久（編）：神経難病領域のリハビリテーション実践アプローチ〕．pp191-228，メジカルビュー社，2015．

8) 諸橋 勇：協調性障害に対する運動療法〔対馬栄輝（編）：Crosslink理学療法学テキスト　運動療法学〕．pp225-240，メジカルビュー社，2020．

9) 田中 繁：正常な姿勢制御〔田中　繁，高橋 明（監訳）：モーターコントロール，第4版〕．pp163-183，医歯薬出版，2015．

10) 望月 久：小脳疾患〔丸山仁司（編）：系統理学療法学　神経障害系理学療法学〕．pp93-109，医歯薬出版，2006．

11) Yabe I, et al：Usefulness of the scale for assessment and rating of ataxia (ASRA). J Neurol Sci, 266(1-2)：164-166, 2008.

12) サンドラ ブレイクスリー，マシュー ブレイクスリー（著），小松淳子 訳：脳の中の身体地図：ボディ・マップのおかげで，たいていのことがうまくいくわけ．インターシフト，2009．

13) U.ナイサー（著），古崎 敬，村瀬 旻（訳）：認知の構図―人間は現実をどのようにとらえるか，サイエンス社，1978．

14) 森岡 周：運動失調〔奈良 勲（監），吉尾雅春・他（編）：標準理学療法学 専門分野神経理学療法学，第2版〕．pp140-153，医学書院，2018．

15) Gao JH, et al：Cerebellum implicated in sensory acquisition and discrimination rather than motor control. Science, 272(5261)：545-547, 1996.

16) Jueptner M, Weiller C：A review of diff erence between basal ganglia and cerebellar control of movements as revealed by functional imaging studies. Brain, 121(Pt 8)：1437-1449, 1998.

17) 冨田昌夫：基本動作の構えやバランス戦略．理学療法学，42(8)：740-741，2015．

18) 宮井一郎：小脳性運動失調のリハビリテーション．医学のあゆみ，255(10)：1068-1073，2015．

19) 脊髄小脳変性症・多系統萎縮症ガイドライン作成委員会（編）：脊髄小脳変性症・多系統萎縮症ガイドライン2018．南江堂，2018．

第14章

多発性硬化症，筋萎縮性側索硬化症，ギラン・バレー症候群の理学療法

多発性硬化症

> **エッセンス**
>
> - 多発性硬化症（multiple sclerosis：MS）は，中枢神経系（大脳・脳幹・小脳・視神経・脊髄）に，**場所（空間的）** と **時（時間的）** を違えて脱髄が多発する原因不明の自己免疫性炎症性脱髄性疾患です（図1)[1]．
> - ウイルス感染などが引き金となり，髄鞘を破壊する伝導障害（神経ブロック）が生じ，神経症状が出現します．
> - 病態が進行すると車椅子レベルになったり，認知機能障害をきたしたりすることもあるため，早期に診断し，再発・進行の予防を目的に加療を開始することが重要です．

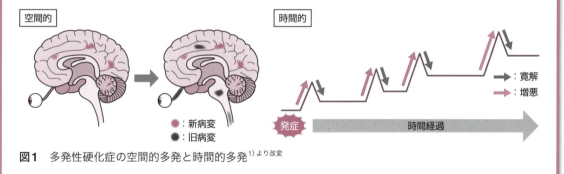

図1 多発性硬化症の空間的多発と時間的多発[1]より改変

多発性硬化症とは

●病態

多発性硬化症（multiple sclerosis：MS）は，中枢神経にかかわるオリゴデンドロサイトを標的とした過剰な自己免疫応答により生じると考えられています．ウイルス感染などが引き金となり，髄鞘を破壊（脱髄）する伝導障害（神経ブロック）が生じ，神経症状が出現します（図2）．しかしながら，なぜそのような免疫応答が生じるのかは不明です．MSの原因には遺伝的要因と環境的要因の両者が関与していることが指摘されています．遺伝的な要因としては，ヒト白血病抗原など200以上のMS関連遺伝子が報告されています[2]．環境要因としては，EBウイルス感染，ビタミン低値，高緯度などがあります[3]．

●診断

MSの診断には，他疾患との鑑別のため血液検査，髄液検査，画像検査（頭部・脊髄MRI）とい

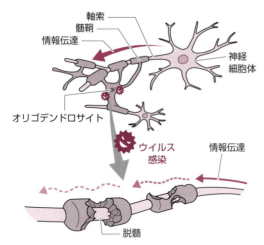

図2 多発性硬化症の原因

った検査や2017年に改訂された診断基準が用いられます（表1）[3,4]．

● 症状

MSの症状は，病変が起こった部位によって異なります（図3）[5,6]．なかでも，初発症状の85％は視神経・脳幹または脊髄の中枢神経病巣による発作（Clinically Isolated Syndrome：CIS）です．

MSの再発に伴う症状は，数秒から数分で症状が治まるのでなく，通常1日以上持続しているものを指します．症状の増悪と寛解を繰り返しながら，完全に回復せずに，徐々に進行していきます．病状の進み方によって①一次進行型MS（初期から時間とともに症状が進行する），②二次進行型MS（初期は寛解と再発を繰り返す，その後は徐々に進行する），③再発寛解型MS（再発・寛解を繰り返し，あまり重症化しない）に大別できます（図5）[7,8,9]．

また，MSに特徴的な症状としてウートフ（Uhthoff）現象，レルミット（Lhermitte）徴候，有痛性強直性けいれんなどがあります．

1）ウートフ現象

高温環境下では一過性の症状の悪化や疲労の増加，再発の誘因となるウートフ現象が起きます．これは，温度の上昇とともに神経を取り巻く髄鞘の厚さが減少し，神経伝達が障害されるためと考えられています．外気温が0.2℃上昇すると，神経伝達速度は低下します．

2）Lhermitte徴候（図6）

頭部の前屈によって，稲妻様の痛みが頭部から脊柱，両上下肢に広がります．痛みは動かすたびに発作的に生じ，運動を止めれば消失します．

3）有痛性強直性いれん

持続的な痛みを伴った手足の強直のことをいいます．

表1 多発性硬化症と診断するための基準[3,4]より改変

臨床的増悪	臨床的他覚的な病変数	診断に必要な追加事項
2回以上	2個以上	なし
2回以上	1個（これに加え，解剖学的に他部位の病変に由来する過去の明らかな増悪を示す病歴）	なし
2回以上	1個	他の病巣に由来する臨床的増悪，もしくはMRIによる空間的多発の証明
1回	2個以上	2回目の臨床的増悪，もしくはMRIによる時間的多発の証明，もしくは髄液特異的なOCBの検出
1回	1個	他の病巣に由来する臨床的増悪もしくはMRI所見による空間的多発の証明に加え，2回目の臨床的増悪もしくはMRI所見による時間的多発の証明，もしくは髄液特異的なOCBの検出

・McDonald2017基準を満たし，臨床症状や臨床所見を説明しうるMS以外の他疾患が想定されない場合にMSと診断する．CISの特徴からMSが疑われるがMcDonald2017基準を完全には満たさない場合には「MSの可能性がある（possible MS）」と診断する．評価を進めるななかで臨床的にMS以外の疾患が考えられる場合，「MSではない（not MS）」と診断する
・髄液特異的なOCBの存在自体が時間的多発を意味するわけではないが，時間的多発の代用とすることができる

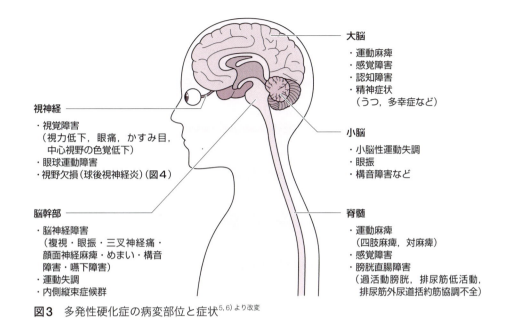

図3 多発性硬化症の病変部位と症状[5, 6]より改変

　MS患者の70〜90％に**易疲労性**を認め，そのうち55〜75％が日常生活に支障をきたします[7]．典型的には15〜30分の激しい運動後に出現し，数分〜1時間の休憩で消失します．また，脱髄や熱非耐性による神経機能低下のほか，運動耐容能の低下，低栄養，頻尿や夜間の疼痛による寝不足，うつ症状，ストレスによっても疲労が蓄積することもあります．

● 疫学

　20〜30歳代の若年成人に多く発症します．わが国の推定有病率は人口10万人当たり7.7人で，男女比は1：2.9で女性に多いです．北欧や北米で多い疾患です．

● 障害度分類

　MS患者の障害の程度を評価する指標として，**Kurtzkeの総合障害度評価尺度**（Expanded Disability Status Scale：**EDSS**）[10] や，**機能別障害度**

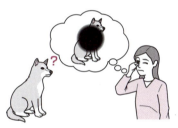

図4 球後視神経炎
中心暗点を認めることが多い

分類（functional system：FS）があります[11]．

● 治療

　MSは早期に診断・治療を開始することで，疾患の進行を抑制し，長期的に予後を改善します．治療は，神経症状が悪化した際の急性期治療と，寛解に至った後の再発・進行予防を目的とした治療に分けられます[5]．

 先輩からのアドバイス

　易疲労性とウートフ現象があるため，運動プログラムは過負荷を避けて実施します[5]．また，運動後には十分休息を入れて，体温上昇を予防するなどの対処が必要です．細かく休息を入れながらも積極的に体力向上を目指し，社会生活を円滑に送れるようにアプローチしていきましょう．

	病型	特徴	疫学的特徴
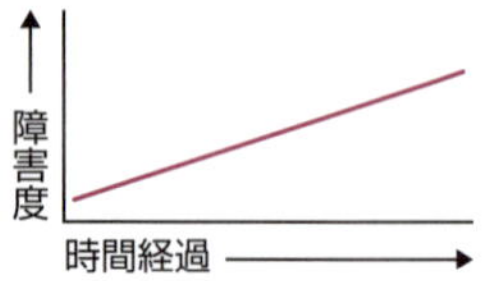 ![グラフ:右上がり]	一次進行型MS ＊発症時から急性増悪がない一次進行型MSの診断要件：1年以上にわたり緩徐に増悪する神経症状＋MRI・髄液所見が一定基準を満たす	発症初期から慢性進行性に経過する 再発はないとされるが，再発が重なったり，1度再発再発後に進行性の経過を辿ったりする病型も含む	日本人では約5% 男：女＝1：1 平均発症年齢40歳 二次進行型MSより進行は速い
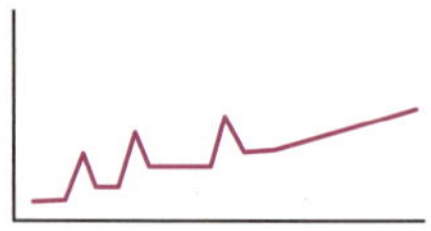 ![グラフ:小さな再発後右上がり]	二次進行型MS	再発寛解型MSの内，発症後15〜20年で再発がなくても障害が進行する 二次進行型MSに移行後も急性増悪が起こり得る	日本人では約8%
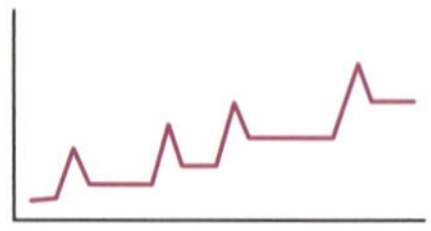 ![グラフ:再発寛解パターン]	再発寛解型MS	自然経過に基づき再発・寛解を繰り返す	日本人では約85% 平均発症年齢30歳 一定期間，再発やMRIで疾患活動性を示唆する病変がない場合は再発寛解型MS-not activeと分類

図5 多発性硬化症の病型による分類[8, 9)改変, 7)より引用]

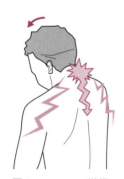

図6 Lhermitte徴候

1）急性期治療

急性期には炎症を抑えて機能回復を促進することを目的に，ステロイド薬が使用されます．症状の改善が乏しい場合は追加のステロイドパルス療法，血液浄化療法も検討します．

2）再発・進行予防

MSの再発抑制効果や，身体的障害度の進行抑制効果がある疾患修飾薬が使用されます．薬物療法だけでなく，後遺症に対する対症療法やリハビリテーションを実施します．

理学療法評価

MSの症状は脱髄部位により異なり，運動障害には痙縮や運動失調が合併することがあります．障害に応じた検査を選択する必要があり，以下におもな症状に対する評価を概説します．増悪と寛解を繰り返しながら進行していくので，継続的な評価も重要です．

1）情報収集

医師，他職種から情報を収集します．本人・家族やソーシャルワーカーから生活，職業などを確認します．生活，運動時の疲労感などは詳細に把握しておきます．

2）視機能評価

脳神経検査，視野検査，視力検査，眼球運動の評価を行います．

3）運動麻痺，筋力の評価

運動麻痺はBrunnstrom stage，脳卒中機能評価法（SIAS）の運動機能などで評価し，筋力は徒手筋力検査，ハンドヘルドダイナモメーターで測定します．痙縮の評価として修正Ashworthスケール，筋緊張の検査を行います．

MS患者は健常者と比較して，膝屈曲伸展筋の最大発揮筋力が低く，心肺機能の低下を認めます[12, 13]．また，筋力低下は上肢に比較して下肢で顕著に認めます．

4）協調性（運動失調）の評価，バランス障害の評価

協調性試験として，上肢（鼻指鼻試験，指鼻試

験，手回内回外試験，線引き試験），下肢（踵膝試験，足指手指試験），体幹（起き上がり検査）などを行います．

バランス能力の評価として，Romberg検査，Berg Balance Scale，functional reach test，Timed Up and Go Test（TUG），重心動揺検査を行います．

5）歩行評価

MS患者の約75％に下肢筋力の低下や運動麻痺の影響によって，歩行能力になんらかの問題があります[14]．10 m歩行テストなどを用いて評価を行います．

6）易疲労性の評価

運動耐容能として歩行が可能であれば6分間歩行テスト，2分間歩行テストを行い，生理的コスト指数（PCI），運動時の疲労をModified Fatigue Impact Scale（MFIS），Borg Scaleを用いて評価します．

7）感覚障害，疼痛・しびれ感の評価

MS患者の29〜86％はなんらかの疼痛を有しています．感覚評価だけでなく，NRSやVASを使用した疼痛評価を行います．

8）嚥下障害・構音障害の評価

運動麻痺による嚥下・構音障害，小脳性の構音障害が生じ，おもに口腔期・咽頭期が障害されます．構音障害の検査，呼気時間の測定，改訂水飲み試験，嚥下造影検査（VF）などを行います．

9）呼吸障害の評価

呼吸にかかわる筋力の低下によって，誤嚥性肺炎や急性呼吸不全の原因となります．必要に応じて呼吸機能検査を行います．

10）高次脳機能障害，認知障害の評価

MS患者の40〜70％に認知機能障害を合併します[15]．とくに情報処理速度，視覚的な学習，長期記憶は影響を受けやすいです．改訂長谷川式簡易認知評価スケール，MMSE，WAISや遂行機能検査，TMTなどを実施します．

理学療法介入

患者の症状に合わせたリハビリテーションを行

います．初期から認知機能が低下することがあるので，認知・高次脳機能評価を行います．また，易疲労性や体温上昇により症状が悪化するため，負荷量や実施場所に配慮します．再発による後遺障害がある場合は，補装具や日常生活用具，就学・就労への社会的な支援についても検討し，生活の再構築のためにさまざまな専門職が連携した継続的な支援を行います．

外観的にわかりにくいしびれや痛み，倦怠感や易疲労性などは「怠けている」との誤解を招きやすいため，心理的な支援も必要です．一方，専門的なリハビリテーションを継続的に提供できる施設は少なく，生活の中での自主トレーニングの継続も重要です．

●病期別理学療法

1）急性期

炎症症状により髄鞘が破壊され，症状や障害が進行する時期です．ある程度の安静は必要ですが，廃用症候群の予防のために，体位交換，良肢位保持，関節可動域運動，呼吸理学療法などを実施します（図7）．その際には，易感染状態であることを考慮し，標準予防策を徹底します．

2）回復期

急性期を経過して，再髄鞘化が始まる回復期に移行後は易疲労性に注意しながら積極的にリハビリテーションを実施していきます．さまざまな症状が出現するので，その病態に応じたリハビリテーション（関節可動域運動，筋力増強運動，バランス運動，基本動作練習，歩行練習など）を実施します．

推奨される運動の例を参考に練習メニューを組んでいきます（表2）[16, 17]．

歩行障害が重度の場合は，部分免荷トレッドミル歩行練習（Body Weight Supported Treadmill Training：BWSTT）やロボット補助を利用した歩行練習が有効な場合もあります．

MS患者の個人の能力や嗜好などを考慮した個別のプログラムを立案します．

3）安定期

症状は安定していますが，増悪と寛解によって障害が残存している場合もあるため，支援制度・

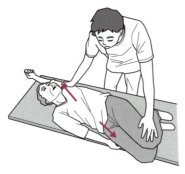
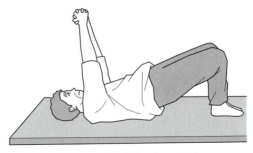

a 呼吸状態や廃用の予防　　　　　　　　　　　　b 筋力維持と廃用の予防

図7 症状や障害に合わせて運動療法を組み立てる
a：肩を固定して骨盤を回旋させながら前胸部・腰背部を中心としたストレッチを行う.
b：両手を前方突出させ，ブリッジ運動を行う.

表2 多発性硬化症患者に推奨される運動例[16, 17]より改変

	有酸素運動		筋力トレーニング	
推奨	Dalgasら	Latimer-Cheungら	Dalgasら	Latimer-Cheungら
頻度	週に2〜3回	週2回	週2〜3回	週2回
時間	10〜40分	30分	1〜3セットで開始/数カ月後に3〜4セットへ	2セット
強度	最大心拍数の60〜80%/最大酸素摂取量の50〜70%	中等度（3〜6 METS）	15最大反復回数程度で開始/ゆっくりと8〜10最大反復回数へ	10〜15最大反復回数

社会支援を活用します．残存する障害に合わせた理学療法や，生活環境調整や補装具・福祉用具の支援も必要です．介護保険制度は65歳以上のため，64歳未満の場合に居宅介護を利用するためには障害者総合支援法下でのサービスの利用を検討します[18]．一般を含めた就労支援では，ハローワークでの失業保険給付の手続きや，求職相談，障害者雇用の利用をすすめます．安定期であっても，高温環境，易疲労性に注意して，過度な運動を避けながらも，生活レベルを向上させます．

MS患者は，運動に伴う疲労感や機能障害により身体活動レベルが低く，運動不足になりやすいです．水中での運動は体温の上昇を抑えて運動が出来ることから，自宅近くのスポーツ施設での運動を推奨します．その際，水温には注意するよう指導します．

在宅ケアにおけるリハビリテーションは症状の進行に伴う身体的な変化に合わせた代償方法の習得，動作の再獲得，廃用症候群を含めた合併症の予防など，理学療法士の役割は多岐にわたります．

トピックス

・EDSS<6.0程度のMS患者に軽〜中等度の運動負荷で，筋力増強・持久力・バランス・歩行練習を行うと，運動耐容能・筋力・バランス能力・易疲労性・歩行能力・健康関連QOLが有意に改善したとの報告があります[5]．EDSS≧6.0のMS患者の運動療法では，従来の抵抗運動を実施することにより健康状態や身体機能あるいは症状予後，トレーニング効果を増強させる可能性を指摘しています[19]．

筋萎縮性側索硬化症

> **エッセンス**
>
> - 筋萎縮性側索硬化症（amyotrophic lateral sclerosis：ALS）は，上位運動ニューロンと下位運動ニューロンの両者が選択的に侵される進行性の神経変性疾患です．症状としては，全身の筋萎縮が進行します．
> - 筋萎縮は四肢体幹だけでなく，呼吸筋にもおよび，人工呼吸器を使用しないと3〜5年で死に至ります．発症から侵襲的換気療法，または死亡までの期間の中央値は20〜48カ月とされています．

筋萎縮性側索硬化症とは

●病態

脊髄の側索には，皮質脊髄路とシナプスを形成する脊髄前角に運動ニューロンの細胞体が存在します．筋萎縮性側索硬化症（amyotrophic lateral sclerosis：ALS）は，その部分に変性が生じることで，上位ニューロンと下位運動ニューロンが侵され，筋萎縮が生じます（図8）．四肢麻痺に続いて顔面筋，眼球運動を司るすべての随意筋が侵され，5〜10％が完全閉じ込め状態（Totally locked-in state：TLS）に陥ります（図9）．前頭側頭型認知症（Frontotemporal dementia：FTD）が生じることもあります．病理学的にALSは前頭側頭型認知症と同じくTDP43が蓄積します[1]．しかし，未だ明確な原因はわかっていません．

●診断

ALSに特異的な診断マーカーはなく，厚生労働省神経変性疾患調査研究班の診断基準をもとにALSの診断がされます（表3）[2]．筋電図検査では，神経原性変化の高振幅電位が認められます．

●症状

上位運動ニューロンの障害により，痙縮をともなった運動麻痺，病的反射が出現します．下位運動ニューロンの障害により，腱反射の減弱や，筋

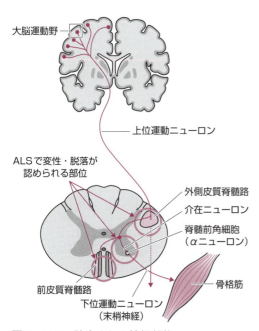

図8　ALSで障害される神経部位

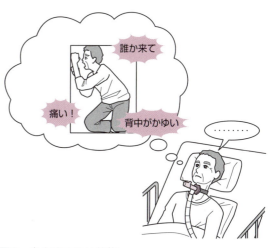

図9　完全閉じ込め状態

表3 ALSの診断基準[2]

1 主要項目
　(1) 以下の①-④の全てを満たすものを，筋萎縮性側索硬化症と診断する．
　　①成人発症である．
　　②経過は進行性である．
　　③神経所見・検査所見で，下記の1か2のいずれかを満たす．
　　　身体を，a. 脳神経領域，b. 頸部・上肢領域，c. 体幹領域（胸髄領域），d. 腰部・下肢領域の4領域に分ける
　　　（領域の分け方は，2 参考事項を参照）．
　　　下位運動ニューロン徴候は，(2) 針筋電図所見（①または②）でも代用できる．
　　　1. 1つ以上の領域に上位運動ニューロン徴候をみとめ，かつ2つ以上の領域に下位運動ニューロン症候がある．
　　　2. SOD1遺伝子変異など既知の家族性筋萎縮性側索硬化症に関与する遺伝子異常があり，身体の1領域以上に上位及び下位運動ニューロン徴候がある．
　　④鑑別診断で挙げられた疾患のいずれでもない．
　(2) 針筋電図所見
　　①進行性脱神経所見：線維性収縮電位，陽性鋭波など．
　　②慢性脱神経所見：長持続時間，多相性電位，高振幅の大運動単位電位など．
　(3) 鑑別診断
　　①脳幹・脊髄疾患：腫瘍，多発性硬化症，頸椎症，後縦靱帯骨化症など．
　　②末梢神経疾患：多巣性運動ニューロパチー，遺伝性ニューロパチーなど．
　　③筋疾患：筋ジストロフィー，多発筋炎など．
　　④下位運動ニューロン障害のみを示す変性疾患：脊髄性進行性筋萎縮症など．
　　⑤上位運動ニューロン障害のみを示す変性疾患：原発性側索硬化症など．
2 参考事項
　(1) SOD1遺伝子異常例以外にも遺伝性を示す例がある．
　(2) まれに初期から認知症を伴うことがある．
　(3) 感覚障害，膀胱直腸障害，小脳症状を欠く．ただし一部の例でこれらが認められることがある．
　(4) 下肢から発症する場合は早期から下肢の腱反射が低下，消失することがある．
　(5) 身体の領域の分け方と上位及び下位運動ニューロン徴候は以下のようである．

	a. 脳神経領域	b. 頸部・上肢領域	c. 体幹領域（胸髄領域）	d. 腰部・下肢領域
上位運動ニューロン徴候	下顎反射亢進 口尖らし反射亢進 偽性球麻痺 強制泣き・笑い	上肢腱反射亢進 ホフマン反射亢進 上肢痙縮 萎縮筋の腱反射残存	腹壁皮膚反射消失 体幹部腱反射亢進	下肢腱反射亢進 下肢痙縮 バビンスキー徴候 痙縮筋の腱反射残存
下位運動ニューロン徴候	顎，顔面舌，咽・喉頭	頸部，上肢帯，上腕	胸腹部，背部	腰帯，大腿，下腿，足

萎縮（図10），**筋力低下**，脊髄運動ニューロンの障害を反映する**線維束性収縮**（運動神経の障害によって筋肉が細かくぴくぴくと小さいけいれんのような動き）もみられます．上位運動ニューロンと下位運動ニューロンの出現のしかたは症例によって大きく異なりますが，経過とともに弛緩性完全四肢麻痺となります．

発症様式によって**上肢型，下肢型，球麻痺型**に分けられます．上肢型は小手筋の筋萎縮（全体の50～60％），下肢型は下肢の遠位筋，球麻痺型は

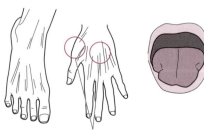

母指球筋や背側骨間筋の萎縮が目立ち，小指球は比較的保たれる

図10　筋萎縮
ALS患者の初期症状は，手足の麻痺による運動障害で，手，足，舌の筋が萎縮していきます．

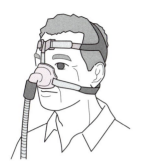
鼻マスク

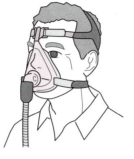
口鼻マスク

図11 非侵襲的人工換気（NIV）

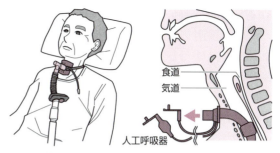
図12 気管切開下陽圧人工換気（TPPV）

球症状（構音障害，嚥下障害，舌の萎縮）から始まり全身におよびます．症状が進行すると全身の筋萎縮が顕著になりますが，運動ニューロンが選択的に侵されるため感覚障害や認知機能は末期まで保たれます．眼球運動障害，他覚的感覚障害，膀胱直腸障害，褥瘡は末期まで起こりにくい（四大陰性症状）ですが，療養が長くなるとこれらの一部が認められることもあります．

● 疫学

5〜10％程度は遺伝性ですが，大部分は孤発性に発症します．有病率は10万人あたり7〜11人でやや男性に多いです．60歳台をピークに，20〜80歳台まで幅広い年代に発症します．

● 治療

進行を遅らせる効果が期待される薬剤（リルゾール）が用いられます．しかし，進行を止める治療法はなく，人工呼吸器を使用しなければ発症から2〜5年で呼吸不全を起こし死に至ります．呼吸不全をきたした場合には，非侵襲的人工換気（Non-invasive Ventilation：NIV）（図11）を実施するか否かの選択をする必要があります．日本は欧米と比較して多くの患者が気管切開・長期呼吸器管理をしています．Tagamiらは欧米患者の33％が気管切開下陽圧人工換気（TPPV）（図12）を装着した場合，TPPV後の生存期間は平均49.1カ月と報告しています[4]．

わが国では重症度分類2以上が，医療助成制度の対象となっています．

理学療法評価

『筋萎縮性側索硬化症ガイドライン2021（改訂2023）』[3]より「心身機能・日常生活活動をできるかぎり維持・改善し，社会参加を促し，患者と家族のQOLを維持・向上させること」がリハビリテーションの目的としています．

発症当初は歩行可能であっても，徐々に独歩での歩行が困難になり，杖や歩行器，車椅子の使用へと移動能力の低下が生じます．日々進行する障害に応じた評価を行います[5]．

ALSは数年以内に人工呼吸器管理を必要とし，未だに完治できる治療法がないため死に至る疾患です．そのためALS患者の理学療法評価を行う前に患者・家族への告知の状況を把握しておきます．

1）筋力の評価

筋力評価には徒手筋力検査（MMT），ハンドヘルドダイナモメーター（HHD）を用いて各筋の筋力低下の程度を把握します．進行によって身体部位別の筋力に差が生じます．また，検査後に筋力低下を引き起こすこともあるので注意が必要です．また，針筋電図検査を実施し，神経系のどのレベルで問題が生じているか把握します．

2）関節可動域の評価（ROMt）

筋力低下や筋萎縮に伴う不動や筋力のアンバランスにより関節可動域の低下が生じやすいため，定期的に可動域を評価します．これは四肢だけでなく，胸郭の可動性の低下も引き起こし，拘束性換気障害につながります．

3）呼吸機能の評価

胸郭の可動性の低下，呼吸筋麻痺によって拘束性換気障害が進行します．そのため，呼吸機能検査では，肺活量（VC）と努力性肺活量（FVC）を評価します．マウスピースが口輪筋の筋力低下によって装着出来ない場合，マウスピースの代わりにマスクを接続して測定します．呼吸状態は機器による測定以外に，呼吸不全の徴候（図13）も参考にします[5]．そのほか，酸素飽和度測定や血液ガス分析を活用します．

気道クリアランスを保つことはNIVを維持するために重要です．そのため，咳嗽時のピークフローメータ（cough peak flow：CPF）の数値が重要です（表4）．

肺・胸郭のコンプライアンスの指標となるのは，最大強制吸気量〔強制吸気にて肺に溜められる空気の量（maximum insufflation capacity：MIC）〕です．MICは，肺の伸張性と胸郭可動性の評価で，流量計を用いて最大に息を吸って吐き出した呼気量を計測します．

4）嚥下・構音障害の評価

球麻痺症状では，延髄の運動性脳神経核（舌咽神経・迷走神経・舌下神経）が侵され，嚥下・構音障害が生じます．個人差がありますが，比較的急速に進行する場合が多いです．嚥下反射の低下，誤嚥などの咽頭期の障害が先行する場合と，舌萎縮や舌運動障害などの口腔機能障害が先行する場合とがありますが，進行すると両方とも重度に障害されます．嚥下機能の低下に対して，栄養管理を評価，誤嚥性肺炎や窒息の発生などのリスク管理を行っていきます．呼吸機能の不全と摂食嚥下障害は並行して進行することが多いです．

5）疼痛の評価

リハビリや動作時の刺激で誘発される激痛を伴う痙攣（有痛性筋痙攣）が生じることがあります．また，有痛性筋痙攣だけでなく，進行する筋力低下によって不動になりやすいです．不動により骨・関節・皮膚に持続的な圧がかかり疼痛が生じます．NRSで点数化するだけでなく，どのような痛みで，それがどの程度生活に影響をおよぼしているのかを聴取します．

6）不安・抑うつの評価

患者の抑うつは10～60％程度でみられ，告知後または嚥下障害・呼吸障害の出現時期に生じやすいです．抑うつの評価を行う以外にも，気分の変動がないか，傾聴してください．

7）疾患特有の評価

ALSの重症度分類（表5）[2]には厚生労働省による重症度分類，総合的な評価指標にはALS機能評価スケール改訂版（ALSFRS-R）[3]などを実施します．

理学療法介入

進行にあわせた理学療法介入が必要となりま

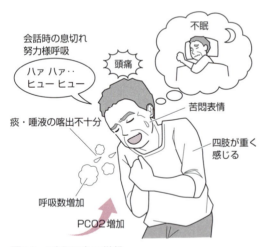

図13 呼吸不全の徴候

表4 咳嗽時のピークフローメータの数値

CPF≦160 L/min	日常的に分泌物の喀出困難
CPF＜160 L/min	気管挿管，気管切開が必要となる可能性がある
CPF≦270 L/min	呼吸器感染時や食事中の誤嚥に対して徒手や機械による排痰補助装置

表5　ALSの重症度分類[2]

1.	家事・就労はおおむね可能
2.	家事・就労は困難だが，日常生活（身の回りのこと）はおおむね自立
3.	自力で食事，排泄，移動のいずれか一つ以上ができず，日常生活に介助を要する
4.	呼吸困難・痰の喀出困難，あるいは嚥下障害がある
5.	気管切開，非経口的栄養摂取（経管栄養，中心静脈栄養など），人工呼吸器使用

す．身体的のみならず，精神的，社会的・職業的にも最大限の生活が獲得できるように介入をします．病院だけでなく，在宅医療を組み合わせて状態に応じた長期的な介入を考えます．

● **病期別理学療法**

1）ADLが自立している時期（ALS重症度分類1～3）

基本的には職業や社会的役割，ADL自立を維持することを目標とします．廃用を予防するだけでなく，過用（overuse）とならないように配慮しながら，起居移動動作，歩行練習，軽度の持久性運動を実施します．中等度の抵抗運動や有酸素運動は身体機能低下を抑制する効果があります．しかし，徒手筋力テストで3未満の筋に対しては運動を避け，全身運動も運動後の30分以上持続する疲労や筋痛をもたらす高強度の抵抗運動は注意を要します[6]．無理な筋力増強練習ではなく立ち上がり練習や動作練習のなかで筋力を維持できるよう練習内容を工夫します．

下肢型で下垂足を呈する場合には，軽量の短下肢装具を使用して歩行能力を維持します．

2）ADLに対して一部介助する時期（ALS重症度分類4・5）

残存機能を評価して，代償動作の指導，自助具や補装具の相談・指導，環境調整を行います．

また，胸郭のストレッチを含む呼吸理学療法を実施します．下肢体幹機能がよい場合はアンビューバック，人工呼吸器を使用した状態で歩行練習を実施します．

3）ADLに対して全介助する時期（ALS重症度分類6・7）

生命維持のための摂食・嚥下・呼吸の問題が顕著になってきます．安心して生活を営むための呼吸管理，栄養管理をチームで実施していきます．そのなかで呼吸理学療法，関節可動域訓練，マッサージなど呼吸や疼痛へのアプローチを中心に行っていきます．そのほかに残存機能を利用した介助機器の利用や支援体制を構築します．心理的なサポートを充実させるだけでなく，患者とともにQOLを維持・向上する支援をしていきます．

● **障害別理学療法**

1）関節可動域訓練

発症初期から各関節の可動性維持のために関節可動域訓練やストレッチなどを実施していきます．疼痛があっても防御的収縮が生じないため，愛護的に実施していきます（**図14**）．

2）呼吸理学療法

呼吸筋麻痺は，生命予後に直結するため呼吸不全症状が出現する前より呼吸理学療法を開始することが推奨されています[4]．「筋萎縮性側索硬化症診療ガイドライン2023」より，ALSの呼吸理学療法は機能維持として期待されています．またNIVはFVCが80％未満かつ起坐呼吸があるとされています．ただし％FVCが80以上であっても夜間（睡眠時）に低酸素，高二酸化炭素血症を認めることが指摘されています．最初は日中に20～30分のNIVの装着を目標に練習を行い，徐々に延長していきます．睡眠時に装着ができれば，日中の呼吸困難感が軽減するだけでなく，日中は装着せずにで生活できることが多いです．

早期から呼吸リハビリテーションを実施することは，呼吸をより良好な状態にすることができ，誤嚥予防にも有効です．腹式呼吸の指導，あるいは胸郭のストレッチや呼吸介助手技を実施します（**図15**）．

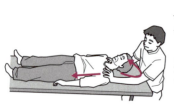 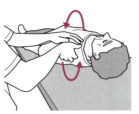 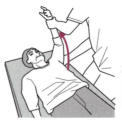 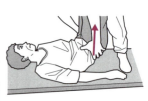

頸部後面のストレッチ　　肩甲骨周辺の可動性を引き出す　　肩関節屈曲（前胸部と広背筋の可動性を引き出す）　　腰背部のストレッチ

図14 頸部・胸郭・脊柱の関節可動域運動

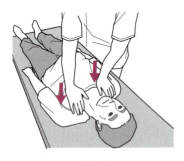 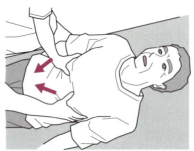 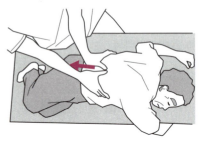

a 呼吸介助　　b 下部胸郭の呼吸介助（背臥位）　　c 下部胸郭の呼吸介助（腹臥位）

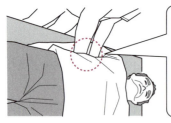 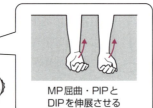

MP屈曲・PIPとDIPを伸展させる

d ポストリフト

図15 呼気・吸気の介助方法
a：呼気にあわせて胸郭を下方へ押し下げるように圧迫する，b，c：呼気に合わせて胸郭を尾側・下方へ押し下げるように圧迫する，d：脊柱の横に手指を当てて吸気と一緒に脊柱の伸展を促す．

3）基本動作練習・指導

　安全で効率的な動作方法を練習・指導をします．その際に疲労だけでなく，家族と一緒に練習を行い，家族にとって負担の少ない介助方法の取得も考えます．

　機能障害や能力低下のみに着目するのではなく，本人の意思を汲みとること，同居する家族や在宅スタッフの介護負担，介助量などを聴取し，少しでも長く在宅生活を継続できるよう支援します．

　活動時間の確保，長時間臥床による苦痛を緩和のために，車椅子乗車時間を設けることもあります．

4）補装具（補助具）や車椅子などの導入

　歩行が可能な状態で尖足が進行した場合は，短下肢装具（AFO）を使用して，立位・歩行練習を行います．筋力低下が進行しているため，短下肢装具は軽量なプラスチック製が望ましいです．上肢や手指の筋力低下が生じて，食事の際に箸やスプーンが持ちにくくなった場合などは自助具や，上肢挙上を補助する道具を検討・導入します（**図16**）．

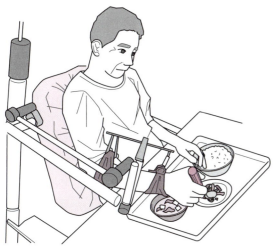

図16 補助具を使用した食事

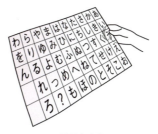
a 透明文字盤

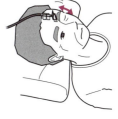
b ピンタッチスイッチ

図17 代償的なコミュニケーション手段の例
a：本人が文字盤の文字を見つめ，視線を介助者が読み取る．
b：眼球運動で生じた筋電を利用して，簡単な「はい・いいえ」などを判定する．

 徐々に歩行困難になると車椅子の検討が必要となります．症状の進行に伴い普通型からリクライニングまたはティルトリクライニング式車椅子へ移行し，頭頸部が保持できるようにヘッドレストを装着します．重度の患者には車椅子に人工呼吸器を搭載できるように設定します．

5）生活環境整備

 在宅生活を行うためには屋内の環境調整は必須です．改修が困難な場合にバリアフリー住宅を含め検討します．症状が進行すると家族や介護・看護師が多くの時間を共有するようになります．そのため，患者本人だけでなく，介護負担感なども聴取して環境調整をしていく必要があります．移乗の際にリフトを使用することで患者・介護者双方に負担なく行えます．排泄の場面に限らず，良い姿勢を保持するためにもリフトは必要不可欠な道具です[7]．

6）コミュニケーションに対するアプローチ

 外部とのコミュニケーション手段の確保は本人の尊厳を保つために重要です．重度のコミュニケーション障害を呈した場合，公的制度（補装具費支給制度）を利用して機器を購入し，練習を行います．拡大・代替コミュニケーション（Augmentative and Alternative Communication：AAC）手段として，筆談，指文字，文字盤，トーキングエイド，開閉眼による意思表示，視線による画面入力，口の形の読み取りなどさまざまな方法があります（**図17**）．

7）多職種でのアプローチ

 患者・家族を孤立させないためにどのような支援が必要か多職種で検討します．患者が<u>自律（autonomy）</u>を学習し，在宅療養を成功させるためにも重要す．

 先輩からのアドバイス

 ALSは急激な進行とともに，呼吸障害が顕著になります．その過程で機能障害にのみアプローチするのではなく，生活のどこに大変さを感じているかを聴取し，その生活を豊かにするポイントを一緒に探していくことが重要です．また，不動によって痛みや苦痛がある場合は，車いすなどに移乗して座位で活動する時間を設けることも大切です．福祉用具などの知識やアドバイスも適宜行っていくことで，生活の遂行度や満足度を上げることにつながります．

ギラン・バレー症候群

> **エッセンス**
>
> - ギラン・バレー症候群（Guillain-Barré syndrome：GBS）は，急速に進行する運動麻痺（弛緩性麻痺・筋力低下）を主徴とする末梢神経障害です．主症状として**左右対称性の筋力低下**が生じ，急性期には呼吸筋麻痺により人工呼吸器管理が必要になったり，疼痛を伴う異常感覚や感覚障害もみられたりします．
> - 急性期には全身管理と迅速な治療介入が重要ですが，一般的には予後は良好な疾患で，肢節の近位部から回復していきます．しかし，重篤な呼吸筋麻痺によって人工呼吸器を使用した場合などに回復が遅延して後遺障害が残存することがあります．

ギラン・バレー症候群とは

●病態

ギラン・バレー症候群（Guillain-Barré syndrome：GBS）は，ウイルスや細菌の感染などが契機で各種の抗糖脂質抗体が出現し，この一部が末梢神経を構成する糖脂質と特異的に結合して障害を引き起こす自己免疫性の末梢神経の脱髄疾患です．感染病原体としてキャンピロバクター，EBウイルス，サイトメガロウイルスなどが挙げられます．

GBSは髄鞘に対して自己抗体が働き，神経伝導を阻害してしまうため運動麻痺を中心とした症状が出現する疾患です．GBSは脱髄型GBSと軸索型GBS，混合型GBSに分けられ，わが国では脱髄型GBSが最も多いです[1]．脱髄型GBSに比べて軸索型GBSでは進行が早く，症状は重度になりやすいです．（図18）．

●診断

GBSの診断基準にはNational Institute of Neurological and Communicative Disorders and Stroke（NINCDS）による基準が用いられます[2]．電気生理学的検査では，発症初期には伝導速度遅延はみられず，2週間程度経過すると運動神経伝導速度の著しい低下と遠位潜時の延長，時間的分散現象，伝導ブロックなどの特徴的な所見を呈します．重症度分類にはHughesの機能グレード尺

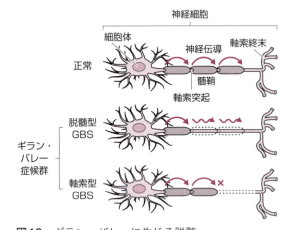

図18　ギラン・バレーに生じる脱髄
髄鞘に障害が起きる，または自己抗体そのものに神経伝導が障害され，情報の伝達がスムーズに行かなくなります

度（機能的重症度分類）を使用します（**表6**）．また，EGOSは予後予測モデルで下位項目から算出されたスコアによって発症後6カ月後に自力歩行が可能かどうかを評価します．近年はmEGOSが用いられます（**表7**）．

●症状

GBS症例の60〜70％に前駆症状として，発症の1〜2週間前に上気道感染（咳，発熱，咽頭痛）や下痢などが生じます．その週間後，左右対称性の**弛緩性麻痺**が急速に進行するのが特徴です．弛緩性麻痺は下肢から進行し，下肢遠位部から上行し，上肢および中枢部へ拡大していきます．また，筋力低下よりも感覚機能の低下が先行する場合が多く，四肢末梢の手袋-靴下型の感覚障害や

表6 Hughesの機能グレード尺度

グレード0	正常
グレード1	軽微な神経症候を認める
グレード2	歩行器，またはそれに相当する支持なしで5mの歩行が可能
グレード3	歩行器，または支持があれば5mの歩行が可能
グレード4	ベッドあるいは車椅子に限定（支持があっても5mの歩行が不可能）
グレード5	補助換気を要する
グレード6	死亡

表7 mEGOSスコア（Modified Erasmus GBS outcome score）

項目	状態	得点	
発症年齢（歳）	≦40	0	
	41〜60	1	
	>60	2	
4週以内の先行する下痢	無	0	
	有	1	
MRC sum score*	**score**	**入院時**	**入院7日目**
	51〜60	0	0
	41〜50	2	3
	31〜40	4	6
	0〜30	6	9
	計	0〜9	0〜12

異常感覚（しびれ）が生じますが，脱失まで至ることはまれです．感覚障害は運動障害と比較して軽度であることが多いです．これらの神経症状は4週間以内で極期に達し，その後は緩やかに改善します．約30％の患者は極期で呼吸不全を呈し，重度な場合はICUでの管理が必要となる場合があります．重症度と合併症の有無によって異なりますが，極期が過ぎると基本的には回復していき，発症後4〜6カ月頃には，症状が改善していることが多いです．呼吸機能が重篤な場合などは回復が遅れ，後遺症を残すこともあります．急性期における呼吸不全を伴う重症例での死亡率は2〜18％です（**図19**）．死亡例は，人工呼吸器管理が必要となり肺炎を合併した場合が多いです．軸索障害型GBSに比べ脱髄型GBSのほうが予後は良好です．

先行する下痢，高齢（50歳以上），発症初期に四肢筋力の高度な低下を認めると，GBS発症後の半年〜1年は独歩不能になります[3]．GBSは単相性ですが，一部で再発もみられ，約10％で不完全回復後の再燃もあります．予後不良な因子も考慮して対応します．

●疫学

わが国の年間発症率は人口10万人あたり1.15人で，男女比は3：2でやや男性に多いです．

●治療

GBSに対する治療は，免疫グロブリン大量静注療法，単純血漿交換療法が第1選択となります．

理学療法評価

ICUや人工呼吸器管理下にあるときから二次的障害・廃用予防および呼吸機能維持のためのリハビリテーションを行います．GBSの病態の進行の程度，患者の状態に合わせた理学療法評価を行います．

1）運動機能の評価

徒手筋力検査法（MMT）によって筋力低下を評価し，筋力低下の分布と程度を把握します．

2）感覚機能・疼痛の評価

疼痛は多くの症例で認められ，四肢に自発痛や長期臥床による腰背部の痛みが生じることがあります．感覚障害，疼痛の有無と程度を評価します．

3）脳神経麻痺・嚥下障害の評価

約50％に顔面神経麻痺（片側性＜両側性），約

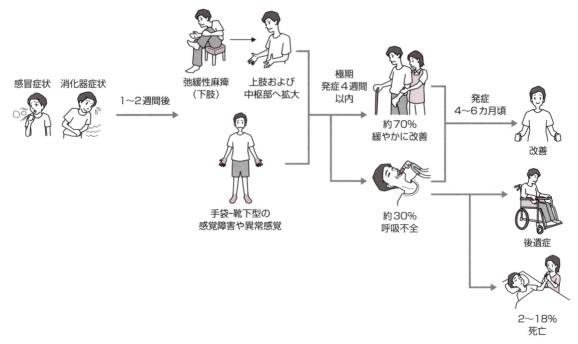

図19 ギラン・バレー症候群の経過

30％に球麻痺，約10％に外眼筋麻痺がみられます．咽頭筋麻痺として嚥下障害・構音障害，眼症状として外眼筋麻痺（複視；眼が外側に向けられない）の眼球運動障害が生じます．誤嚥の有無を確認するため，改訂水飲みテストや嚥下造影検査などを実施します．

4）呼吸機能障害の評価

呼吸筋麻痺によって拘束性換気障害が生じます．重症な場合は人工呼吸器管理を必要とする場合があります．最大の死因は気道感染であり，呼吸不全に加え，合併症に注意が必要です．肺炎や無気肺の有無の確認のために胸部聴診，胸部X線，血液ガスの数値を確認します．

5）自律神経障害の評価

徐脈または頻脈（洞性），起立性低血圧，一過性高血圧，局所性無汗，浮腫，膀胱直腸障害などが患者の約50％にみられます．定期的なバイタル測定を行い，姿勢変更時には胸部不快感の有無を聴取します．経時的に四肢の周径を計測し，浮腫の状況を把握します．

理学療法介入

GBSは急性期から極期，極期から回復期までで状態が異なるため，患者の症状に合わせたリハビリテーションの方針を考えます．『ギラン・バレー症候群，フィッシャー症候群診療ガイドライン2013』[2]では，「GBSでは運動機能後遺症を残す例もあり，リハビリテーションによる機能予後の改善が期待される．リハビリテーションの介入すべき期間など，長期的なリハビリテーションの必要性を重視する知見が蓄積されつつある．」と

 先輩からのアドバイス

神経筋疾患全体を通して，漸増抵抗運動は過用性の筋力低下につながるため注意が必要です．筋力増強練習を行う場合は低負荷・高頻度を意識した反復運動とします．また，局所的な筋力増強運動によって強い筋疲労が起きる場合は，できるだけ全身運動などの基本動作練習を主体とした練習を行います．

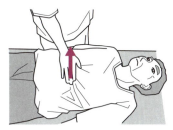

図20 呼吸運動の補助とトレーニング
腹式呼吸で腹部に置いた手を押し上げるように吸気を促します．患者自身のトレーニングも可能で，両手を腹部において，その手を押し上げるように指示します．

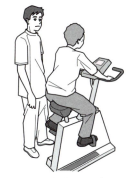

図21 自転車エルゴメータ

しています．

● 病期別理学療法

1）急性期～極期におけるリハビリテーション

運動麻痺が進行している急性期では良肢位保持や関節可動域運動を中心に実施し，全可動範囲をゆっくり愛護的に動かしていきます．虚血性低下によって末梢神経の再生を障害する恐れがある場合には過度な運動・伸展を行わないように注意します．

座位保持練習時には血圧の変動（起立性低血圧）に留意して，下肢弾性包帯などを使用します．段階的な方法としてティルトテーブルを使用した起立練習も行います．

呼吸機能障害の改善，誤嚥性肺炎などの予防のために，重症度に応じて適切な呼吸機能評価および呼吸理学療法を実施します．呼吸理学療法には呼吸介助手技や吸気を促すポストリフト，腹式呼吸の指導も含まれます（図20）．呼吸筋麻痺によって人工呼吸器管理が必要となった場合は，呼吸機能の回復とともに呼吸運動を確認しながら離脱を図ります．人工呼吸器管理中であっても，体位交換による排痰や胸郭を全体的に使うような腹式呼吸の指導を行います．

2）極期～回復期におけるリハビリテーション

通常，症状の進行は2～4週でピークを迎え，徐々に回復していきます．回復に伴い，関節可動域運動，筋力増強運動，持久力運動を中心としたリハビリテーションを開始し，基本動作練習，ADL練習へとつなげていきます．MMTが0の場合は他動運動だけでなく，廃用予防のために低周波電気治療を行います．

(1) 負荷量

再燃につながらないように負荷量に留意します．しかし，客観的な負荷量の指標はないため，自覚的疲労度と筋肉痛を目安にします．過負荷にならない運動量として，1回あたりの運動量および練習時間を短くし，疼痛・疲労，こわばりが増悪せずに翌日にも持ち越さない程度にします．個々の筋力増強練習を繰り返すのではなく，基本動作やADL動作訓練のなかで全身運動を実施します．

(2) 疼痛

末梢神経障害に対する疼痛に対しては薬物療法以外に物理療法（温熱）を検討します．

(3) 装具や自助具の使用

歩行や日常生活活動獲得のために装具や自助具の使用や環境調整が必要なことがあります．装具は過剰なサポートならないように軽量なプラスチック製を検討します．

(4) 身体機能面に対するリハビリテーション

入院患者に対する歩行トレーニングやストレッチング，筋力増強運動などは関節拘縮予防，筋力低下予防・改善に効果が期待できます．また，自転車エルゴメータを行うことで，自覚的な疲労感の軽減や体力，下肢筋力の向上を図ることができ，全身持久力や運動機能の改善のために有用です（図21）．

軸索型GBSの重症例では回復までに発症から1～5年以上を要することがあります．発症から数年経過していても歩行の自立，在宅生活の復帰，復職などが可能になった例もあるため，長期的な視点が重要です．

確認してみよう！

- 神経筋疾患に対する（　①　）運動は，（　②　）性の筋力低下つながるため注意が必要です．
- 多発性硬化症患者の理学療法では（　③　），（　④　）現象に注意して運動負荷を設定する．
- 筋萎縮性側索硬化症における四大陰性症状は，（　⑤　），（　⑥　），（　⑦　），（　⑧　）ですが，療養が長くなるとこれらの一部が認められることもあります．
- 筋萎縮性側索硬化症では，胸郭の可動性の低下，呼吸筋麻痺によって（　⑨　）換気障害が生じるため，初期から胸郭のストレッチなどを実施する．
- ギラン・バレー症候群では先行する（　⑩　）がみられる．脱髄型は（　⑪　）型より予後が良好で，肢節（　⑫　）から回復する．

解答

①漸増抵抗　②過用　③易疲労性　④ウートフ（Uhthoff）　⑤眼球運動障害
⑥他覚的感覚障害　⑦膀胱直腸障害　⑧褥瘡　⑨拘束性　⑩感染症　⑪軸索　⑫近位部
＊⑤〜⑧は順不同

（松田雅弘）

引用・参考文献

〈多発性硬化症〉
1) 医療情報科学研究所：病気がみえるvol.7　脳・神経，第2版，メディックメディア，2017.
2) International Multiple Sclerosis Genetics Consortium：Multiple sclerosis genomic map implicates peripheral immune cells and microglia in susceptibility. Science, 365：eaav7188, 2019.
3) 渡邉充：多発性硬化症と類縁疾患．Japan Journal of Clinical Research in Dysarthria 9, 46-52, 2019.
4) Thompson AJ, Banwell BL, Barkhof F, et al：Diagnosis of multiple sclerosis：2017 revisions of the McDonald criteria. Lancet Neurol 17, 162-173, 2018.
5) 「多発性硬化症・視神経脊髄炎診療ガイドライン」作成委員会編：多発性硬化症・視神経脊髄炎診療ガイドライン2017. 医学書院，2017.
6) 潮見泰藏（編）：ビジュアル実践リハ　脳・神経系リハビリテーション　カラー写真でわかるリハの根拠と手技のコツ．羊土社，2012.
7) 早乙女貴子：多発性硬化症・視神経脊髄炎のリハビリテーション．Clinical Rehabil 27, 434-443, 2018.
8) 辻省次（総編集），吉良潤一（専門編集）1多発性硬化症と視神経脊髄炎アクチュアル脳・神経疾患の臨床．中山書店，2012.
9) 和田直樹：多発性硬化症・視神経脊髄炎に対するアプローチ．MB

Med Reha 171：69-74, 2014.

10) Kurtzke JF：Rating neurologic impairment in multiple sclerosis：an expanded disability status scale (EDSS). Neurology 33, 1444-1452, 1983.

11) Kurtzke JF：On the evaluation of disability in multiple sclerosis. Neurology 11, 686-694, 1961.

12) Lambert CP, Archer RL, Evans WJ：Muscle strength and fatigue during isokinetic exercise in individuals with multiple sclerosis. Med Sci Sports Exerc 33, 1613-1619, 2001.

13) Mostert S, Kesselring J：Effects of a short-term exercise training program on aerobic fitness, fatigue, health perception and activity level of subjects with multiple sclerosis. Mult Scler 8, 161-168, 2002.

14) Rietberg MB, Brooks D, Uitdehaag BM, et al：Exercise therapy for multiple sclerosis. Cochrane Database Syst Rev 1：CD003980, 2005.

15) Rocca MA, Amato MP, Stefano ND, et al：Clinical and imaging assessment of cognitive dysfunction in multiple sclerosis. Lancet Neurol 14, 302-317, 2015.

16) Daglus U, Stenager E, Ingemann-Hansen T：Multiple sclerosis and physical exercise：recommendations for the application of resistance-, endurance- and combined training. Mult Scler 14, 35-53, 2008.

17) Latine-Cheung AE, Martin Ginis KA, Hicks AL, et al.：Development of evidence-informed physical activity guidelines for adults with multiple sclerosis. Arch Phys Med Rehabil 94, 1829-1836, 2013.

18) 深澤俊行：在宅ケア・就労支援・リハビリテーション．日臨72, 2045-2050, 2014.

19) Edwardsa T, Pilutti LA：The effect of exercise training in adults with multiple sclerosis with severe mobility disability：A systematic review and future research directions. Multi Scler Relat Disord 16, 31-39, 2017.

〈筋萎縮性側索硬化症〉

1) Chia R, et al：Novel genes associated with amyotrophic lateral sclerosis：diagnostic and clinical implications. Lancet Neurol, 17(1)：94-102, 2018.

2) 厚生労働省ホームページ：https://www.mhlw.go.jp/file/06-Seisakujouhou-10900000-Kenkoukyoku/0000089881.pdf（2023年11月5日参照）

3) Tagami M, et al：Tracheostomy and invasive ventilation in Japanese ALS patients：decision-making and survival analysis：1990-2010. J Neurol Sci 344, 158-164, 2014.

4) 筋萎縮性側索硬化症診療ガイドライン作成委員会：筋萎縮性側索硬化症ガイドライン2023．南江堂, p172, 2023.

5) 近藤清彦：ALSの人工呼吸器療法．脊髄外科, 27(3)：221-229, 2013.

6) 鈴木則宏（監修）青木正志（編集）：運動ニューロン疾患．中外医学社, 190-196, 2017.

7) 小林貴代：排泄を助ける環境作り〔島崎亮司・他（編）：在宅医療の排尿管理と排泄ケア〕．pp161-172, 南山堂, 2018.

〈ギラン・バレー症候群〉

1) 芳川浩男：ギラン・バレー症候群の疫学．BRAIN and NERVE 67, 1305-1311, 2015.

2) 日本神経学会：ギラン・バレー症候群, フィッシャー症候群診療ガイドライン．南江堂, 2013.

3) Bussmann JB, Garssen MP, Doom PAV et al.：Analysing the favourable effects of physical exercise：relationships between physical fitness, fatigue and functioning in Guillain-Barré syndrome and chronic inflammatory demyelinating polyneuropathy. J Rehabil Med 39, 121-125, 2007.

第15章

脳腫瘍および頭部外傷（脳挫傷）の理学療法

エッセンス

- 頭部外傷（脳挫傷）に対する脳神経外科的治療として，**腫瘍・血腫除去術**，**減圧開頭術**，**ドレナージ**，**集学的治療（放射線治療や薬物療法などを併用）**，栄養管理，感染予防，深部静脈血栓予防，痙攣予防などがあります．
- 脳腫瘍や脳挫傷の急性期や周術期では**早期より理学療法が開始**されます．その背景には，**長期鎮静**，**長期臥床**に伴う**二次的合併症**が生命予後を不良とすることが知られており，**早期離床**を実施していくことが求められているからです．
- 脳神経外科術後の集中治療は，一般的な術後管理に加え，術創部や脳脊髄液の循環を確保するために**脳圧管理**が行われます．移動や体位変換などの際はドレーンの管理や圧の設定に注意します．
- 頭蓋内腔は非常に感染に弱く，髄液を排除するドレーンは長期留置となる場合も多いため，無菌操作や逆流防止，排液操作などケアの前後で消毒を徹底します．したがって専門的な知識や技術に加え，**多職種と連携**していくことが重要です．

脳腫瘍とは

脳腫瘍とは頭蓋内の腫瘍の総称であり，頭蓋内組織から発生した**原発性脳腫瘍**と他臓器から転移した**転移性脳腫瘍**に分けられます（図1）．また，頭蓋内の発生部位により脳腫瘍を**脳実質内発生**と**脳実質外発生**に分けることができます．さらに全摘出すれば治癒が期待できる**良性腫瘍**と全摘出しても治癒が期待できない**悪性腫瘍**に分けることができます[1]．

1) 原発性脳腫瘍

原発性脳腫瘍とは，もともと脳の中にある正常な細胞が腫瘍化したものを指します．脳実質外発生は，脳を包んでいる硬膜などに発生し，基本的に手術によって脳を傷つけずに全摘出が可能です．それに対して，脳実質内発生は，脳そのものを構成している組織や細胞に発生するため，手術による全摘出が困難です．

2) 転移性脳腫瘍

転移性脳腫瘍とは，脳以外の臓器にある悪性腫瘍が，脳へ転移してきたものを指します．転移性脳腫瘍の約半数が，**肺がんの転移**です．先に脳腫瘍がみつかり，全身を調べてみたらほかの臓器に原因となっているがんがみつかるケースもあります．

頭部外傷（脳挫傷）とは

頭部外傷には，皮膚の外傷である皮下血腫，頭蓋骨の外傷である頭蓋骨骨折，脳の外傷である脳震とうや**脳挫傷**などが含まれます．交通事故によ

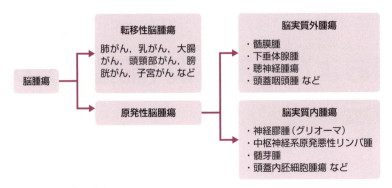

図1　脳腫瘍の分類

る頭部外傷は約半数を占めています[2]．

　頭蓋骨の下にある硬膜は硬く白い膜（アクリルファイルくらいの硬さ）で脳を包み保護しています．しかしながら，交通事故や高所からの転落事故など，頭部に大きな外力が加わる高エネルギー外傷では，硬膜の下に存在する脳が直接的なダメージを受けることがあります．脳に大きな外力が加わり，脳組織の一部が挫滅，崩壊して，出血することを脳挫傷といいます．脳挫傷は，衝撃を受けた部位の直下に生じる直撃損傷（クー外傷）と，衝撃を受けた部位の反対側に生じる対側損傷（コントラクー外傷）の2種類に分類されます（図2）．頭部に対する強い外力により，髄液で満たされた脳は，強い力で一方へ押され，頭蓋骨内面に衝突します．するとその反動により脳が反対方向へ引き戻され，対側の頭蓋骨に衝突して損傷を受けます．直撃損傷よりも，対側損傷の方が，脳のダメージが大きいことが多いです[3,4]．

1）急性硬膜外血腫

　急性硬膜外血腫の頻度は全頭部外傷の1～3％，致命的頭部外傷の5～15％を占めるといわれています．単純CTで頭蓋骨直下に両凸形，ときに三日月形の高吸収域が認められ，縫合線を超えません（第2章34頁図19参照）．

2）急性硬膜下血腫

　急性硬膜下血腫は，脳の表面に出血が起こり，出血した血液が硬膜とくも膜の間に溜まり，短時間のうちにゼリー状に固まって，脳を圧迫する状態です．ほとんどが大脳の表面に発生しますが，ごくまれに左右の大脳半球の間や小脳表面（後頭

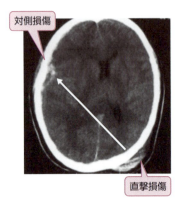

図2　直撃損傷と反動損傷

蓋窩）に発生することもあります（第2章34頁図19参照）．

3）外傷性くも膜下出血

　脳の表面にあるくも膜と脳実質との間に出血を起こした状態をくも膜下出血とよび，外傷によりこの部分に出血を起こしたものは外傷性くも膜下出血とよびます．外傷性くも膜下出血のみでは外科的治療の対象にはならず，基本的には薬による治療を行います．

4）慢性硬膜下血腫

　慢性硬膜下血腫は，ほかの外傷急性期の経過と異なり，脳と硬膜との間にゆっくりと（2週間～3カ月程度かけて）液体状の血腫が貯留することが特徴です．典型的には，軽度の頭部打撲をした2週間～3カ月ほど後に，頭痛や悪心，認知症（の出現や進行），片麻痺（ときに両側の麻痺）やこれに伴う歩行障害などが明らかとなり，診断に至ります．症状が出たときにはかなりの血腫が溜まっ

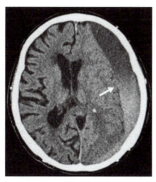

図3 慢性硬膜下血腫（CT画像）
緩徐進行のため血腫が血液成分（白い所）と血漿成分（黒い所）に分離したり、コントラストで見えたりすることがあります．脳実質の色と重なる場合もあるので見落とさないようにします．ミッドラインシフト（mid line shift）を伴わない場合が多いです．

ていることが多いです（図3）．血腫除去術により劇的に症状が改善することがあります．

脳腫瘍・脳挫傷の症状

脳腫瘍・脳挫傷が脳に発生し大きくなると、周囲には脳浮腫が生じます．脳腫瘍・脳挫傷や脳浮腫による症状は、頭蓋骨内部の圧力が高まるために起こる頭蓋内圧亢進症状と、脳腫瘍・脳挫傷が発生した場所の脳が障害されて起こる局所症状に分けられます．

●頭蓋内圧亢進症状（多くに共通して起こる症状）

脳は周囲が頭蓋骨に囲まれた閉鎖空間であるため、その中に脳腫瘍・脳挫傷ができると逃げ場がなく、その結果、頭蓋の中の圧力が高くなります．これによってあらわれる頭痛、吐き気、意識障害、血圧上昇、うっ血乳頭といった症状を、頭蓋内圧亢進症状といいます．脳腫瘍・脳挫傷が大きくなると、髄液の流れが悪くなり、脳室（脳の中の空洞）が拡大する水頭症を起こすことがあり、緊急に治療が必要になります．また、多量の血腫、脳浮腫による頭蓋内圧亢進が進行すると脳が下方向に飛び出す脳ヘルニアとなり、脳幹の生命維持中枢が侵されることで呼吸障害が起き、最終的には死に至ります．

●局所症状（脳の各部位が担う機能と関連する症状）

運動や感覚、思考や言語などのさまざまな機能は、脳の中でそれぞれ担当する部位が決まっています．脳の中に脳腫瘍・脳挫傷ができると脳浮腫によってその部位の機能が障害され、局所症状が

NPO法人　脳腫瘍ネットワーク（http://www.jbta.org/news/）
・脳腫瘍はまれな疾患です．医療体制は地域や病院により差があり、医療がケアできる範囲も限られています．福祉や教育、医療相談なども、脳腫瘍の特殊なケースには対応しきれていません．インターネットを使用できる人は個別に情報を手に入れてきましたが、情報が多様で混乱することもありましたし、それすらも利用できない方もいるはずです．そこで正しい情報を得たり、発信したりするために脳腫瘍ネットワークの利用をお勧めします．国際学会での報告、新しい治療や治験、専門家の講演会など多岐にわたっています．

 先輩からのアドバイス

ミッドラインシフト（mid line shift）とは、腫瘍や血腫により、頭蓋内圧が亢進し、脳の中心が血腫と反対の方向に押しやられ、脳室も小さくなってしまう状態をいいます．脳ヘルニアに至らないよう開頭減圧術を検討します．

出現します．運動麻痺では，特に片麻痺や，感覚鈍麻や異常感覚，言語障害では，構音障害や失語症などが出現し，進行すると意識障害や痙攣発作などが出現します．

●びまん性軸索損傷[4]

頭部外傷のうち，受傷直後から6時間を超えた意識消失がある場合を，臨床的に**びまん性軸索損傷**（Diffuse Axonal Injury：DAI）と定義しています．通常は，明らかな脳組織の挫滅や血腫がない場合に付けられる病名であり，意識障害の原因として，脳細胞の損傷が広範囲に生じたことが考えられています．受傷直後から意識がなく，重症例では脳の深部にある生命維持中枢（脳幹）が直接侵され，呼吸障害で生命を脅かします．びまん性軸索損傷の後遺症には，脳外傷による**高次脳機能障害（認知障害や情動障害からなる精神症状）**と小脳失調と中枢性運動麻痺からなる**神経症状**があります．重度であるほど自己洞察力が低下し，病識・自覚症状が減少・消失するのも特徴です．後遺障害の程度は受傷直後からの意識障害期間，また慢性期の脳萎縮・全般性脳室拡大の程度と有意に関連しています．障害が軽度かつ若年齢であるほど長期的には改善が著しい傾向があります．

脳腫瘍・脳挫傷の治療

おもに脳神経外科領域で扱う脳腫瘍後および頭部外傷（脳挫傷）の理学療法は，集中治療室（ICU）や**術後早期に介入**が行われています．その背景には，術後の**長期鎮静，長期臥床**に伴う**二次的合併症**が生命予後を不良とすることが知られ，**早期離床**を実施していくことが求められているからです．しかし，脳神経外科術後の集中治療は，一般的な術後管理に加え，術創部や脳脊髄液の循環を確保するため**脳圧管理**が行われます．

●腫瘍・血腫除去術

脳腫瘍，頭蓋内血腫などの正常ではない占拠物の増大により頭蓋内圧亢進症状や局所症状が出現します．このため，おもに**開頭頭蓋内腫瘍・血腫除去術**が行われますが，腫瘍や血腫の部位や性状，血管や神経との関係性，大きさにより術式が異なります．

●減圧開頭術（図4）

脳浮腫，脳脊髄液の通過障害による頭蓋内にあ

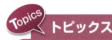

NPO法人　日本高次脳機能障害友の会（https://npo-biaj.sakura.ne.jp/top/）
・外傷性脳損傷や脳梗塞，くも膜下出血など脳損傷による後遺症（高次脳機能障害）を負った患者支援は，長い期間を要するため，就学，就労，結婚，出産などライフスタイルに沿った個別的な対応を行います．日本高次脳機能障害友の会では，後遺症としての高次脳機能障害に対する正しい知識と情報の提供，脳障害に対し一般世間が理解を深めるための情報提供，各関連団体・支援団体等への連絡，助言または援助活動を行っています．

 先輩からのアドバイス

二次性水頭症

水頭症は先天的なものばかりではありません．外傷・脳腫瘍などの病気で髄液の通り道が塞がると水頭症が起こります．これを二次性水頭症といいます．この場合髄液の逃げ場が無くなるので脳圧が高くなり，激しい頭痛・嘔吐・意識障害が起こります．生命にかかわることがあるため，ドレナージやシャント術など早急な処置が必要です．

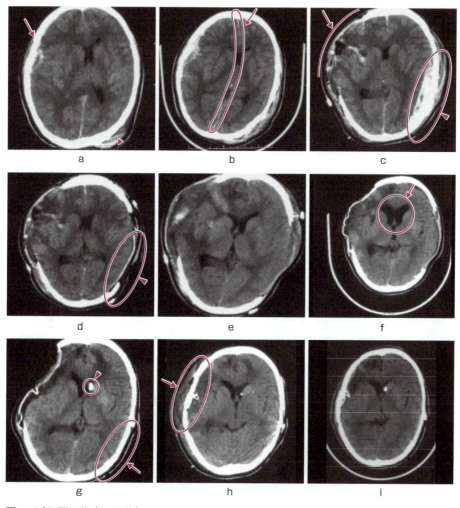

図4　減圧開頭術（CT画像）
a：外傷1時間後初療CT．クー外傷（矢印），コントラクー外傷（矢頭）確認
b：外傷2時間後ミッドラインシフト（矢印）
c：緊急減圧開頭術（矢印），減圧解放によりクー外傷は硬膜下血腫顕著化（矢頭）
d：緊急減圧開頭術（矢印）
e：脳浮腫増大（最大）
f：脳浮腫改善も脳室拡大（矢印），（二次性水頭症）
g：頭蓋形成術（矢印）およびVPシャント術（矢頭）
h，i：頭蓋形成術（矢印）

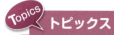
トピックス

・脳腫瘍や頭部外傷（脳挫傷）による後遺症はさまざまであり，医療的ケアのみでの対応が困難であることは少なくありません．補完代替治療や科学的な解明が乏しい民間療法，宗教などがその患者の症状の緩和や家族の救いになることもあります．その一方で，患者家族が情報難民となって，適切なケアを受けられないこともあります．そのような時，理学療法士として重要なことは，常に患者や家族の思いに共感し，適切な情報を与え，孤立しないように支援します．患者支援団体の多くは当事者や家族・遺族で成り立っています．患者同士のピアサポート，生活のアドバイスにより生きることを肯定的に捉えることができます．

る髄液の増大，静脈系が閉塞する静脈洞血栓症などの脳循環障害により頭蓋内圧亢進が起こります．手術で出血や腫瘍を除去したにもかかわらず，症状が良くならない，あるいは手術に伴う影響でさらに脳浮腫が悪化する場合があります．脳浮腫が悪化すると脳幹を圧迫して脳ヘルニアを起こし死に至ることもあります．そこで減圧開頭術として，外した頭蓋骨を戻さず，あえて外したままにします（図5）．この状態で治療を続けることで，脳幹への圧迫を解除できます．この間は頭皮や筋肉のすぐ下に脳があるため，転倒・転落に注意することは勿論，骨を外した部位に圧がかからないようにするリスク管理を行い，脳浮腫が引くのを待ちます．減圧中，脳を保護するためにヘッドギアのような保護帽を使用することがあります．頭蓋骨を外した部分が大気圧で外見上凹んだり，あるいはCTなどの検査で脳浮腫が改善されたと判断したら，手術の時に外した自分の骨や人工骨を使い，頭蓋形成術を行います．

● ドレナージ（図6）

頭蓋内腔は閉鎖空間であるため頭蓋内腔からドレーンを用いて脳脊髄液や頭蓋内腔の液体を排除することで，頭蓋内圧（脳圧）を降下させます（図7）．適切な圧の均衡を保つことは，脳という圧変化に敏感な臓器を保護するためには重要です．

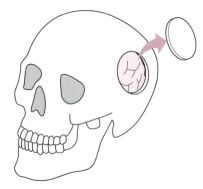

図5　減圧開頭術

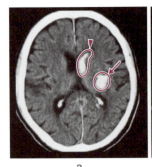 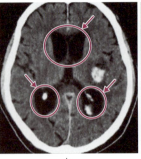 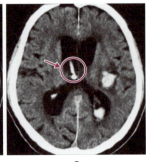 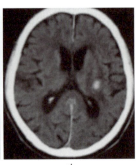

　　a　　　　　　　b　　　　　　　c　　　　　　　d

図6　脳室ドレナージ（CT画像）
a：被殻出血（矢印），脳室穿破（矢頭）
b：脳室拡大脳出血後の急性水頭症（矢印）
c：脳室ドレーン（矢印）を挿入
d：脳室ドレーンを抜去

 先輩からのアドバイス

髄液瘻（リコール）

　開頭頭蓋内腫瘍・血腫摘出術では，表面の皮膚や筋膜，腱膜を開いたのちに，頭蓋骨や脳を覆うように保護している硬膜を開き，脳内の患部に到達させます．患部への処置を終えた後，内側から順番に縫合していく際，硬膜の微小な縫合穴から内部の髄液が漏れ出ることで合併症のリスクが生じます．少量であれば自然に改善することが多いですが，脳脊髄液減少症や低随液圧症候群にいたる場合もあります．

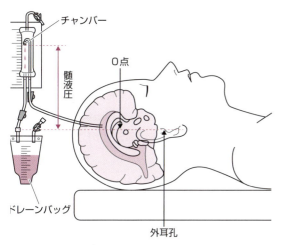

図7　ドレナージ

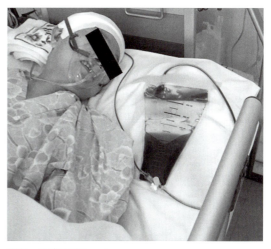

図8　硬膜下ドレーン

髄液は無菌であり感染に弱く，わずかな細菌の汚染でも重度の髄膜炎を引き起こす可能性が高いです．ドレナージ回路自体は，大気圧との交通部（通常，フィルターを介している）のある開放式ドレナージ回路と，完全に閉鎖空間となっている閉鎖式ドレナージ回路があります．開放式ドレナージとしては脳室ドレーン，脳槽ドレーンなどがあり，閉鎖式ドレナージとしては硬膜外ドレーン，硬膜下ドレーン（図8），血腫腔ドレーン，膿瘍ドレーンなどがあります（図9）．

脳室ドレナージの管理は医師，看護師が中心となって行いますが，理学療法を行う際も注意が必要です．特に開放式脳室ドレナージ回路を使用している患者に介入する際は，ドレーンチューブを必ずクランプで閉鎖し，介入終了後は開放します．これらを忘れると，脳圧が高まりオーバードレナージが発生します．オーバードレナージは頭痛，吐き気，脳出血，意識障害などの重篤な症状を引き起こす可能性があるため注意します．

● 集学的治療

開頭頭蓋内腫瘍・血腫摘出術は全身麻酔下で手術を行います．手術時間は5〜10時間程度で，腫瘍や頭蓋内血腫の部位，大きさ，性状，周囲構造物との関係，および患者の状態により手術時間が変わります．脳腫瘍の場合，手術の前後や手術中に，放射線治療や薬物療法などを併用し，集学的治療が行われることがあります．

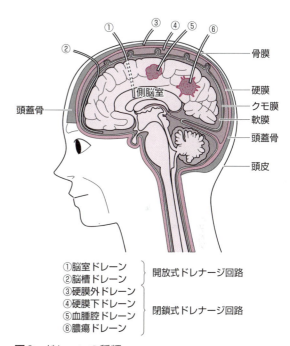

図9　ドレーンの種類

術後の管理として，脳細胞保護を目的とした予防的低体温療法，脳浮腫改善を目的とした高張液療法，鎮痛や鎮静を目的とした麻酔薬管理があります．そのほかにも，栄養管理，感染予防，深部静脈血栓予防，痙攣予防などがあり，多職種でのかかわりが必要です．

理学療法評価

　急性期や周術期では，頭蓋内圧亢進や脳ヘルニア，頭蓋内出血など重大なリスクがあるため，移動や体位変換などの際は圧の変化に注意します．さらに，頭蓋内腔は非常に感染に弱く，髄液を排除するドレーンは長期留置となる場合も多いため，無菌操作や逆流防止，排液操作などケアの前後での消毒を徹底します．また，刻々と変化しうる脳神経外科周術期における理学療法評価で不可欠なことは多職種との連携です．まず理学療法士としてほかの多職種と共通の評価（バイタル，意識評価，神経学的所見など）が行えることが必要です．それに加え，機能予後を予測しながら理学療法士の視点として，国際生活機能分類（International Classification of Functioning, Disability and Health：ICF）に落とし込むことが必要です．そこから診断および臨床・研究を含めた予後予測を実施し，障害の改善の程度を明確にすることによって合理的，効率的アプローチを目指します[5]．

●意識評価

1）JCS，GCS

　日本で使われているJCS（Japan Coma Scale）は，覚醒の程度によって分類したもので，分類の仕方から3-3-9度方式とも呼ばれ，数値が大きくなるほど意識障害が重いことを示しています．

　欧米で使われているGCS（Glasgow Coma Scale）は，開眼，言語反応，運動反応の3つについて，点数化をして表したもので，点数が低いものほど，意識障害が重いことを示しています．15点満点（正常）で，最低点は3点で，深昏睡といいます．一般に8点以下を重症として取り扱います．JCSの意識判定は，救急隊や神経内科医がよく使い，GCSは脳神経外科や外傷診療によく使うことが多いです（第5章76頁表3，4参照）．

2）RASS

　集中治療における鎮静管理は，危機的状況にある患者を精神的・身体的苦痛から保護するほか，治療を安全かつ円滑に行うために重要です．とくに人工呼吸器管理中の患者において鎮静深度のコントロールは重要です．理学療法では覚醒を促しますが，鎮静管理の状況を把握することで，脳障害による意識障害と鎮静管理による鎮静状態なのかを判断ができます．現在，成人患者に対する主観的な鎮静スケールとしてRichmond Agitation-Sedation Scale（RASS）が用いられています（表1）[6]．

●神経学的検査

　神経学症候とは，患者の示す訴えとその症状が呈する神経学的検査所見をいいます．そのためには適切な病歴聴取と神経学的検査を行うことが必要です．神経学的検査では，前述した意識評価に加え，高次脳機能，脳神経，運動系，感覚系，反射，協調運動，起立・歩行などを網羅的に評価します．ここで示す評価法は，障害を順序尺度または感覚尺度で示すことでより客観性を持たせています．したがって，多職種と情報共有できる一方で，得られた数値が適正に障害を表現していないこともあるため理学療法では，より具体的かつ質的な評価を行います．

・NIHSS[7]

　NIHSS（National Institutes of Health Stroke Scale）はおもに脳卒中神経学的重症度の評価スケールとして世界的にもっとも広く利用されている評価法の一つです．リストの順に施行し，合計点にて評価します．0点が正常で点数の高いほど重症であることを示します．急性期から活用できる簡便な評価方法です（第5章77頁表5参照）[7]．

●ADL評価

　一般的なADL評価として，Katz index（KI），Barthel index（BI），Functional Independence Measure（FIM）があります．しかし，それらはICU在室中における活動の変化を捉えることが難しいことがあります．ICU mobility scaleはより基本動作を細かく評価するため，近年のICU早期理学療法評価に使用されています．

・集中治療室活動度スケール

　集中治療室活動度スケール（Intensive Care Unit Mobility Scale：IMS）は，患者の身体能力を10段階で簡易に評価できるスケールです．離床

表1 Richmond Agitation- Sedation Scale (RASS)[6]

スコア	用語	記述
+4	闘争的	明らかに闘争的であるか，暴力的である．スタッフへの危険が差し迫っている．
+3	強い不穏	チューブまたはカテーテルを引っ張ったり抜いたりする．または，スタッフに対して攻撃的な行動がみられる．
+2	不穏	頻繁に目的のない動きがみられる．または，人工呼吸器との同調が困難である．
+1	落ち着きがない	不安，あるいは心配そうであるが，動きは攻撃的であったり，激しく動くわけではない．
0	意識が清明で穏やか	
−1	傾眠	完全に清明ではないが，声に対し持続的に開眼し，アイコンタクトがある（10秒を超える）．
−2	浅い鎮静	声に対し短時間開眼し，アイコンタクトがある（10秒未満）．
−3	中程度鎮静	声に対してなんらかの動きがある（しかし，アイコンタクトがない）．
−4	深い鎮静	声に対し動きはみられないが，身体刺激で動きがみられる．
−5	覚醒せず	声でも身体刺激でも反応はみられない．

に焦点をあてているICUや急性期のADL評価として活用できます[8]．

● 能力・機能評価

理学療法における一般的な能力・機能評価として，ADL評価に加え，基本動作評価，呼吸機能評価，関節可動域評価，徒手筋力検査法，運動神経麻痺評価，筋緊張評価，感覚評価，深部腱反射評価，バランス評価などがあります．神経学的検査と重複する部分もありますが，脳神経外科的周術期に起こりうる肺炎，深部静脈血栓症，褥瘡などの二次的合併症予防や廃用性症候群予防において重要な評価です．

・身体機能障害の評価方法（Medical Research Council SUM Scale：MRC）

MRCは筋力に着目した運動機能尺度です．徒手筋力検査法の基準に準拠し，上肢，下肢の6つの関節を0〜5点で段階づけをして，合計点で評価をします．運動機能指標が臨床的に簡便であり使用されています[10]．

● そのほかの評価

生命予後を含めた評価としてmodified Rankin Scale (mRS)[9]を使用します（第6章98頁**表5**参照）．

理学療法介入

理学療法介入時に注意すべきこととして，脳循環自動調節機能障害に伴い，不用意な起座時に収縮期血圧を30 mmHg以上も降下させると虚血性ペナンブラや血行動態の分水域で脳損傷を悪化させてしまうことがあります．血腫や浮腫が拡大したり，血栓などにより病態が進行したりすることもあるので，理学療法実施中は常に意識障害をはじめ症状の変化に細心の注意を払います．脳腫瘍や脳挫傷の患者は自ら自覚症状や異変を訴えることは困難な場合も多いため，注意深く顔色や表情，欠伸などを観察し，バイタルサインや頻回に呼びかけをし，それに対する反応でチェックをします．なおかつ，それらの情報に対して的確で速やかな判断と対応が求められます[11]．

● 予後予測をする

脳腫瘍は病型や病巣の部位，悪性度，病巣の広がり方など，多様な因子があり予後予測は容易ではありません．そのため，基本的には病期（Stage）と言う概念は存在しません．また，臨床上の神経症状と脳腫瘍の程度は相関しないことが多くあります．意識障害や傾眠傾向が出現すれば，これは

251

悪性・良性にかかわらず，緊急処置が必要となります．ほかの病気と同様，早期発見すれば治療もそれほど難しくなかったものが，放置したために，良性腫瘍でも手遅れになる，あるいは治療後も重篤な後遺症となることもあります．悪性の脳腫瘍の場合は，手術で出来る限り摘出することはその後の生命予後の延長に重要です．しかし，すべて摘出できてもその後の補助療法は必須です．基本的には放射線治療，化学療法，免疫療法を併用した集学的治療を施行することで，有意な生命予後の延長が確認されています．

1）悪性の脳腫瘍の生命予後

悪性の脳腫瘍は一部の腫瘍を除いて一般に予後不良です（詳細は第2章35頁参照）．

2）脳挫傷における生命予後

脳挫傷における生命予後は，入院時点での意識障害の程度によって異なり，昏睡状態の重症脳挫傷（脳内血腫の合併を含む）の場合の死亡率は44％，社会復帰は31％とされています．治癒しても運動麻痺などの後遺症が残ることがあります．運動機能障害が問題となるケースは約半数であり，神経心理機能障害や行動障害も高頻度に認められます．神経心理機能障害には記憶障害，注意障害，遂行障害，失語などあり，失語症は受傷後年々改善しますが，記憶障害は改善が認められないことが多いです[13]．

このように的確な予後予測を実施することで，具体的な目標設定や患者・家族と共同し，想定する療養環境や社会サービスを調整することが可能となります．また，重度意識障害や末期の脳腫瘍患者であっても理学療法は介入すべきことは多くあり，患者・家族のQOLという視点においても重要な役割を担っています．

●二次的合併症（肺炎，褥瘡，せん妄）と廃用性症候群予防

早期理学療法の目的は，肺炎，褥瘡，せん妄などの二次的合併症予防と廃用性症候群の予防です．早期離床を行うことで，拘縮や筋力低下を中心とした運動器系の廃用性症候群と，浮腫や起立性低血圧，呼吸器感染をはじめとする呼吸循環器系への対応や褥瘡の予防，精神機能面の改善が図

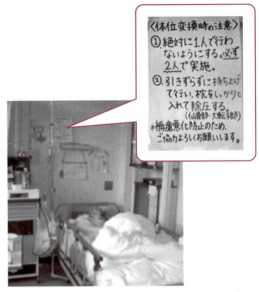

図10　病棟におけるポジショニングの共有方法

れます．

1）ポジショニング

褥瘡，肺炎，拘縮，疼痛，浮腫などの予防を目的に体位交換と適切なポジショニングを看護師などと協力して行います．安楽肢位が原則ですが，将来起こる可能性の高い拘縮（第5章80頁表9参照），疼痛，浮腫，麻痺肢の誤用性症候群などを想定した予防肢位を選択します．背臥位，側臥位など複数の安楽ポジションや体位変換時の注意点を看護師と共有します（図10）．

2）呼吸管理

術後の鎮静，抜管後の咽頭浮腫などにより上気道閉塞が起こりやすく，奇異呼吸を認めることがあります．そのような場合，側臥位など気道確保が可能なポジションで対応可能であるかを検討します．また，覚醒し，自発呼吸がしっかりしていたとしても唾液などが流入し不顕性誤嚥を起こすこともあります．したがって，早期離床を進めることで呼吸器の合併症を予防します．広範囲の脳障害や自律神経，呼吸中枢である視床下部，脳幹障害による意識障害や人工呼吸器を装着している患者では呼吸機能が低下し，呼吸器合併症を起こしやすくなります．有効な咳嗽が困難である場合，気管内吸引や適切な排痰ケアを実施し，肺や胸郭の柔軟性を維持できるように胸郭外部からの

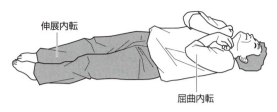

図11　徐皮質硬直

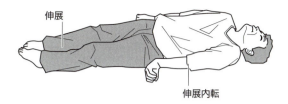

図12　除脳硬直

呼吸介助や肺容量リクルートメント（LVR）を行います．人工呼吸器，排痰機器，LVRなどの陽圧換気では胸腔内圧上昇に伴い，頭蓋内圧亢進や心拍出量低下のリスクがあるのでモニタリングしながら行います．

3）関節可動域の維持

中枢神経障害の病態によって関節可動域の制限は異なります．急性期では筋緊張が低いことが多く，可動域制限は起きにくいです．一方で過度かつ不適切，不要な他動運動で二次障害となる場合があります．関節可動域練習は愛護的かつ全可動域にかかわらず行い，早期離床を行なっていくことが大切です．また，異常姿勢や筋緊張異常により拘縮となり易い関節もあります．両側大脳半球が障害された場合や間脳と中脳境界部の障害では，両側の肩関節内転，肘関節，手関節および手指関節の屈曲と下肢が伸展内転する徐皮質硬直（図11）をきたします．また，中脳以下に病変が存在すると，両側の上肢下肢の伸展と前腕が回内する除脳硬直（図12）をきたします．脳障害の重症度を推測することに加えて，それぞれの姿勢が長期化することで起こしやすい拘縮の予防を早期から継続的に行います．

4）運動麻痺や感覚障害，疼痛への対応

運動麻痺，感覚障害，疼痛が明らかな場合，理学療法の視点で安楽姿勢や機能的肢位をとれるようにします．また，意思疎通が可能であれば，運動麻痺に対して，筋緊張をコントロールできるように神経筋再教育を行なっていきます．弛緩性麻痺の場合，四肢に比べて体幹は比較的運動麻痺の影響を受けないため，骨盤周囲筋を使うブリッジ運動などを行います．非麻痺側の運動により，連合反応が出て麻痺側の動作を阻害しないように注意をしながら随意性を促進する練習を行います．座位練習は感覚運動統合として身体イメージを築き易いため早期離床，早期座位練習を行います．

5）ADL練習

座位保持練習が可能であれば，経口摂取や排泄のために車椅子移乗ができるようにします．ベッドから離れることで依存的生活から能動的生活にシフトし，生活のリズムが整います．患者の予後や環境因子を把握し，後遺症により継続的な理学療法が必要であれば，どのような医療，福祉が受けられるか検討する必要があります．退院先が自宅であるのか，または転院するのか早期より主治医，看護師，ソーシャルワーカーなどと連携していきます．

6）緩和ケア

理学療法における緩和ケアとは，疼痛を除去する局所の話ではなく，患者に全人的にアプローチするポジティブ・アプローチのことを指します．すなわち，患者の潜在的な活動性を高める理学療法介入です．介入を通して，患者がモチベーションを高め，「積極的に今を生きること」を支援します．これは，ナラティブ・アプローチにも共通しますが，言葉に基本を置くのではなく，患者に直接触れる専門職種として言語を超えたアプローチです．また，この理念を共有した多職種ケアチームによって，全人的に患者・家族は支えられ，QOLが向上します．

確認してみよう！

- 脳腫瘍とは頭蓋内の腫瘍の総称であり，頭蓋内組織から発生した（ ① ）と他臓器から転移した（ ② ）に分けられます．
- 頭蓋内の発生部位により脳腫瘍を（ ③ ）と（ ④ ）に分けられます．さらに全摘出すれば治癒が期待できる（ ⑤ ）と全摘出しても治癒が期待できない（ ⑥ ）に分けることができます．
- （ ⑦ ）は，頭蓋骨と硬膜の間に発生するものであり，出血源は硬膜に存在する中硬膜動脈，または静脈洞になります．
- （ ⑧ ）は，硬膜の内側で脳の表面に出血が起こると，出血した血液が硬膜とくも膜の間に溜まり，短時間のうちにゼリー状にかたまって，脳を圧迫します．
- 外傷により脳表のくも膜と脳実質との間に出血を起こした場合，（ ⑨ ）といいます．
- 脳挫傷・脳腫瘍ができると（ ⑩ ）により頭痛，吐き気，意識障害などの症状が出現します．
- 脳の中に脳挫傷・脳腫瘍ができると，脳挫傷・脳腫瘍や脳浮腫によってその部位の機能が障害され，（ ⑪ ）が出現します．
- 治療として，腫瘍・血腫摘出術を行う場合，（ ⑩ ）の悪化により（ ⑫ ）により死に至ることがあるため減圧開頭術を行います．
- 脳挫傷・脳腫瘍の理学療法は，刻々と変化しうる周術期において，理学療法評価で不可欠なことは（ ⑬ ）との連携です．したがって，まず理学療法士として，ほかの多専門職種と共通した評価（バイタル，意識評価，神経学的所見など）が行えることが必要です．
- （ ⑭ ）を予測しながら理学療法士の視点として，（ ⑮ ）に落とし込むことが必要です．そこから診断および臨床・研究データをもとに予後予測を行い，障害の改善の程度を明確にすることによって合理的，効率的なアプローチを目指します．

解答

①原発性脳腫瘍　②転移性脳腫瘍　③脳実質内発生　④脳実質外発生　⑤良性腫瘍
⑥悪性腫瘍　⑦硬膜外血腫　⑧硬膜下血腫　⑨くも膜下出血　⑩頭蓋内圧亢進　⑪局所症状
⑫脳ヘルニア　⑬多職種　⑭（生命・機能）予後　⑮国際生活機能分類（ICF）
＊③と④は順不同

（寄本恵輔）

引用・参考文献

1) 日本脳神経学会：脳腫瘍診療ガイドライン，第2版．金原出版，2018.
2) 日本脳神経学会：頭部外傷治療・管理のガイドライン，第4版．医学書院，2019.
3) 宮城知也・他：頭部外傷の急性期治療．Jpn J Rehabil Med, 50 (7)：557-569, 2013.
4) 丸一勝彦：脳損傷の病態と高次脳機能障害—再生治療の展望—．Neurological Surgery, 35 (10)：2007：965-969.
5) 細田多穂，柳澤　健：理学療法の基礎と評価．理学療法ハンドブック，改訂第4版．協同医書出版社，2010.
6) 卯野木健：Richmond Agitation-Sedation Scale 日本語版の作成．日集中医誌，17 (1)：73-74, 2010.
7) Lyden P, et al：Improved reliability of the NIH Stroke Scale using video training. NINDS TPA Stroke Study Group. Stroke, 25 (11)：2220-2226, 1994.
8) 曷川　元：集中治療室活動度スケール (IMS) 日本語版について．Early Mobilization Journal, 4：5, 2018.
9) van Swieten JC, et al：Interobserver agreement for the assessment of handicap in stroke patients. Stroke, 19 (5)：604-607, 1988.
10) 曷川　元：ICU 入室の重症患者における四肢筋力評価プロトコル：日本語版 ICU Medical Research Council Score (ICU MRC score-J)．https://www.rishou.org/wp-content/uploads/2019/10/MRC_score_J.pdf (2023年11月5日確認)
11) 細田多穂，柳澤　健：治療アプローチ．理学療法ハンドブック，改訂第4版．協同医書出版社，2010.
12) 平出朝子(監)，渋井壮一郎，野村和弘(編)：脳腫瘍 (がん看護実践シリーズ1)．メヂカルフレンド社，2007.
13) 渡邉　修：頭部外傷と高次脳機能障害．Jpn J Rehabil Med, 44 (10)：598-605, 2007.

索 引

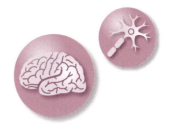

和文

あ
アームスリング　113, 114
アイパッチ　160
悪性腫瘍　243
アクセサリームーブメント　141
亜脱臼　176
アテローム血栓性脳梗塞　30
アミロイドアンギオパチー　26
アロディニア　175, 176
アンクルロッカー　138
アンマスキング　62

い
一過性脳虚血発作　31
一側性大脳病変　181
溢流性尿失禁　186
遺伝性SCD　208
易疲労性　225
咽頭期　179, 180
インピンジメント　176, 177

う
ウートフ現象　224
ウェアリングオフ現象　193
ウェルニッケ・マン肢位　79, 80
ウェルニッケ失語　157
運動学習　65
運動(動作)緩慢　189
運動性伝導路　16
運動前野　14
運動麻痺回復のステージ理論　57, 58

え
鉛管現象　81
嚥下造影検査　182
嚥下内視鏡検査　182
延髄　6
延髄外側症候群　181
延髄網様体　7
延髄網様体脊髄路　17

お
起き上がり動作　90
オリーブ橋小脳萎縮症　208
折りたたみナイフ現象　81
オルトップAFO　150
オンオフ現象　194

か
カーテン徴候　183
外在的フィードバック　68
外傷性くも膜下出血　244
咳嗽時のピークフロー　232
外側皮質脊髄路　6
改訂長谷川簡易知能スケール　76
改訂水飲み試験　182, 184
回内・回外試験　212
灰白質　6, 8
開放式ドレナージ回路　249
過活動膀胱　186
踵膝試験　211, 212
拡散強調画像　45
拡散テンソルトラクトグラフィー　43
学習の転移　70
拡大・代替コミュニケーション　235
下肢荷重力測定　81
荷重応答期　136
下縦束　50, 51
下小脳脚　51, 52
下垂体腺腫　38
下前頭後頭束　50, 51
家族性パーキンソン病　189
片足立ち試験　99
課題指向型アプローチ　65, 111
　　——の目標設定　113
肩手症候群　177
過負荷　239
過用　233
感覚検査　82, 83
感覚性伝導路　17
眼球運動障害　207
間接嚥下練習　183
関節可動域測定　79

間接路　12
完全閉じ込め状態　229
観念運動失行　163, 164
観念失行　163, 164
間脳　9
顔面神経麻痺　237
緩和ケア　253
緩和現象　44

き
奇異呼吸　252
偽性球麻痺　181
機能別障害度分類　225
基本的ADL　93, 94
嗅覚障害　190
球後視神経炎　225
弓状束　51, 52
急性硬膜外血腫　33, 244
急性硬膜下血腫　34, 244
急性痛　173
球麻痺　181
橋　6
強化学習　12, 67
教師あり学習　66
教師なし学習　67
橋出血　25
橋小脳脚　51
鏡像を用いた訓練　160
協調運動障害　207
共同意志決定　3
橋網様体　7
橋網様体脊髄路　17
局所性脳損傷　32
局所的プロセス　56
局所脳損傷　33
棘突起　63
虚血性脳血管障害　29
虚血性ペナンブラ　30, 56, 57
ギラン・バレー症候群　236
筋萎縮　230
筋萎縮性側索硬化症　229
筋強剛　189
筋緊張　80, 81
　　——の亢進　81
　　——の低下　81

257

金属支柱付短下肢装具　150

く

クー外傷　32, 244
躯幹協調機能ステージ　213
靴型装具　219
首下がり　191, 192
くも膜下出血　27, 244
グリア細胞　60
クリッピング術　28
クローヌス　84

け

ケイデンス　101
経頭蓋直流電気刺激　58, 160
ゲイトソリューションデザイン　150
軽度脳震盪　35
結果の知識　68
血行性転移　36
血腫腔ドレーン　249
血腫除去術　246
減圧開頭術　246, 248
原発性脳腫瘍　35, 36, 243

こ

コイル塞栓術　28
行為主体感　3
構音障害　207
膠芽腫　37
高吸収域　42
口腔期　179, 180
後索-内側毛帯路　18
高次脳機能障害　156
鉤状束　50, 51
後大脳動脈　24
高張液療法　249
行動性無視検査　160
後頭葉　11
行動療法　186
項部硬直　27
後方突進現象　191
硬膜外ドレーン　249
硬膜下ドレーン　249
交連線維　11
小刻み歩行　189, 193
国際生活機能分類　74
黒質　11
誤差学習　9
腰曲がり　191, 192
固縮　189
骨盤底筋　187
コップつかみ運動　212
古典的脳震盪　35
孤発性SCD　208
孤発性パーキンソン病　189

固有受容性神経筋促通法　215
根拠に基づいた医療　2
混合型GBS　236
混合性超皮質性失語　157
コントラクー外傷　32, 244

さ

座位　91
細胞体　61
作業記憶　15
三叉神経伝導路　18

し

シーティング　219
視蓋脊髄路　17
視覚探索訓練　160
視覚的アナログスケール　84
軸索　61
軸索型GBS　236
視床　9
視床下核　11
歯状核赤核淡蒼球ルイ体萎縮症　208
視床下部　9
視床出血　25
視床痛　175
ジスキネシア　193
システム理論　213
姿勢・動作分析　89
姿勢安定性　191
姿勢オリエンテーション　191
姿勢障害　207
姿勢保持障害　189
肢節運動失行　163
失行　162
失語症　157
しているADL　94
自転車エルゴメータ　239
自動段階　65
シナプス　61
視放線　49
シャキア法　183, 184
重錘　219
集中学習　69, 70
集中治療室活動度スケール　250
樹状突起　61
手段的ADL　93, 94
出血性梗塞　30
シュワン細胞　38
準備期　179, 180
上縦束　50
上小脳脚　52
上前頭後頭束　50
情動脳　5
小脳　8

小脳出血　26
小脳髄質　8
小脳性歩行失調　143
小脳皮質　8
初期接地　136
褥瘡　119
食道期　179, 180
書字試験　212
除脳硬直　253
除皮質硬直　253
心因性疼痛　174
侵害受容性疼痛　174
神経膠腫　36
神経細胞　60
神経障害性疼痛　174
神経鞘腫　36, 38
神経側芽　62
心原性脳塞栓症　30
身体失認　161
身体所有感　3
身体パラフレニア　161
深部感覚検査　83
深部腱反射　84
心房細動　30
新哺乳類脳　5

す

髄液瘻　248
髄芽腫　38
錐体　6
錐体交叉　6
水頭症　245
髄膜炎　249
髄膜腫　36, 37
数値評価スケール　84, 85
頭蓋骨骨折　32
頭蓋内圧亢進　248
すくみ足　189, 193
スパイン　63

せ

星細胞系腫瘍　36
正常圧水頭症　28
静的バランス評価　98
生命維持機能　5
生理的コスト指数　101
赤核脊髄路　16
脊髄　6
脊髄視床路　18, 48
脊髄小脳変性症　207
脊髄小脳変性症の重症度分類　207, 208
脊髄小脳変性症の分類　208
脊髄小脳路　49
脊髄神経　5

258

脊髄反射　6
切迫性尿失禁　186
線維束性収縮　230
前屈姿勢　189
先行期　179, 180
予測的姿勢制御　120, 139
全失語　157
全習法　69
線条体　11
線条体黒質変性症　208
前大脳動脈　24
穿通枝動脈　24
前庭脊髄路　17
前頭橋線維　48
前頭葉　11
前遊脚期　136

そ

早期虚血サイン　43
早期離床開始基準　106
装具ノート　116
足底板　219
側頭葉　11

た

ダイアスキシス　56
体幹失調　207
帯状束　51
帯状皮質運動野　14
対側損傷　32
大脳　10
大脳皮質　11, 13
多系統萎縮症　208
立ち上がり動作　92
脱髄型GBS　236
縦緩和時間　44
多発性硬化症　223
多発性脳梗塞　31
短下肢装具　150
弾性包帯　219
淡蒼球　11

ち

注意障害　158
注意の強度　158
注意の選択制　158
注意の転換性　158
注意の配分性　158
中小脳脚　51, 52
中枢神経系　5
中枢神経の再組織化　56
中枢性疼痛　174, 175
中枢性パターン発生器　139
中大脳動脈　24
中脳　7

中脳網様体　7
長下肢装具　150, 169
長期増強　63, 64
長期抑圧　9, 63, 64
聴神経鞘腫　38
超皮質性運動失語　157
超皮質性感覚失語　157
聴放線　49, 50
直撃損傷　32, 244
直接嚥下練習　183
直接路　12

つ

痛覚過敏　175, 176

て

低吸収域　43
底背屈試験　212
ティルトテーブル　108
できるADL　94
転移　36
転移性脳腫瘍　35, 36, 243
　　——の原発部位　38
伝導失語　157

と

動作の習熟　9
頭頂葉　11
疼痛　173
動的バランス評価　99
頭部外傷　31
透明文字盤　235
トウロッカー　138
トーキングエイド　235
ドーパミン　7
突進現象　189, 193
ドパミン前駆物質　193
トランスファーパッケージ　128
トルコ鞍部腫瘍　38
トレッドミル歩行　200, 219
ドレナージ　248
トレムナー反射　84
ドローイング　215, 216

な

内在的フィードバック　67
内側毛帯路　49
ナイダス　29
内反変形　130
ナラティブ・アプローチ　253

に

日本式昏睡尺度　76
ニューロン　60
尿意切迫　186

尿道留置カテーテル　186
尿閉　186
認知段階　65

ね

寝返り　90

の

脳圧管理　246
脳幹　6
脳幹出血　25
脳幹網様体　7
脳血管障害後疼痛　175
脳血管障害の分類　24
脳血管攣縮　28
脳梗塞　29
脳挫傷　33, 243
　　——の好発部位　34
脳実質外発生　243
脳実質内発生　243
脳室ドレーン　249
脳出血　25
　　——の内訳　25
　　——の好発部位　25
脳腫瘍　35
　　——の好発部位　36
脳神経　5
脳深部刺激療法　193
脳槽ドレーン　249
脳卒中重症度スケール　76
脳動静脈奇形　29
脳動脈瘤　27
　　——の好発部位　27
脳の可塑性　55
脳浮腫　56
脳ヘルニア　245
膿瘍ドレーン　249

は

パーキンソニズム　210
パーキンソン統一スケール　195
パーキンソン病　189
バーグ・バランス・スケール　100
バイタルサイン　107
排痰ケア　252
排尿障害　185
ハイパー直接路　12
廃用症候群　119
肺容量リクルートメント　253
白質　6, 8
歯車現象　81
爬虫類脳　5
パフォーマンスの知識　68
バランス評価　97
半球間抑制　57

259

半球間抑制メカニズム　58
反射脳　5
反射の評価　84
半側空間無視　159
半側身体失認　161
ハンドヘルドダイナモメーター　231
反復性経頭蓋磁気刺激　58, 160
反復唾液嚥下試験　182

ひ

ヒールロッカー　138
非運動症状　190
被殻　11
被殻出血　25
ピサ症候群　191, 192
皮質延髄路　47, 48
皮質下出血　26
皮質橋路　48
皮質視床路　48, 49
皮質性小脳萎縮症　208
皮質脊髄路　16, 47, 48
皮質網様体路　47
尾状核　11
非侵襲的人工換気　231
非侵襲的大脳刺激法　58
びまん性軸索損傷　35, 246
びまん性星細胞腫　36
びまん性脳損傷　32, 35
表在感覚検査　83
表在反射　84
標準高次動作性検査　165
標準失語症検査　157
標準注意検査　159
病態失認　161
病的共同運動　78
病的反射　84, 229
非流暢性失語　157
ピンタッチスイッチ　235
頻尿　186

ふ

ファンクショナルリーチテスト　99
フィードバック　67
フォアフットロッカー　138
腹圧性尿失禁　187
副運動　141
複合感覚検査　83, 84
複合性局所疼痛症候群のⅠ型　177
不顕性誤嚥　252
フリードライヒ運動失調　211
プリズム眼鏡　160
プルキンエ細胞　8
ブルンストローム法ステージ　78, 79
フレンケル体操　219

ブローカ失語　157
ブロードマン領域　11, 12
ブロック学習　69, 70
プロラクチン産出腫瘍　38
分散学習　69, 70
分習法　69
文脈干渉効果　69

へ

閉鎖式ドレナージ回路　249

ほ

放射線治療　249
歩行周期　136
歩行障害　142, 189, 207
歩行率　101
ポジショニング　121
ポジティブ・アプローチ　253
補足運動野　14
ボトムリフティング　120, 121
哺乳類原脳　5
ホフマン反射　84
ホムンクルス　14

ま

麻酔薬管理　249
末梢神経系　5
末梢性疼痛　174
麻痺肢の人格化　161
麻痺憎悪　161
マン試験　99
慢性硬膜下血腫　34, 244
慢性痛　173

み

ミオクローヌス　208
ミラー療法　178

め

メンデルゾーン手技　184

も

モンキーウォーク　219

や

夜間頻尿　186
薬物療法　249

ゆ

遊脚期　136
遊脚終期　137
遊脚初期　137
遊脚中期　137
有痛性強直性けいれん　224
指鼻指試験　211, 212

よ

横緩和時間　44
予防的低体温療法　249

ら

ラクナ梗塞　31
ランダム学習　69, 70

り

リーチ課題　168
リコール　248
リスク管理　107
理性脳　5
立位　92
立位姿勢　93
立脚期　136
立脚終期　136
立脚中期　136
リハビリテーション中止基準　108
流暢性失語　157
良性腫瘍　243
臨床的体幹機能検査　79

れ

レボドパ　193
レルミット現象　224
連合線維　11
連合段階　65

ろ

老研式活動能力指数　95
ロボットリハビリテーション機器　114
ロンベルク試験　98, 99, 212

わ

ワーキングメモリ　15
ワレンベルグ症候群　181

数字

10m歩行テスト　101
6分間歩行距離　101

欧文

A

AAC　235
ABCD^{2}スコア　31, 32
Adaptation　135
ADL評価　93
amyotrophic lateral sclerosis（ALS）　229

Anticipatory Postural Adjustment (APA) 120, 139
ARAT 85
arm stopping test 211
arteriovenous malformation (AVM) 29

B

Babinski反射 84
Balance Evaluation-Systems Test (BESTest) 195, 196
Barthel Index (BI) 95, 96
Berg Balance Scale (BBS) 100, 195, 212
BIT 160
Borgスケール 101
branch atheromatous disease (BAD) 31
Brunnstrom Recovery Stage (BRS) 78, 79
Burke Lateropulsion Scale (BLS) 167

C

Catherine Bergego scale 160
Central post stroke pain (CPSP) 175
CEPA 150
CI療法 128
Claw Toe変形 130
Clinical Assessment for Attention (CAT) 159
Clinical assessment Scale for Contraversive Pushing (SCP) 166
Clinically Isolated Syndrome (CIS) 224
cortical cerebellar atrophy (CCA) 208
CPF 231
CPGs 139
CT画像 42

D

DATシンチグラフィー 194
Deep Brain Stimulation (DBS) 193
dentatorubral-pallidoluysian atrophy (DRPLA) 208, 211
diffuse axonal injury (DAI) 35
Diffuse Axonal Injury (DAI) 246
Diffusion Tensor Tractography (DTT) 43

E

EDSS 225

Evidence Based Medicine (EBM) 2

F

Fisher分類 28
FLAIR画像 44
Fluff test 160
Frenkel体操 219
Friedreich運動失調 211
FS 225
Fugl-Meyer assessment 76
Functional Assessment for Control of Trunk (FACT) 79
Functional Balance Scale (FBS) 195
functional independence measure (FIM) 95, 97
Functional MRI (fMRI) 43
functional reach test (FRT) 99, 100

G

Glasgow Coma Scale (GCS) 76
glioma 36

H

HDS-R 76
HHD 231
high density area (HDA) 42
Hoehn-Yahrの重症度分類 190
Hughesの機能グレード尺度 236, 237
Hunt and Kosnik分類 27, 28

I

IADL 93
IC 136
ICU mobility scale 250
ideational apraxia 163
ideomotor apraxia 163
International Classification of Functioning, Disability and Health (ICF) 74
ischemic penumbra 56
ISw 137

J

Japan Coma Scale (JCS) 76
JSS 76

K

Knowledge of Performance (KP) 68
Knowledge of Results (KR) 68
Kurtzkeの総合障害度評価尺度 225

L

lateropulsion 166
LawtonのIADL 95
Lhermitte徴候 224, 226
limb kinetic apraxia 163
listing phenomenon 166
local process 56
low density area (LDA) 43
LR 136
LVR 253

M

Machado-Joseph病 208
Magnetic Resonance Angiography (MRA) 45
MDS-UPDRS 195
Medical Research Council SUM Scale (MRC) 251
mEGOS 236, 237
meningioma 36
MIBG心筋シンチグラフィ 194
mini-BESTest 195, 196
Mini-Mental State Examination (MMSE) 76
Modified Ashworth Scale (MAS) 82
Modified Rankin Skale (mRS) 97, 98
Modified Tardieu Scale 82
Motricity Index 78
MRI 44
MSA-C 209
MSA-P 209
MSt 136
MSw 137
multiple sclerosis (MS) 223
Multiple system atrophy (MSA) 208

N

National Institute of Neurological and Communicative Disorders and Stroke (NINCDS) 236
neurinoma 36
NHISS 250
NIHSS 77
NINDS-CVD-Ⅲ 24
non-invasive brain stimulation (NBS) 58
Non-invasive Ventilation (NIV) 231
Numerical Rating Scale (NRS) 84, 85

261

O

olivopontocerebellar atrophy
　（OPCA）　208
on-off現象　194
overuse　233

P

Parkinson's Disease（PD）　189
personal neglect　161
PNF　215
Progression　135
PSw　137
pull test　191
Pusher現象　165

R

reorganization of central nerve
　system　56
Repetitive Saliva Swallowing Test
　（RSST）　182
repetitive transcranial magnetic
　stimulation（rTMS）　58
Resting state fMRI（rsfMRI）　43
rhythmic stabilization　215
Richmond Agitation- Sedation Scale
　（RASS）　250, 251
rTMS　160

S

SAH　27
SCA3　208
SCA6　208
Scale for the Assessment and Rating
　of Ataxia（SARA）　213
SCD17　211
Shared Decision Making（SDM）
　3
Short-Form Mcgill Pain
　Questionnaire2（SF-MPQ-2）
　85
Shy-Drager症候群　208
SIAS　77, 78
SMARTの法則　67
Spinocerebellar degeneration
　（SCD）　207
sprouting　62
Stability　135

T

T1　44
T1強調画像　44
T2　44
T2強調画像　44
thalamic astasia　166
The Freezing of Gait Questionnaire
　（FOGQ）　196
The Unified Parkinson's Disease
　Rating Scale（UPDRS）　195
TIA　31
Timed Up and Go Test（TUG）　100
Trail Making Test（TMT）　159
transcranial direct current
　stimulation（tDCS）　58
transfer of learning　70
Trunk Control Test（TCT）　79, 80
TSt　136
TSw　137

U

Uhthoff現象　224
Unilateral Spatial Neglect（USN）
　159

V

Videoendoscopy（VE）　182
Videofluorography（VF）　182
Visual Analog Scale（VAS）　84

W

WAB失語症検査　157
Wallenberg症候群　181
wearing-off現象　193
wide base歩行　210, 211
Wolf Motor Function Test（WMFT）
　85

【監修者略歴】

上杉　雅之（うえすぎ　まさゆき）

1988年　行岡医学技術専門学校（現・大阪行岡医療大学）卒業
同　年　高槻市立療育園勤務
2001年　佛教大学社会学部卒業
2006年　神戸大学大学院博士課程前期課程修了
2009年　神戸大学大学院博士課程後期課程修了
同　年　神戸国際大学リハビリテーション学部教授

【編集者略歴】

伊藤　克浩（いとう　かつひろ）

1985年　長崎リハビリテーション学院卒業
同　年　社会医療法人加納岩　山梨リハビリテーション病院勤務
2010年　同　リハビリテーション部副部長

髙村　浩司（たかむら　ひろし）

1992年　愛媛十全医療学院卒業
同　年　社会医療法人加納岩　山梨リハビリテーション病院勤務
2008年　甲府城南病院勤務
2012年　健康科学大学理学療法学科講師
2018年　同　准教授
2020年　同　教授

イラストでわかる中枢神経障害理学療法　ISBN978-4-263-26684-7

2024年10月5日　第1版第1刷発行

監修者　上杉　雅之
編集者　伊藤　克浩
　　　　髙村　浩司
発行者　白石　泰夫

発行所　医歯薬出版株式会社

〒113-8612　東京都文京区本駒込1-7-10
TEL.（03）5395-7628（編集）・7616（販売）
FAX.（03）5395-7609（編集）・8563（販売）
https://www.ishiyaku.co.jp/
郵便振替番号　00190-5-13816

乱丁，落丁の際はお取り替えいたします　　印刷・真興社／製本・榎本製本

© Ishiyaku Publishers, Inc., 2024. Printed in Japan

本書の複製権・翻訳権・翻案権・上映権・譲渡権・貸与権・公衆送信権（送信可能化権を含む）・口述権は，医歯薬出版（株）が保有します．
本書を無断で複製する行為（コピー，スキャン，デジタルデータ化など）は，「私的使用のための複製」などの著作権法上の限られた例外を除き禁じられています．また私的使用に該当する場合であっても，請負業者等の第三者に依頼し上記の行為を行うことは違法となります．

JCOPY ＜出版者著作権管理機構　委託出版物＞
本書をコピーやスキャン等により複製される場合は，そのつど事前に出版者著作権管理機構（電話03-5244-5088, FAX 03-5244-5089, e-mail:info@jcopy.or.jp）の許諾を得てください．

「学びやすさ」と「教えやすさ」がひとつに！

だから好評 イラストでわかるシリーズ

- 〈わかりやすい〉〈興味がもてる〉〈ポイントを絞った〉三大要素を叶える構成！
- 豊富なイラストや写真からイメージが湧いて学習意欲が高まる！
- 国試に出題される重要な用語を〈赤文字〉にするなど読みやすさにも一工夫！
- 冒頭の「エッセンス」から，その章で学ぶことの概要を理解しイメージづくりを促す！
- 「先輩からのアドバイス」で臨床実践の勘どころやポイントがわかる！
- 章末の「確認してみよう！」でおさらいすることで，知識の整理までカンペキ！

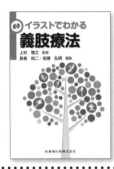

イラストでわかる 義肢療法

上杉雅之　監修／長倉裕二・岩瀬弘明　編
定価 4,950 円（本体 4,500 円+税 10%）
B5 判　272 頁
ISBN978-4-263-26645-8

義肢による ADL 動作や歩行の連続写真・イラストを多用し，初学者にも義肢と臨床とのつながりがイメージできるテキスト．切断術前後から社会参加まで一連の知識を学ぶ．

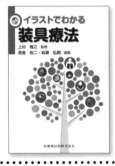

イラストでわかる 装具療法

上杉雅之　監修／長倉裕二・岩瀬弘明　編
定価 4,950 円（本体 4,500 円+税 10%）
B5 判　244 頁
ISBN978-4-263-26646-5

装具を用いた歩行の連続写真・イラストを多用し，初学者にも装具と臨床とのつながりがイメージできるテキスト．装具の選定からリハビリテーションまで一連の知識を学ぶ．

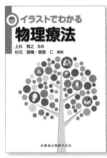

イラストでわかる 物理療法

上杉雅之　監修／杉元雅晴・菅原仁　編著
定価 4,400 円（本体 4,000 円+税 10%）
B5 判 248 頁
ISBN978-4-263-26600-7

物理療法に必要とされる知識について，豊富なイラストや図表・写真を用いて，コンパクトに，わかりやすく，興味の持てる内容でまとめたテキスト．初学者に最適！

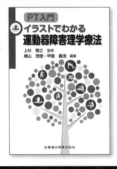

PT入門 イラストでわかる 運動器障害理学療法

上杉雅之　監修／横山茂樹・甲斐義浩　編著
定価 4,950 円（本体 4,500 円+税 10%）
B5 判　308 頁
ISBN978-4-263-26630-4

他部門から得られる情報（診断に関わる検査・画像所見）をもとに，理学療法士が行うべき評価を適切に選択し，治療計画全体の流れと治療プログラムのもつ意義を理解できる内容．

医歯薬出版株式会社　〒113-8612 東京都文京区本駒込 1-7-10
https://www.ishiyaku.co.jp/　TEL03-5395-7610　FAX03-5395-7611